NEW

표준경혈 핸드북

HANDE

STANDARD

전국한의과대학 · 한의학전문대학원
경락경혈학 교재편찬위원회 저

도서출판 정담

NEW

표준경혈 핸드북

발행일	2025년 3월 31일
저자	전국한의과대학 · 한의학전문대학원 경락경혈학 교재편찬위원회
발행처	도서출판 정담
발행인	김정찬
주소	서울특별시 송파구 송이로17길 50-27 (가락동 13-10) 2층
전화	02-443-2791
팩스	02-430-7370
홈페이지	www.jdb.co.kr
등록	제 22-135호
정가	35,000원
ISBN	978-89-8085-881-1

교재편찬위원회

(가나다 순)

서문

경락의 유주와 경혈의 정위는 진단과 치료에 이론적 근거가 되는 주요한 생체 정보이다.

앞서 출간된 경혈학(상, 하) 교재에서는 경혈의 위치 및 취혈에 대하여 기존 의서를 기반으로 한 표현 방식과 더불어 WHO의 표준경혈위치를 적극 반영했다.

특히 학습자들의 경혈 위치 선정과 취혈에 대한 편의를 위해 핸드북 형태의 책자 필요성이 있어서 표준경혈핸드북을 제작한 바 있으며, 이번에 개정판을 발간하게 되었다.

본 핸드북 교재는 해부학적 표지를 기본으로 실제적인 위치를 알아볼 수 있는 그림, 사진들을 활용하였고, 경혈 학습에 도움이 되고, 임상 현장에서 효율적인 취혈을 돕기 위해 편집되었으며, 임상 지침서로도 간편하게 활용할 수 있도록 하였다.

이 교재가 발간되기까지 수고하여 주신 전국한의과대학과 한의학전문대학원 경락경혈학 담당 교수들과 정담출판사 관계자 여러분들께 감사의 뜻을 전한다.

전국한의과대학 · 한의학전문대학원
경락경혈학 교재편찬위원회

목차

골도분촌(骨度分寸) 7

수태음폐경(手太陰肺經) 21

수양명대장경(手陽明大腸經) 33

족양명위경(足陽明胃經) 51

족태음비경(足太陰脾經) 81

수소음심경(手少陰心經) 101

수태양소장경(手太陽小腸經) 109

족태양방광경(足太陽膀胱經) 125

족소음신경(足少陰腎經) 171

수궐음심포경(手厥陰心包經) 191

수소양삼초경(手少陽三焦經) 199

족소양담경(足少陽膽經) 217

족궐음간경(足厥陰肝經) 253

독맥(督脈) 265

임맥(任脈) 289

경외기혈(經外奇穴) 309

기타 침요법 혈위 349

색인 356

골도분촌(骨度分寸)

Proportional Bone Measurements and
Standard Measuring Units

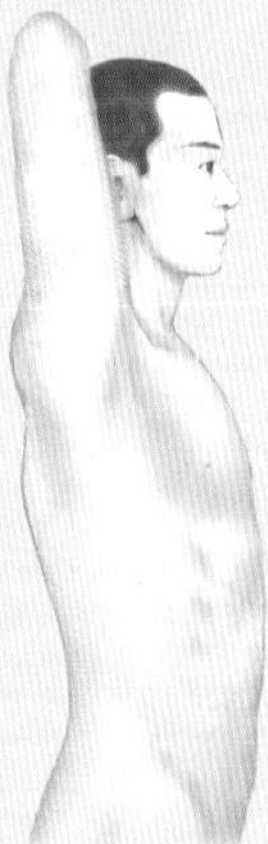

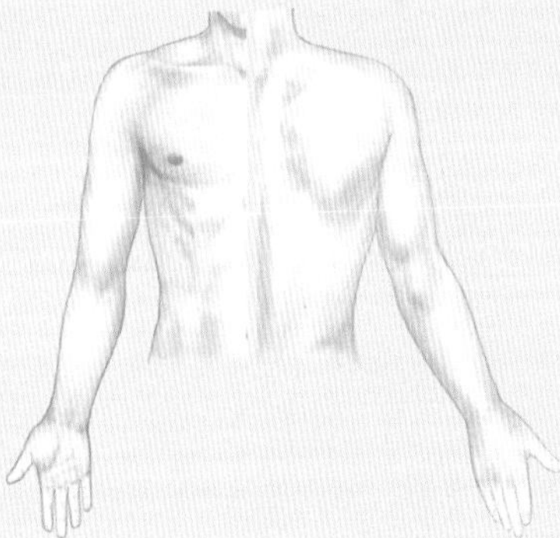

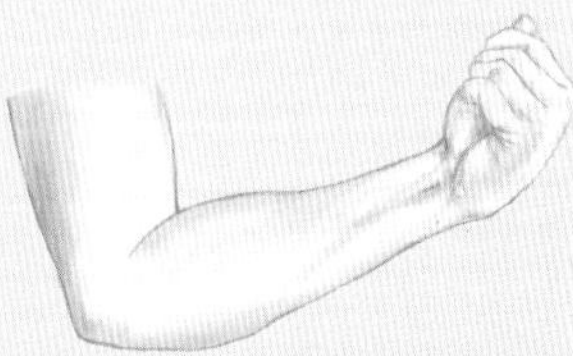

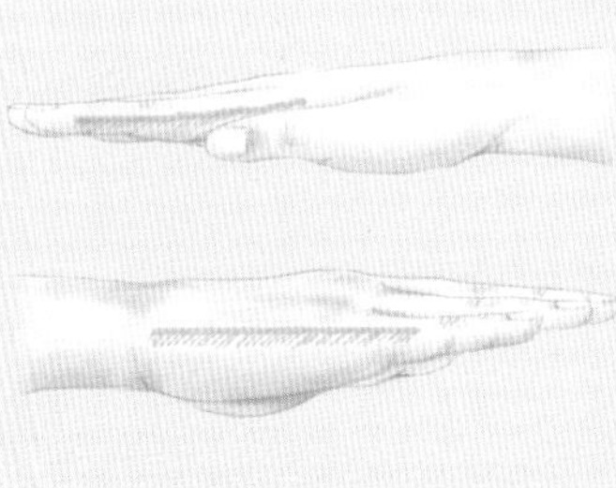

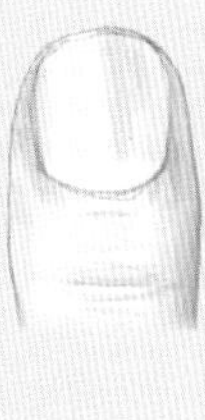

전신

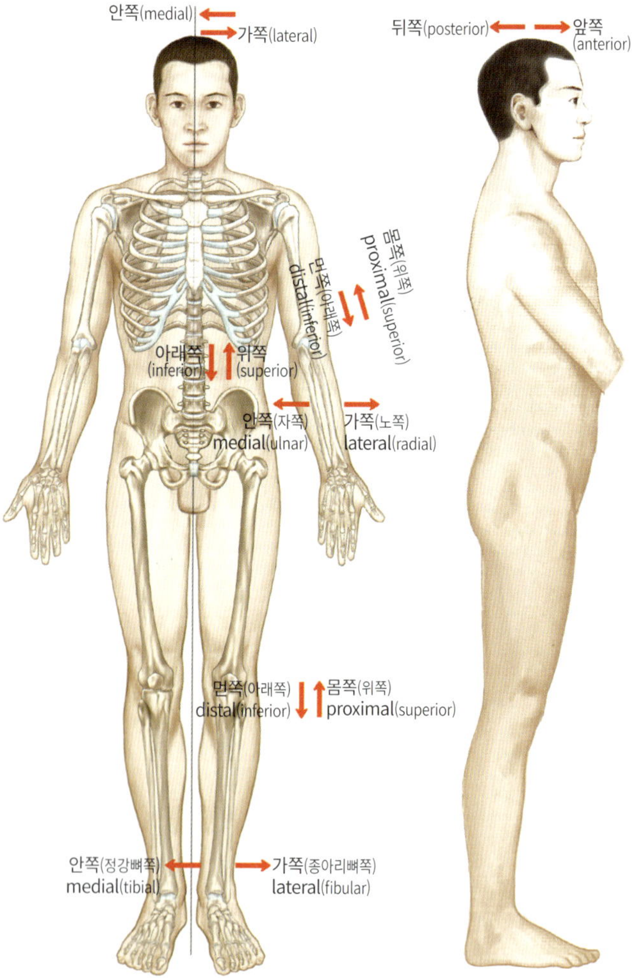
안쪽(medial)
가쪽(lateral)
뒤쪽(posterior)
앞쪽(anterior)
몸쪽(위쪽)
proximal(superior)
먼쪽(아래쪽)
distal(inferior)
아래쪽
(inferior)
위쪽
(superior)
안쪽(자쪽)
medial(ulnar)
가쪽(노쪽)
lateral(radial)
먼쪽(아래쪽)
distal(inferior)
몸쪽(위쪽)
proximal(superior)
안쪽(정강뼈쪽)
medial(tibial)
가쪽(종아리뼈쪽)
lateral(fibular)

머리

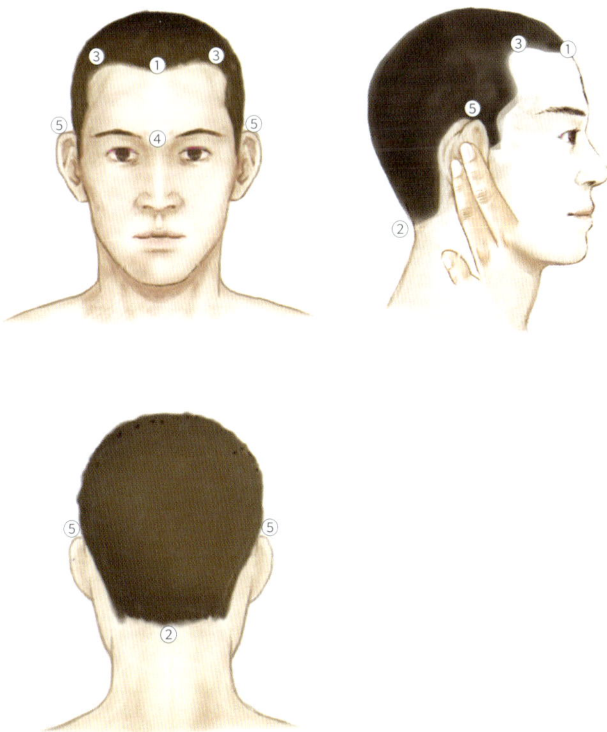

① 앞이마 머리카락 경계선 중점	앞이마 머리카락 경계선 중점
② 뒷목 머리카락 경계선 중점	뒷목 머리카락 경계선 중점
③ 이마 모서리	이마에서 앞이마 머리카락 경계선 가쪽 모서리
④ 미간	양 눈썹 사이 중점
⑤ 귓바퀴 꼭대기	귀를 앞으로 접었을 때 귓바퀴의 가장 높은 점

팔

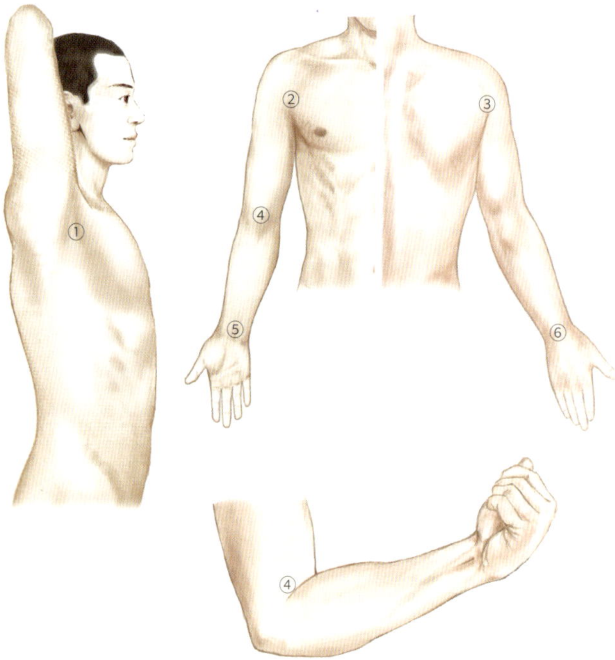

① 겨드랑 중앙	겨드랑 중앙
② 앞겨드랑주름	겨드랑주름의 앞쪽 끝
③ 뒤겨드랑주름	겨드랑주름의 뒤쪽 끝
④ 팔오금주름	팔꿈치를 90도 굽혔을 때 생기는 선
⑤ 손바닥 쪽 손목주름	손목을 굽혔을 때 자뼈와 노뼈 붓돌기의 먼쪽 끝을 연결한 선
⑥ 손등 쪽 손목주름	손목을 폈을 때 자뼈와 노뼈 붓돌기의 먼쪽 끝을 연결한 선

손

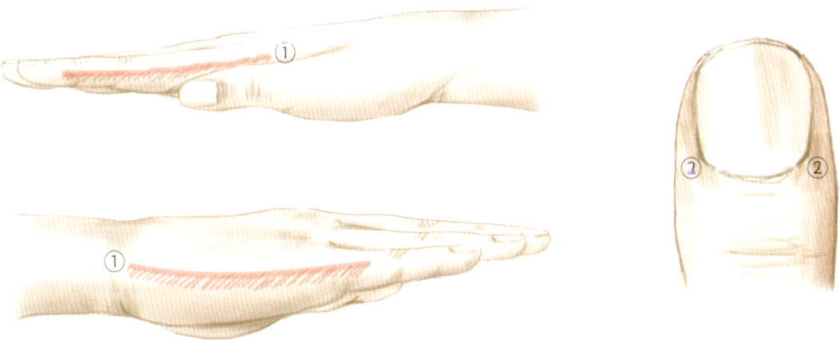

① 적백육제	손(발)바닥과 손(발)등 피부의 경계선. 피부의 감촉과 색이 차이나는 곳
② 손톱 뿌리각	손톱의 안쪽 또는 가쪽 경계선과 손톱 뿌리가 만나 이루는 각

다리

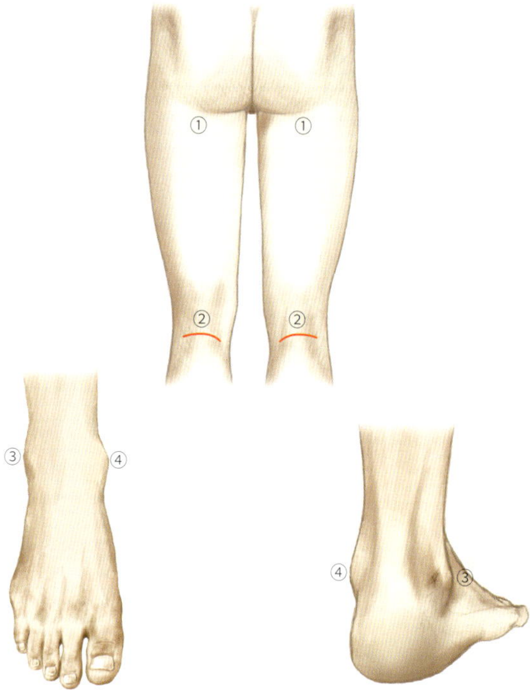

① 엉덩이주름	하지 뒤쪽의 엉덩이와 넓적다리 사이의 주름
② 오금주름	다리오금에 있는 주름
③ 가쪽복사 융기	가쪽복사에서 가장 튀어나온 점
④ 안쪽복사 융기	안쪽복사에서 가장 튀어나온 점

기준경혈

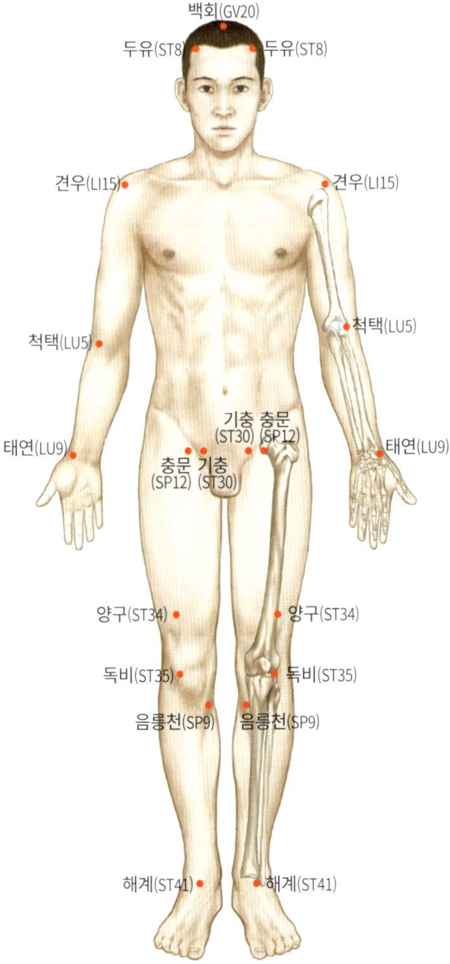
백회(GV20)
두유(ST8)
두유(ST8)
견우(LI15)
견우(LI15)
척택(LU5)
척택(LU5)
기충 충문
(ST30) (SP12)
태연(LU9)
태연(LU9)
충문 기충
(SP12) (ST30)
양구(ST34)
양구(ST34)
독비(ST35)
독비(ST35)
음릉천(SP9)
음릉천(SP9)
해계(ST41)
해계(ST41)

기준경혈

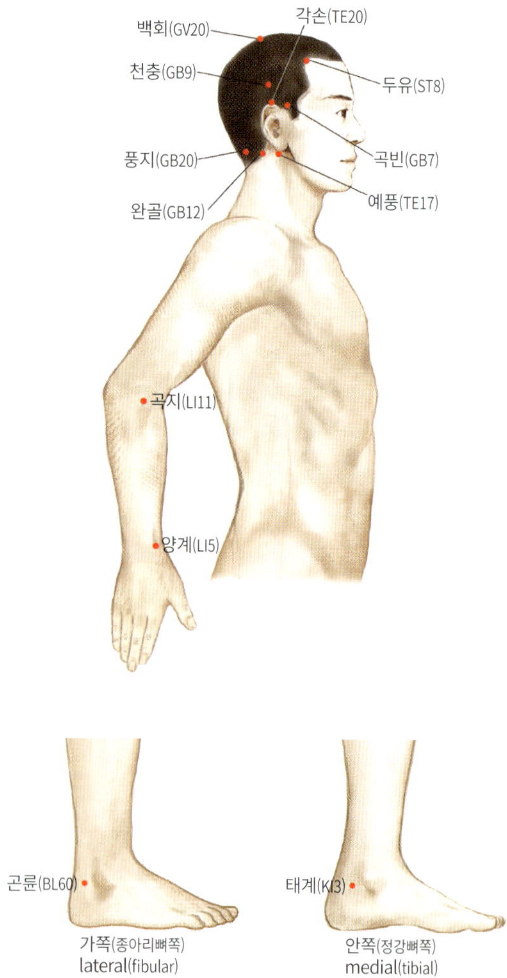
각손(TE20)
백회(GV20)
천충(GB9)
두유(ST8)
곡빈(GB7)
풍지(GB20)
예풍(TE17)
완골(GB12)
곡지(LI11)
양계(LI5)
곤륜(BL60)
태계(KI3)
가쪽(종아리뼈쪽)
lateral(fibular)
안쪽(정강뼈쪽)
medial(tibial)

해부학적지표

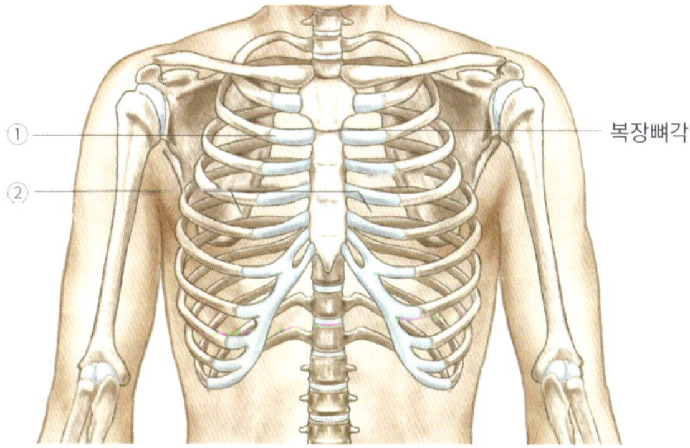

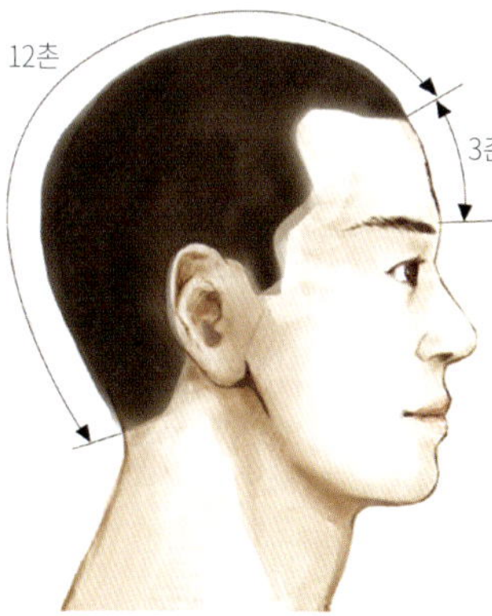

① 둘째 갈비뼈	복장뼈각과 같은 높이로 빗장뼈 아래에서 만져짐
② 넷째~다섯째갈비사이공간	남성의 젖꼭지와 같은 높이

해부학적지표

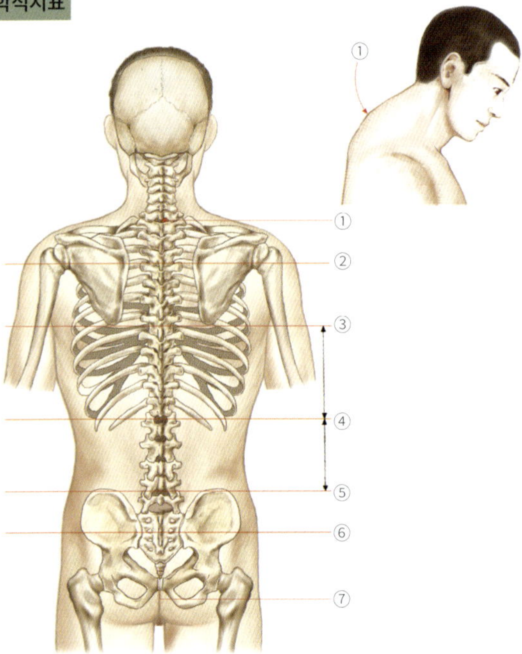

① 일곱째 목뼈 가시돌기	목 부위 뒤정중선에서 가장 높이 튀어나온 가시돌기로 머리가 움직일 때 함께 움직임.
② 셋째 등뼈 가시돌기	차렷 자세에서, 뒤정중선과 양쪽 어깨뼈 안쪽 모서리의 안쪽 끝을 연결하는 선이 만나는 지점
③ 일곱째 등뼈 가시돌기	차렷 자세에서, 뒤정중선과 양쪽 어깨뼈 아래각을 연결하는 선이 만나는 지점
④ 열두째 등뼈 가시돌기	차렷 자세에서, 뒤정중선에서 어깨뼈 아래각과 엉덩뼈능선의 가장 높은 점을 연결하는 선의 중점과 같은 높이
⑤ 넷째 허리뼈 가시돌기	뒤정중선과 양쪽 엉덩뼈능선의 가장 높은 점을 연결하는 선이 만나는 지점
⑥ 둘째 엉치뼈 가시돌기	뒤정중선과 양쪽 위뒤엉덩뼈가시의 아래쪽 모서리를 연결하는 선이 만나는 지점
⑦ 엉치뼈틈새	뒤정중선에서 고리뼈 위의 양쪽 엉치뼈뿔을 연결하는 선과 같은 높이

해부학적지표

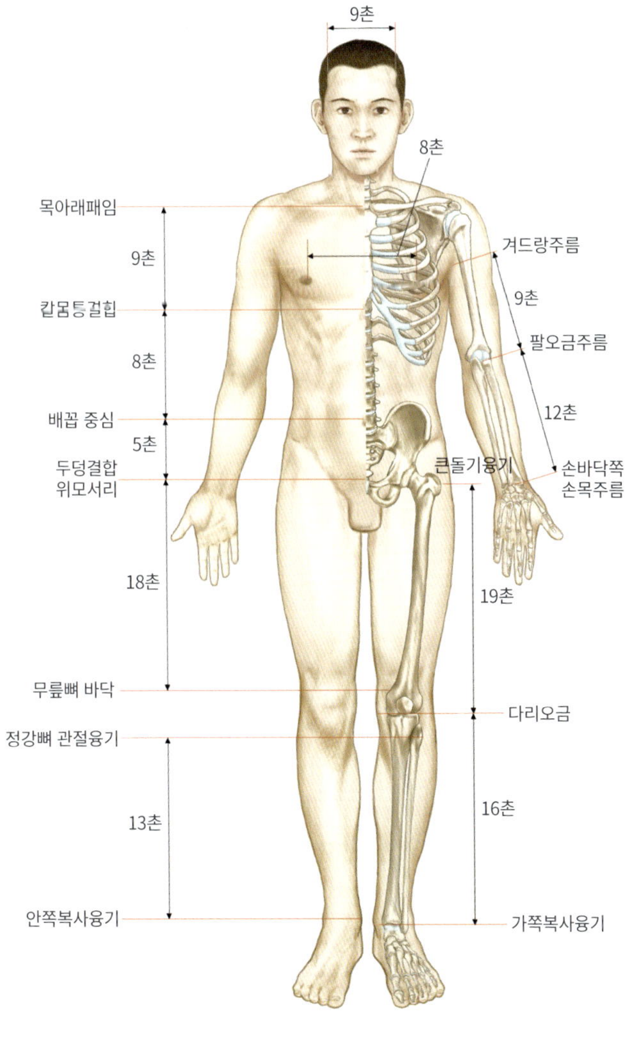
9촌
8촌
목아래패임
9촌
겨드랑주름
9촌
칼몸통결합
8촌
팔오금주름
12촌
배꼽 중심
5촌
두덩결합
위모서리
큰돌기융기
손바닥쪽
손목주름
18촌
19촌
무릎뼈 바닥
다리오금
정강뼈 관절융기
13촌
16촌
안쪽복사융기
가쪽복사융기

해부학적지표

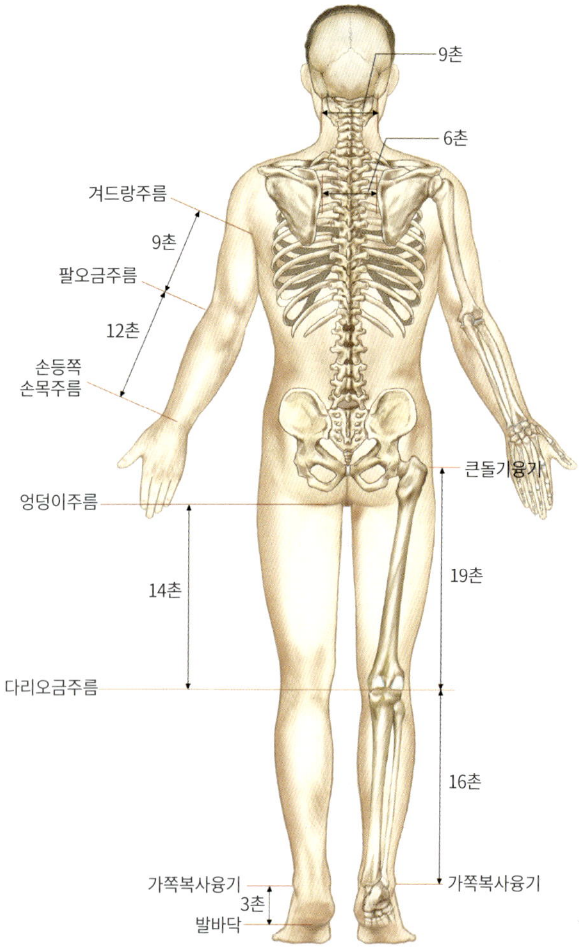
9촌
6촌
겨드랑주름
9촌
팔오금주름
12촌
손등쪽
손목주름
큰돌기융기
엉덩이주름
19촌
14촌
다리오금주름
16촌
가쪽복사융기
3촌
발바닥
가쪽복사융기

지촌법

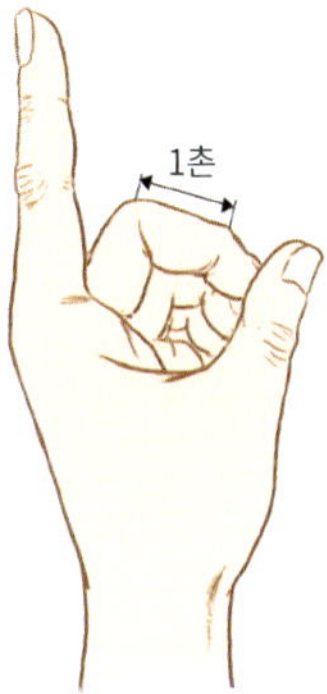

중지촌

엄지와 가운뎃손가락을 구부려 원모양을 만들 때 가운뎃손가락 손가락관절 노쪽 두개의 주름끝 사이의 길이를 1촌으로 한다

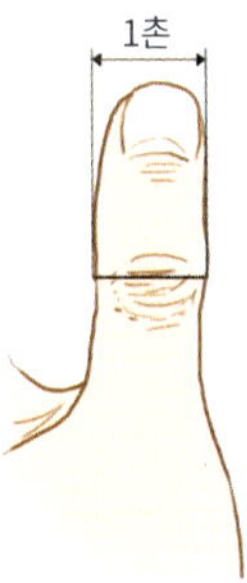

엄지를 이용한 지촌법

엄지손가락 관절의 폭을 1지촌으로 한다.

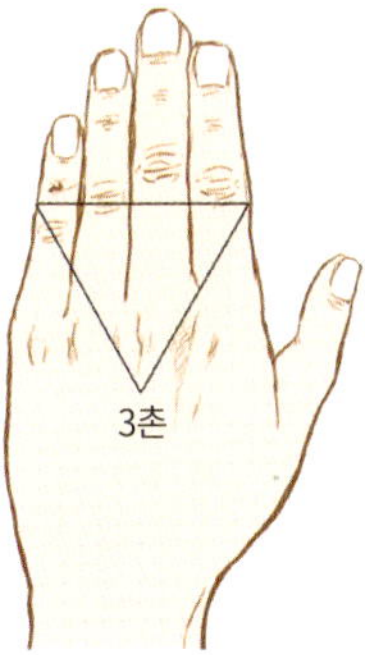

손가락 폭을 이용한 지촌법

집게손가락, 가운데손가락, 약손가락, 새끼손가락을 붙인채 폈을 때, 가운데손가락 손등의 몸쪽 손가락관절 주름에서 수평으로 네 개의 손가락폭을 3지촌으로 한다.

수태음폐경(手太陰肺經)

The Lung(LU) Meridian

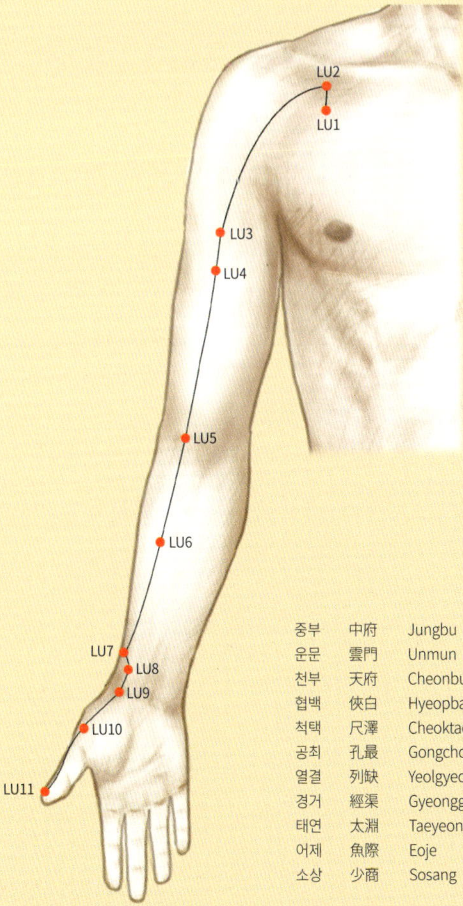

중부	中府	Jungbu	LU1
운문	雲門	Unmun	LU2
천부	天府	Cheonbu	LU3
협백	俠白	Hyeopbaek	LU4
척택	尺澤	Cheoktaek	LU5
공최	孔最	Gongchoe	LU6
열결	列缺	Yeolgyeol	LU7
경거	經渠	Gyeonggeo	LU8
태연	太淵	Taeyeon	LU9
어제	魚際	Eoje	LU10
소상	少商	Sosang	LU11

LU1 中府(중부, Jungbu)

부위 앞가슴부위, 첫째 갈비사이 공간(intercostal space)과 같은 높이, 빗장아래오목(infraclavicular fossa)의 가쪽, 앞정중선에서 가쪽으로 6촌

취혈 운문(雲門, LU2)을 먼저 정하고, 운문에서 아래 1촌에서 취혈. 고방(庫房, ST14), 욱중(彧中, KI26), 화개(華蓋, CV20), 중부(中府, LU1)는 첫째 갈비사이 공간을 따라 나란히 위치

침법 직자: 0.3~0.5촌, 사자: 0.5~1촌

☑ 폐를 피하기 위해 가슴우리(thoracic cage)의 위가쪽을 향해 자입(얕게 자입)

특성 모혈(募穴), 기시혈(起始穴), 수태음폐경·족태음비경의 교회혈(交會穴)

LU2 雲門(운문, Unmun)

부위 앞가슴부위, 빗장아래오목의 오목한 곳. 어깨뼈 부리돌기(coracoid process) 안쪽, 앞정중선에서 가쪽으로 6촌

취혈 저항을 준상태에서 팔을 약간 굽히고 벌릴 때 나타나는 어깨세모-가슴근삼각(deltopectoral triangle) 중심에서 취혈. 기호(氣戶, ST13), 수부(兪府, KI27), 선기(璇璣, CV21), 운문(雲門, LU2)은 빗장뼈 아래선을 따라 가로선 위에 위치

침법 직자: 0.3~0.5촌, 사자: 0.5~1촌

☑ 빗장아래동·정맥(infraclavicular artery & vein)이 지나는 부위이므로 깊게 자침 시 출혈에 주의

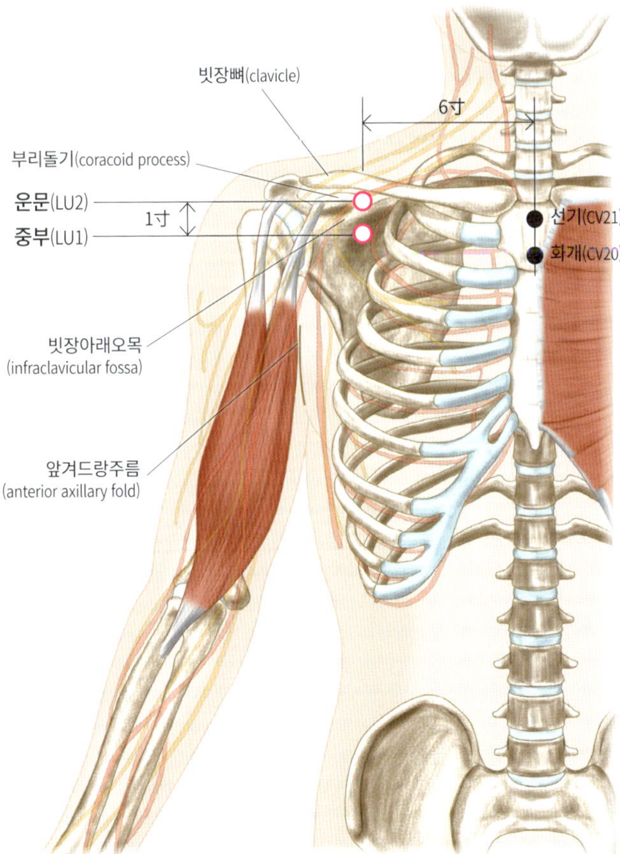
빗장뼈(clavicle)
6寸
부리돌기(coracoid process)
운문(LU2)
1寸
중부(LU1)
선기(CV21)
화개(CV20)
빗장아래오목
(infraclavicular fossa)
앞겨드랑주름
(anterior axillary fold)

LU3 天府(천부, Cheonbu)

부위 위팔 앞가쪽면, 위팔두갈래근(biceps brachii muscle)의 가쪽 모서리 바로 가쪽. 앞겨드랑주름(anterior axillary fold)에서 아래로 3촌

취혈 앞겨드랑주름과 척택(尺澤, LU5)을 연결하는 선에서 위쪽으로부터 1/3과 아래쪽으로부터 2/3가 되는 지점

침법 직자: 0.3~0.5촌, 사자: 1~1.5촌

LU4 俠白(협백, Hyeopbaek)

부위 위팔 앞가쪽면, 위팔두갈래근의 가쪽 모서리 바로 가쪽. 앞겨드랑주름에서 아래로 4촌

취혈 앞겨드랑주름과 척택(尺澤, LU5)을 연결하는 선에서 위쪽으로부터 1/3과 아래쪽으로부터 2/3가 되는 곳에서부터 먼쪽으로 1촌 되는 지점

침법 직자: 0.3~0.5촌, 사자: 1~1.5촌

LU5 尺澤(척택, Cheoktaek)

부위 팔꿈치 앞쪽면, 팔오금주름(cubital crease), 위팔두갈래근힘줄의 가쪽 오목한 곳

취혈 팔꿈치를 굽힌 상태에서, 팔오금주름 위의 곡지(曲池, LI11)와 곡택(曲澤, PC3) 사이.

침법 직자: 0.3~0.5촌, 사자: 0.5~1촌

☑ 팔꿉관절을 지나는 신경과 혈관이 손상될 수 있으므로 주의

특성 합수혈(合水穴), 자경사혈(自經瀉穴), 사만혈(四彎穴)

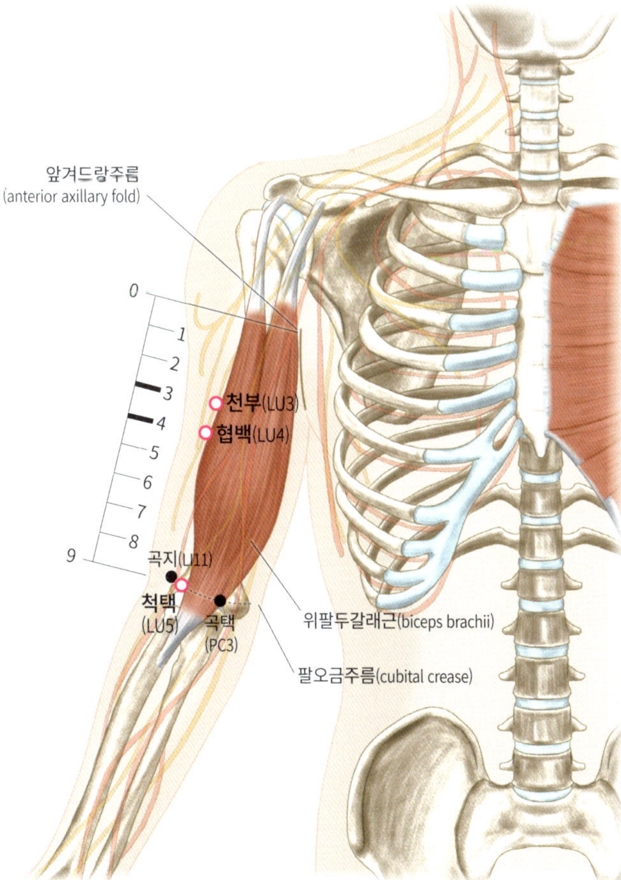
앞겨드랑주름
(anterior axillary fold)
0
1
2
3
4
5
6
7
8
9
천부(LU3)
협백(LU4)
곡지(LI11)
척택
(LU5)
곡택
(PC3)
위팔두갈래근(biceps brachii)
팔오금주름(cubital crease)

LU6 孔最(공최, Gongchoe)

부위 아래팔 앞가쪽면, 척택(尺澤, LU5)과 태연(太淵, LU9)을 연결하는 선 위, 손바닥쪽 손목주름(palmar wrist crease)에서 위로 7촌

취혈 척택(尺澤, LU5) 아래 5촌에 위치 하는데, 척택(尺澤, LU5)과 태연(太淵, LU9)을 연결한 선의 중점에서 위쪽으로 1촌

침법 직자: 0.3~0.5촌, 사자: 1~1.5촌

특성 극혈(郄穴)

LU7 列缺(열결, Yeolgyeol)

부위 아래팔의 노쪽면, 긴엄지벌림근힘줄(abductor pollicis longus tendon)과 짧은 엄지폄근힘줄(extensor pollicis brevis tendon)의 사이, 긴엄지벌림근힘줄 고랑(groove for the abductor pollicis longus tendon)의 오목한 곳, 손바닥쪽 손목주름에서 위로 1.5촌

취혈 영도(靈道, HT4)와 같은 높이에서 취혈

침법 직자: 0.2~0.3촌, 사자: 0.5~1촌(손목방향으로 자입)

☑ 열결(列缺, LU7)은 수양명대장경쪽으로 치우쳐 있기 때문에 자침방향도 수태음폐경상의 다른 경혈과는 달리 노뼈의 바깥쪽으로 자침함. 자침 시에 뼈와 뼈 사이에 자침하는 느낌이, 실제로는 노뼈에 밀착되어 있는 두 힘줄 사이의 공간에서 노뼈를 접하여 자침

특성 락혈(絡穴), 사총혈(四總穴; 頭項), 팔맥교회혈(八脈交會穴; 임맥)

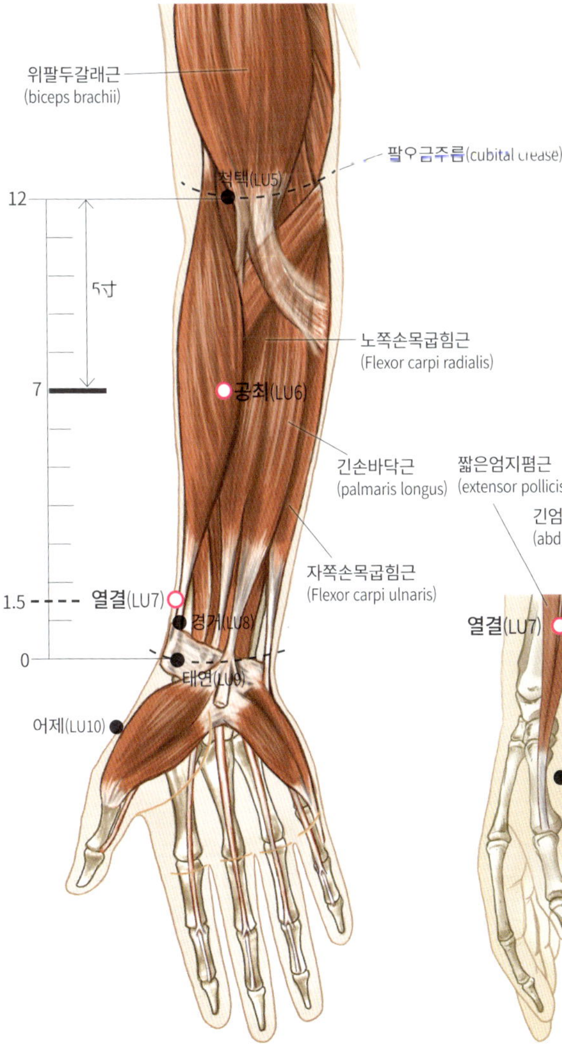

위팔두갈래근
(biceps brachii)
팔오금주름(cubital crease)
척택(LU5)
12
5寸
7
노쪽손목굽힘근
(Flexor carpi radialis)
공최(LU6)
긴손바닥근
(palmaris longus)
자쪽손목굽힘근
(Flexor carpi ulnaris)
1.5
열결(LU7)
경거(LU8)
0
태연(LU9)
어제(LU10)

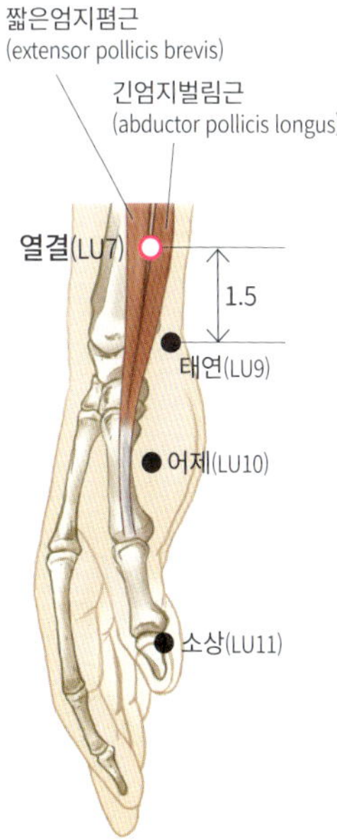

짧은엄지폄근
(extensor pollicis brevis)
긴엄지벌림근
(abductor pollicis longus)
열결(LU7)
1.5
태연(LU9)
어제(LU10)
소상(LU11)

LU8 經渠(경거, Gyeonggeo)

부위 아래팔 앞가쪽면, 노뼈붓돌기(radial styloid process)와 노동맥(radial artery)의 사이, 손바닥쪽 손목주름(palmar wrist crease)에서 위로 1촌

취혈 태연(太淵, LU9)에서 위쪽으로 1촌, 통리(通里, HT5)와 같은 높이에서 취혈

침법 직자: 0.2~0.3촌, 사자: 0.5~0.7촌

☑ 자침 시 노동맥을 피하여 자입

특성 경금혈(經金穴), 자성혈(自性穴)

LU9 太淵(태연, Taeyeon)

부위 손목 앞가쪽면, 노뼈붓돌기(radial styloid process)와 손배뼈(scaphoid bone) 사이, 긴엄지벌림근힘줄(abductor pollicis longus tendon)의 자쪽 오목한 곳

취혈 손바닥쪽 손목주름의 노쪽, 노동맥 위

침법 직자: 0.2~0.3촌(손바닥쪽에서 손등 쪽을 향해 자입)

사자: 0.3~0.5촌(노뼈와 노쪽곁인대(radial collateral ligament) 사이에 자침)

특성 수토혈(兪土穴), 원혈(原穴), 자경보혈(自經補穴), 팔회혈(八會穴; 맥회)

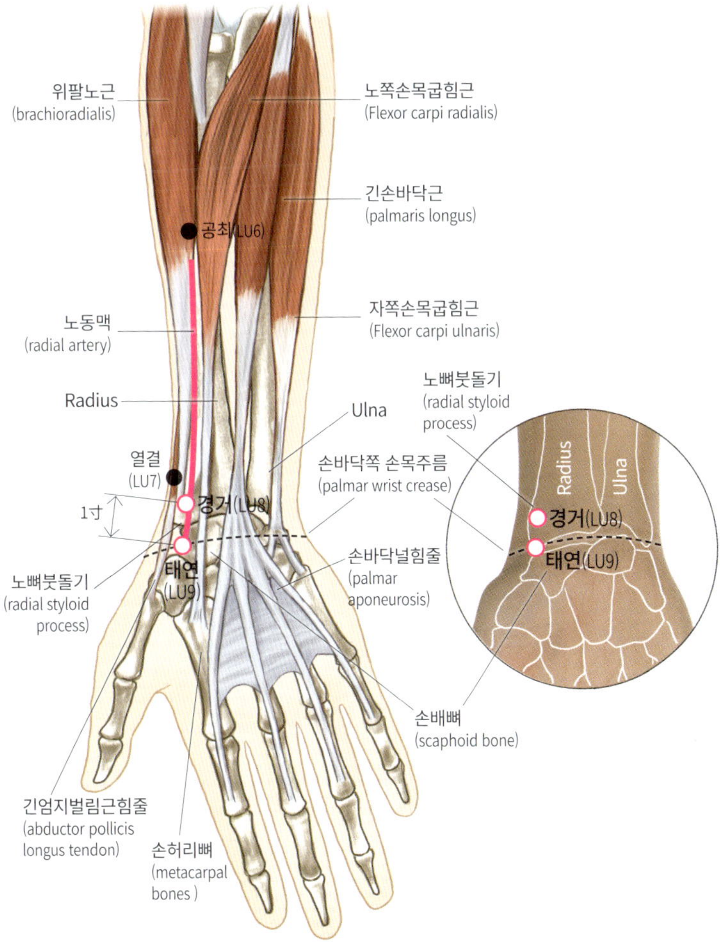
위팔노근
(brachioradialis)
노쪽손목굽힘근
(Flexor carpi radialis)
긴손바닥근
(palmaris longus)
공최(LU6)
자쪽손목굽힘근
(Flexor carpi ulnaris)
노동맥
(radial artery)
Radius
Ulna
노뼈붓돌기
(radial styloid process)
열결
(LU7)
손바닥쪽 손목주름
(palmar wrist crease)
1寸
경거(LU8)
태연
(LU9)
노뼈붓돌기
(radial styloid process)
손바닥널힘줄
(palmar aponeurosis)
Radius
Ulna
경거(LU8)
태연(LU9)
손배뼈
(scaphoid bone)
긴엄지벌림근힘줄
(abductor pollicis longus tendon)
손허리뼈
(metacarpal bones)

LU10 魚際(어제, Eoje)

부위 손바닥, 첫째 손허리뼈(1st metacarpal bone)의 노쪽 중점, 적백육제

침법 직자: 0.3촌~0.5촌
사자: 0.5~1촌(침첨을 약간 비스듬하게하여 손바닥 내로 자입)

특성 형화혈(滎火穴)

LU11 少商(소상, Sosang)

부위 엄지손가락, 끝마디뼈(distal phalanx)의 노쪽, 엄지손톱 노쪽뿌리각(radial corner of the thumb nail)에서 몸가쪽으로 0.1촌, 엄지손톱의 노쪽 모서리를 지나는 수직선과 엄지손톱뿌리를 지나는 수평선이 만나는 지점

침법 직자: 0.1~0.2촌
사자: 0.1~0.3촌(침첨을 위쪽으로 향해 자입), 삼릉침으로 점자출혈

특성 정목혈(井木穴), 종지혈(終止穴), 십삼귀혈(十三鬼穴)

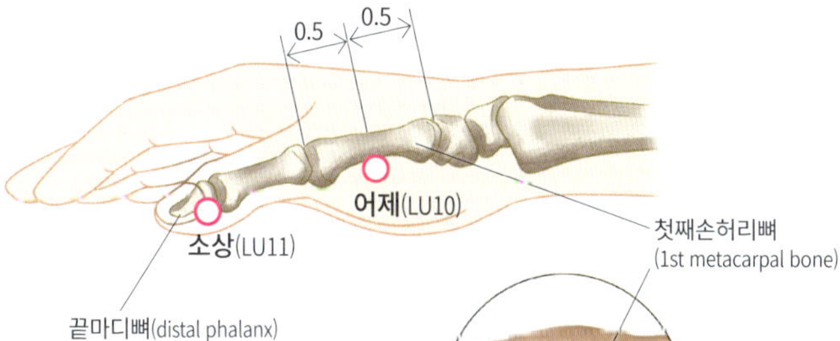
0.5
0.5
어제(LU10)
소상(LU11)
첫째손허리뼈
(1st metacarpal bone)
끝마디뼈(distal phalanx)

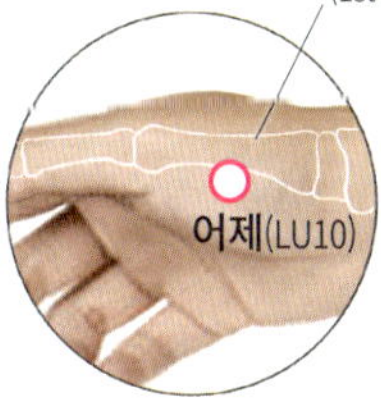
어제(LU10)

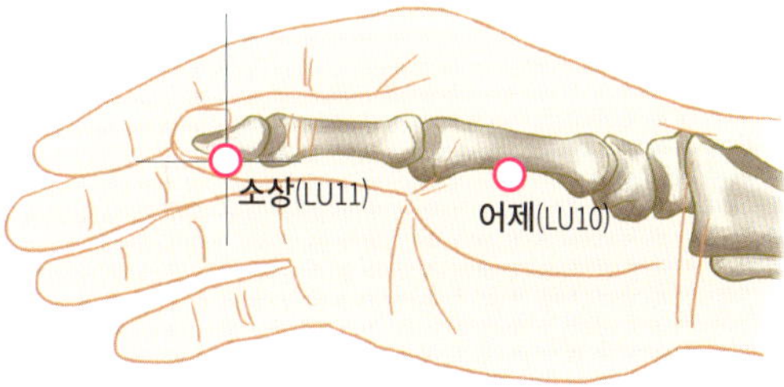
소상(LU11)
어제(LU10)

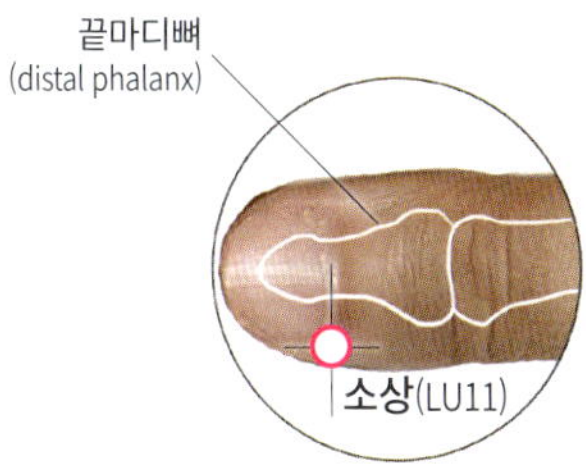
끝마디뼈
(distal phalanx)
소상(LU11)

수양명대장경(手陽明大腸經)

The Large Intestine(LI) Meridian

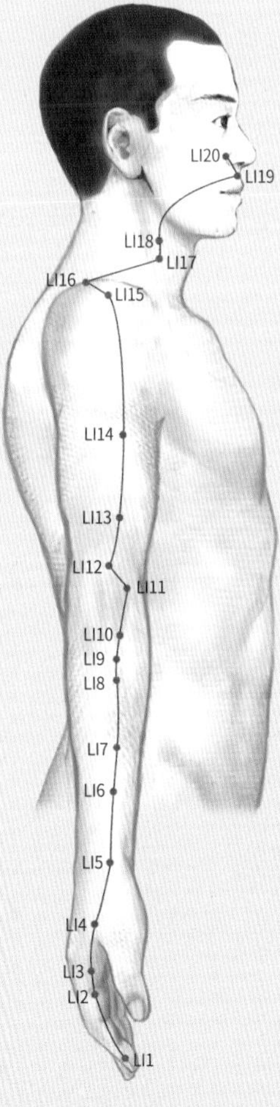

상양	商陽	Sangyang	LI1
이간	二間	Igan	LI2
삼간	三間	Samgan	LI3
합곡	合谷	Hapgok	LI4
양계	陽谿	Yanggye	LI5
편력	偏歷	Pyeollyeok	LI6
온류	溫溜	Ollyu	LI7
하렴	下廉	Haryeom	LI8
상렴	上廉	Sangnyeom	LI9
수삼리	手三里	Susamni	LI10
곡지	曲池	Gokji	LI11
주료	肘髎	Juryo	LI12
수오리	手五里	Suori	LI13
비노	臂臑	Bino	LI14
견우	肩髃	Gyeonu	LI15
거골	巨骨	Geogol	LI16
천정	天鼎	Cheonjeong	LI17
부돌	扶突	Budol	LI18
화료	禾髎	Hwaryo	LI19
영향	迎香	Yeonghyang	LI20

LI1 商陽(상양, Sangyang)

부위 집게손가락, 끝마디뼈(distal phalanx)의 노쪽, 집게손톱 노쪽 뿌리각(radial corner of the index fingernail)에서 몸 가쪽으로 0.1촌

취혈 집게손톱의 노쪽 모서리를 지나는 수직선과 집게손톱 뿌리를 지나는 수평선이 만나는 지점

침법 직자: 0.1~0.2촌, 삼릉침으로 점자출혈
사자: 0.1~0.3촌

특성 정금혈(井金穴), 기시혈(起始穴), 자성혈(自性穴)

LI2 二間(이간, Igan)

부위 집게손가락, 둘째 손허리손가락관절(2nd metacarpophalangeal joint) 노쪽면의 먼쪽(distal) 오목한 곳, 적백육제

취혈 주먹을 가볍게 쥐고 취혈

침법 직자: 0.2~0.3촌(침첨을 노쪽에서 자쪽을 향해 자입)
사자: 0.2~0.3촌

특성 형수혈(滎水穴), 자경사혈(自經瀉穴)

LI3 三間(삼간, Samgan)

부위 손등, 둘째 손허리손가락관절 노쪽·몸쪽(proximal) 오목한곳

취혈 주먹을 가볍게 쥐고 취혈

침법 직자: 0.2~0.3촌(침첨을 노쪽에서 자쪽을 향해 자입)
사자: 0.3~0.7촌

침법 수목혈(兪木穴)

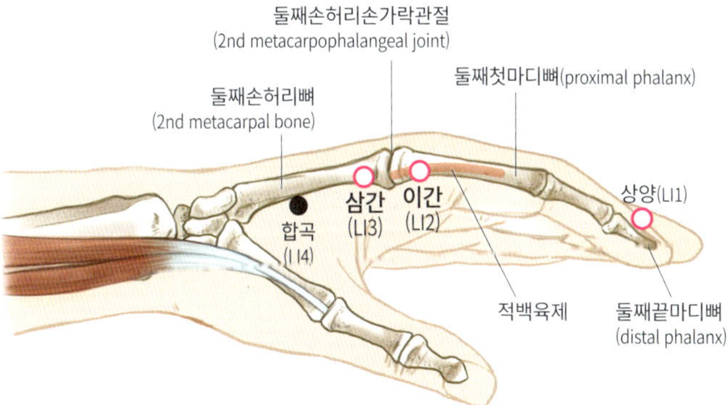
둘째손허리손가락관절
(2nd metacarpophalangeal joint)
둘째첫마디뼈(proximal phalanx)
둘째손허리뼈
(2nd metacarpal bone)
삼간
(LI3)
이간
(LI2)
상양(LI1)
합곡
(LI4)
적백육제
둘째끝마디뼈
(distal phalanx)

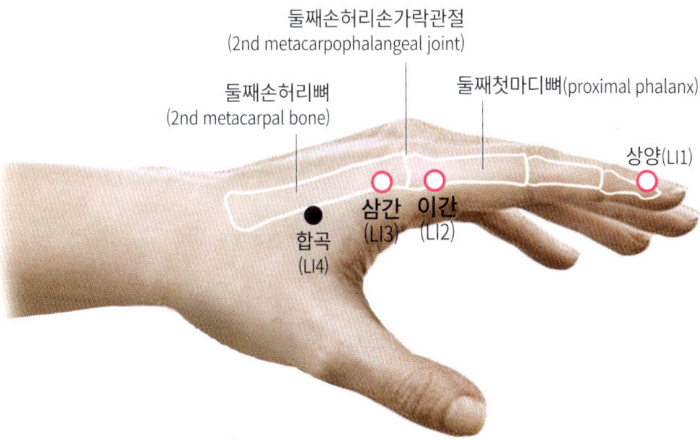
둘째손허리손가락관절
(2nd metacarpophalangeal joint)
둘째첫마디뼈(proximal phalanx)
둘째손허리뼈
(2nd metacarpal bone)
상양(LI1)
삼간
(LI3)
이간
(LI2)
합곡
(LI4)

LI4 合谷(합곡, Hapgok)

부위 손등, 둘째 손허리뼈(2nd metacarpal bone) 중점의 노쪽

침법 직자: 0.5~1촌, 사자: 1~1.5촌
☑ 임신부는 신중히 사용

특성 원혈(原穴), 사관혈(四關穴; 主氣), 음양이총혈(陰陽二總穴), 사총혈(四總穴; 口面), 회양구침혈(回陽九鍼穴)

LI5 陽谿(양계, Yanggye)

부위 손목 뒤가쪽면, 손등쪽 손목주름(dorsal wrist crease)의 노쪽, 노뼈붓돌기(styloid process of the radius)에서 먼쪽(distal), 해부학적 코담배갑(anatomical snuffbox)의 오목한 곳

취혈 엄지손가락을 최대한 벌리면서 쭉폈을 때, 긴엄지폄근힘줄(extensor pollicis longus tendon)과 짧은엄지폄근힘줄(extensor policis brevis tendon) 사이에 해부학적 코담배갑의 오목한 곳이 형성. 양곡(陽谷, SI5), 양지(陽池, TE4)와 같은 높이에서 취혈

침법 직자: 0.3~0.5촌, 사자: 0.3~0.7촌

특성 경화혈(經火穴)

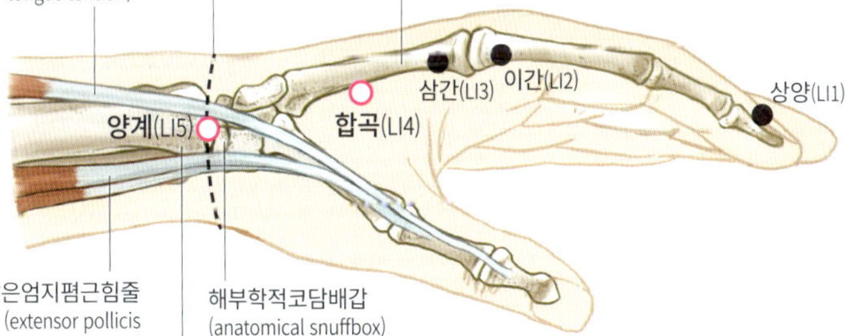
손등쪽손목주름
(dorsal wrist crease)
긴엄지폄근힘줄
(extensor pollicis
longus tendon)
둘째손허리뼈
(2nd metacarpal bone)
삼간(LI3)
이간(LI2)
상양(LI1)
양계(LI5)
합곡(LI4)
짧은엄지폄근힘줄
(extensor pollicis
brevis tendon)
해부학적코담배갑
(anatomical snuffbox)
노뼈붓돌기
(styloid process of the radius)

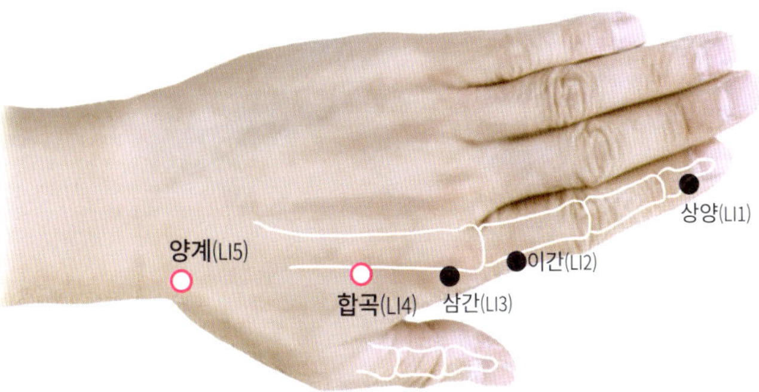
상양(LI1)
양계(LI5)
이간(LI2)
합곡(LI4)
삼간(LI3)

LI6 偏歷(편력, Pyeollyeok)

부위 아래팔 뒤가쪽면, 양계(陽谿, LI5)와 곡지(曲池, LI11)를 연결하는 선 위, 손등쪽 손목주름(dorsal wrist crease)에서 위쪽으로 3촌

취혈 양계(陽谿, LI5)와 곡지(曲池, LI11)를 연결하는 선에서 위쪽으로부터 3/4, 아래쪽으로부터 1/4이 되는 지점에서 취혈

침법 직자: 0.3~0.5촌, 사자: 0.5~1촌

특성 락혈(絡穴)

LI7 溫溜(온류, Ollyu)

부위 아래팔 뒤가쪽면, 양계(陽谿, LI5)와 곡지(曲池, LI11)를 연결하는 선 위, 손등쪽 손목주름에서 위쪽으로 5촌

침법 직자: 0.5~1촌, 사자: 1~1.5촌

특성 극혈(郄穴)

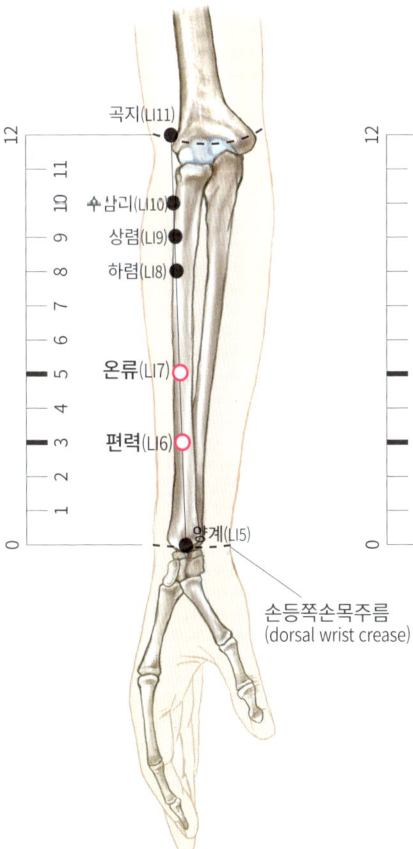

곡지(LI11)
수삼리(LI10)
상렴(LI9)
하렴(LI8)
온류(LI7)
편력(LI6)
양계(LI5)
손등쪽손목주름
(dorsal wrist crease)

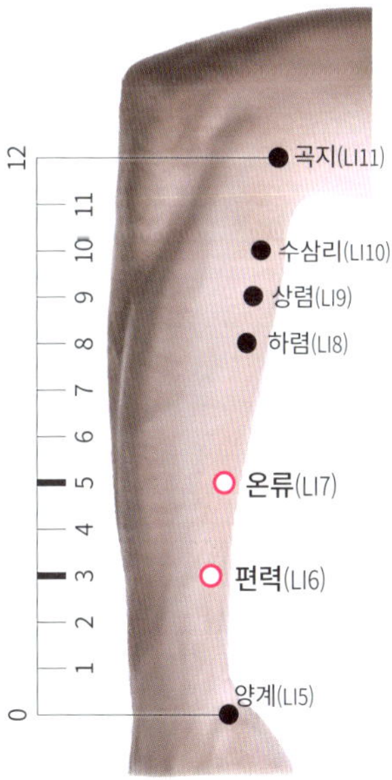

곡지(LI11)
수삼리(LI10)
상렴(LI9)
하렴(LI8)
온류(LI7)
편력(LI6)
양계(LI5)

LI8 下廉(하렴, Haryeom)

부위 아래팔 뒤가쪽면, 양계(陽谿, LI5)와 곡지(曲池, LI11)를 연결하는 선 위, 팔오금주름(cubital crease)에서 아래쪽으로 4촌

취혈 양계(陽谿, LI5)와 곡지(曲池, LI11)를 연결하는 선에서 위쪽으로부터 1/3과 아래쪽으로부터 2/3이 되는 지점에서 취혈

침법 직자: 0.5~0.8촌, 사자: 1~2촌

LI9 上廉(상렴, Sangnyeom)

부위 아래팔 뒤가쪽면, 양계(陽谿, LI5)와 곡지(曲池, LI11)를 연결하는 선 위, 팔오금주름(cubital crease)에서 아래쪽으로 3촌

취혈 양계(陽谿, LI5)와 곡지(曲池, LI11)를 연결하는 선에서 위쪽으로부터 1/4과 아래쪽으로 부터 3/4되는 지점에서 취혈

침법 직자: 0.5~1촌, 사자: 1~2촌

LI10 手三里(수삼리, Susamni)

부위 아래팔 뒤가쪽면, 양계(陽谿, LI5)와 곡지(曲池, LI11)를 연결하는 선 위, 팔오금주름에서 아래쪽으로 2촌

침법 직자: 0.5~1.2촌, 사자: 1~2촌

LI11 曲池(곡지, Gokji)

부위 팔꿈치 가쪽면, 척택(尺澤, LU5)과 위팔뼈 가쪽위관절융기(lateral epicondyle of the humerus)를 연결하는 선의 중점

취혈 팔꿈치를 완전히 굽혀 손바닥을 반대편 가슴에 댔을때, 팔오금주름 가쪽 끝의 오목한 곳

침법 직자: 0.5~1.5촌, 사자: 1~1.5촌

특성 합토혈(合土穴), 자경보혈(自經補穴), 십삼귀혈(十三鬼穴), 중풍칠처혈(中風七處穴)

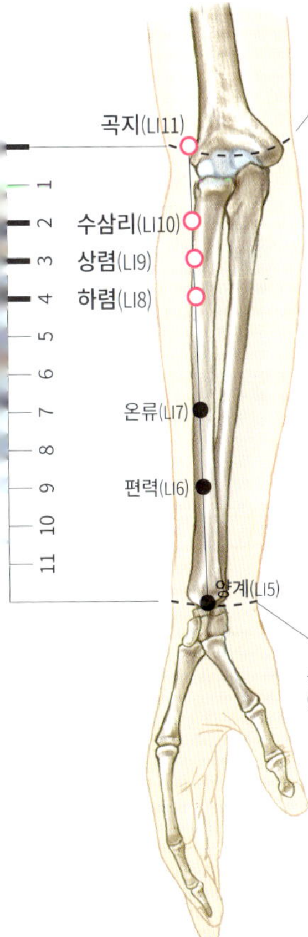
팔오금주름
(cubital crease)
곡지(LI11)
수삼리(LI10)
상렴(LI9)
하렴(LI8)
온류(LI7)
편력(LI6)
양계(LI5)
손등쪽손목주름
(dorsal wrist crease)
1
2
3
4
5
6
7
8
9
10
11

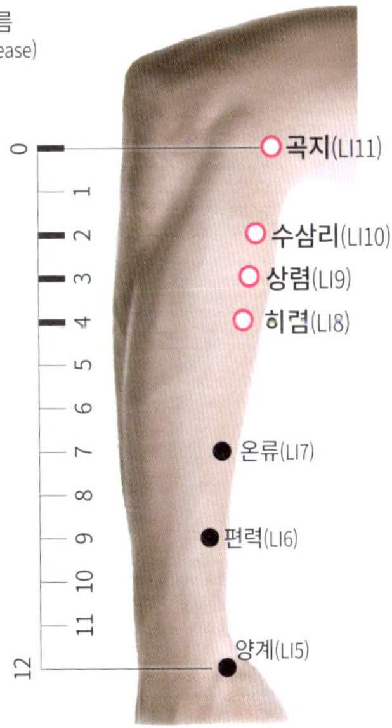
0
1
2
3
4
5
6
7
8
9
10
11
12
곡지(LI11)
수삼리(LI10)
상렴(LI9)
하렴(LI8)
온류(LI7)
편력(LI6)
양계(LI5)

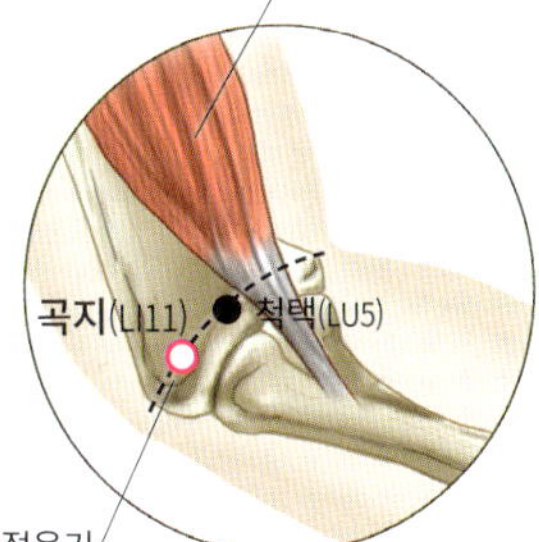
위팔두갈래근
(biceps brachii)
곡지(LI11)
척택(LU5)
위팔뼈 가쪽위관절융기
(lateral epicondyle of humerus)

LI12 肘髎(주료, Juryo)

부위 팔꿈치 뒤가쪽면, 위팔뼈 가쪽위관절융기(lateral epicondyle of the humerus) 위쪽, 가쪽관절융기위능선(lateral supracondylar ridge) 앞쪽

침법 직자: 0.3~0.7촌
사자: 1~1.5촌(침첨을 위팔뼈의 앞모서리를 따라 자입)

LI13 手五里(수오리, Suori)

부위 위팔 가쪽면, 곡지(曲池, LI11)와 견우(肩髃, LI15)를 연결하는 선 위, 팔오금주름(cubital crease)에서 위쪽으로 3촌

취혈 앞겨드랑주름(anterior axillary fold) 끝과 곡지(曲池, LI11)를 연결하는 선에서 위쪽으로부터 2/3와 아래쪽으로부터 1/3이 되는 지점과 같은 높이에서 취혈

침법 직자: 0.3~0.5촌, 사자: 0.5~0.8촌
☑ 혈관에 주의

LI14 臂臑(비노, Bino)

부위 위팔 가쪽면, 어깨세모근(deltoid)의 앞모서리 바로 앞쪽, 곡지(曲池, LI11)에서 위쪽으로 7촌

침법 직자: 0.3~0.7촌, 사자: 1~1.5촌

침법 수양명대장경·수태양소장경·족태양방광경·양유맥의 교회혈(交會穴)

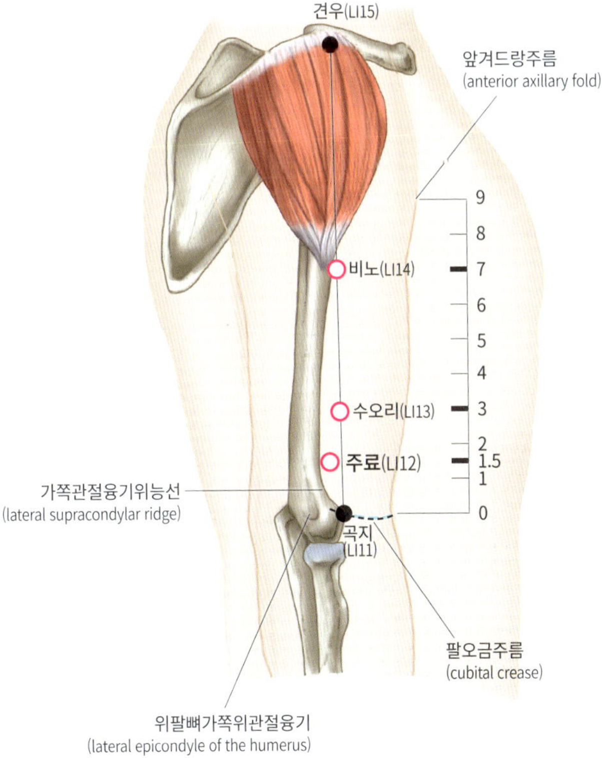
견우(LI15)
앞겨드랑주름
(anterior axillary fold)
9
8
비노(LI14)
7
6
5
4
수오리(LI13)
3
2
주료(LI12)
1.5
1
가쪽관절융기위능선
(lateral supracondylar ridge)
0
곡지
(LI11)
팔오금주름
(cubital crease)
위팔뼈가쪽위관절융기
(lateral epicondyle of the humerus)

LI15 肩髃(견우, Gyeonu)

부위 팔이음뼈(shoulder girdle), 어깨뼈봉우리(acromion) 가쪽 모서리의 앞쪽 끝과 위팔뼈 큰결절(greater tubercle of the humerus) 사이의 오목한 곳

취혈 위팔을 외전할 때, 어깨뼈봉우리의 앞뒤로 두 개의 오목한 곳이 나타남. 어깨뼈봉우리 앞쪽의 보다 더 오목한 곳에서 취혈. 견료(肩髎, TE14)는 뒤쪽 오목한 곳에 위치

침법 직자: 0.5~1.2촌, 사자: 0.7~1.5촌.

☑ 팔을 아래로 내리고 위팔뼈를 축으로 하여 아랫방향으로 자입하거나 팔을 들고 극천(極泉, HT1)을 향해 2~3촌 자입

특성 수양명대장경·수태양소장경·양교맥의 교회혈(交會穴)

LI16 巨骨(거골, Geogol)

부위 팔이음뼈, 빗장뼈 봉우리끝(acromial end of the clavicle)과 어깨뼈가시(spine of the scapula) 사이의 오목한 곳

취혈 어깨뼈위오목(suprascapular fossa) 가쪽에 있는 두뼈 사이의 오목한 곳

침법 직자: 0.3~0.7촌, 사자: 0.5~1촌

☑ 침첨을 약간 외상방으로 향해 자입하고 흉강으로 침이 들어가는 것을 주의

☑ 자극이 강하면 침훈이 일어날 수 있으므로 신중해야 함

특성 수양명대장경·양교맥의 교회혈(交會穴)

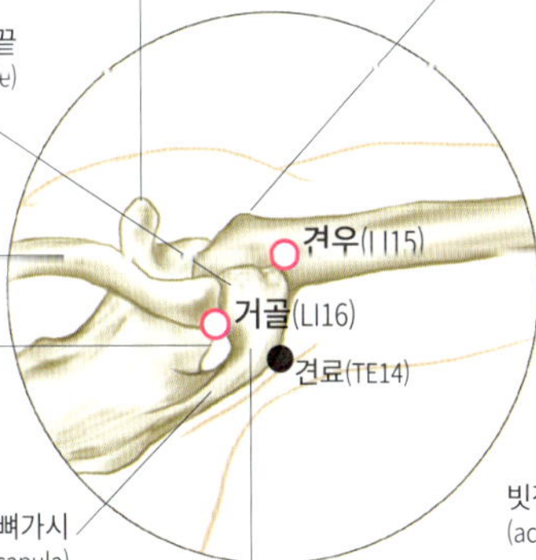
부리돌기
(coracoid process)
위팔뼈큰결절
(greater tubercle of the humerus)
빗장뼈봉우리끝
(acromial end of the clavicle)
빗장뼈(clavicle)
견우(LI15)
거골(LI16)
어깨뼈위오목
(suprascapular fossa)
견료(TE14)
어깨뼈가시
(spine of the scapula)
어깨봉우리
(acromion)

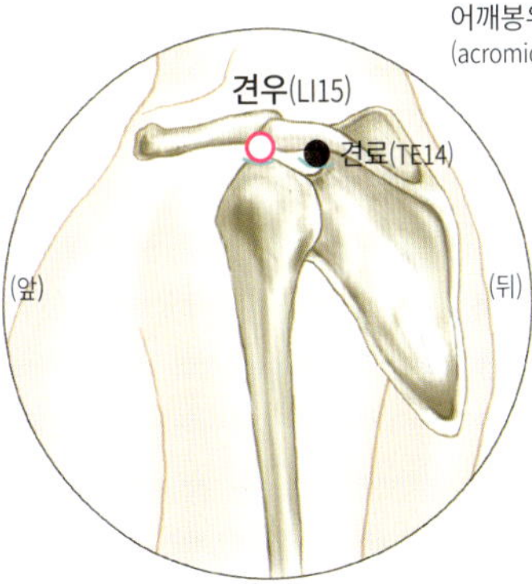
견우(LI15)
견료(TE14)
(앞)
(뒤)

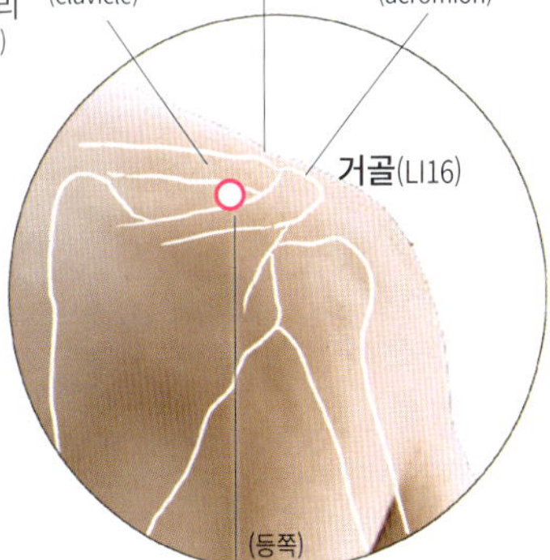
빗장뼈봉우리끝
(acromial end of the clavicle)
빗장뼈
(clavicle)
어깨봉우리
(acromion)
거골(LI16)
(등쪽)
어깨뼈가시
(spine of the scapula)

LI17 天鼎(천정, Cheonjeong)

부위 목 앞부위, 반지연골(cricoid cartilage)과 같은 높이, 목빗근(sternocleidomastoid)의 뒤모서리 바로 뒤쪽

취혈 부돌(扶突, LI18)에서 수직으로 아래, 수돌(水突, ST10)과 수평으로 만나는 지점에서 취혈

침법 직자: 0.3~0.5촌, 사자: 0.5~1촌

LI18 扶突(부돌, Budol)

부위 목 앞부위, 방패연골(thyroid cartilage) 위모서리와 같은 높이, 목빗근의 앞모서리와 뒤모서리의 사이

특성 인영(人迎, ST9)과 같은 높이로, 남성의 경우 후두융기와도 같은 높이

침법 직자: 0.3~0.5촌, 사자: 0.5~1촌
☑ 깊이 자침하지 말고, 염전, 제삽에 신중해야 함

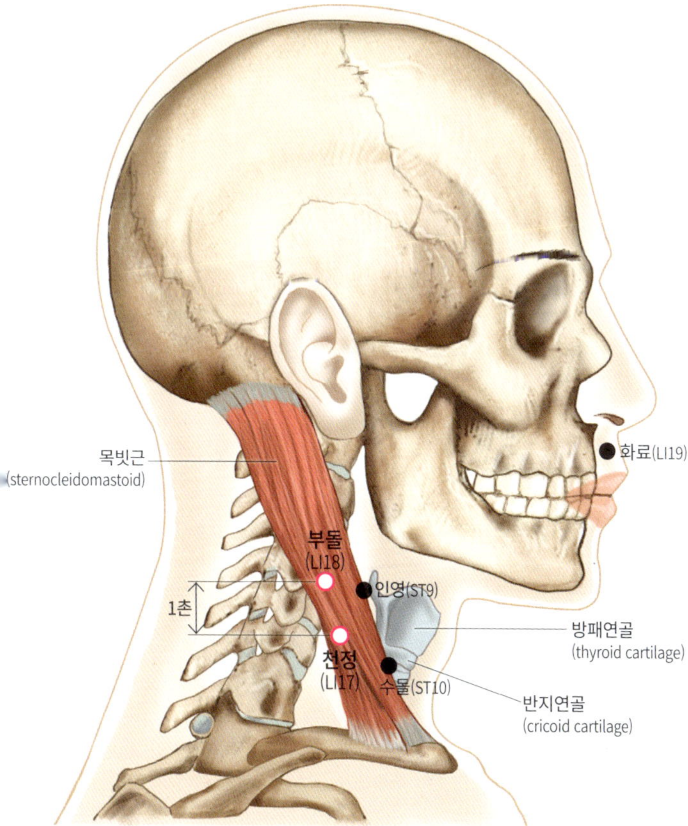
목빗근
(sternocleidomastoid)
화료(LI19)
부돌
(LI18)
인영(ST9)
1촌
방패연골
(thyroid cartilage)
천정
(LI17)
수돌(ST10)
반지연골
(cricoid cartilage)

LI19 禾髎(화료, Hwaryo)

부위 얼굴, 인중부위(philtrum)의 중점과 같은 높이, 콧구멍 가쪽모서리 아래쪽

취혈 수구(水溝, GV26)에서 가쪽으로 0.5촌 지점

☑ 화료(禾髎, LI19)의 부위가 얼굴, 인중 부위에서 위쪽으로부터 1/3과 아래로부터 2/3가 되는 지점과 같은 높이, 콧구멍 가쪽모서리 아래쪽이라는 의견도 있음(● 표기)

침법 직자: 0.2~0.3촌, 사자: 0.3~0.5촌

LI20 迎香(영향, Yeonghyang)

부위 얼굴, 코입술고랑(nasolabial sulcus) 위, 콧방울(ala of the nose) 가쪽모서리의 중점과 같은 높이

☑ 영향(迎香, LI20)의 위치가 얼굴, 코입술고랑위, 콧방울 아래 모서리와 같은 높이라는 의견도 있음(● 표기)

침법 직자: 0.2~0.3촌, 사자: 0.5~1촌(위쪽으로)

특성 종지혈(終止穴), 수양명대장경·족양명위경의 교회혈(交會穴)

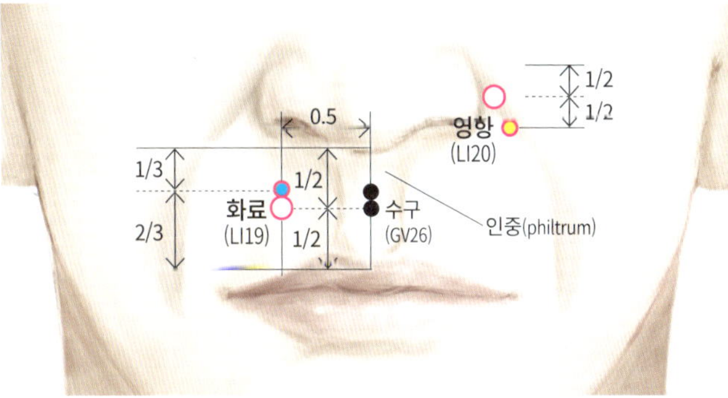
0.5
1/2
1/2
영향
(LI20)
1/3
2/3
1/2
1/2
화료
(LI19)
수구
(GV26)
인중(philtrum)

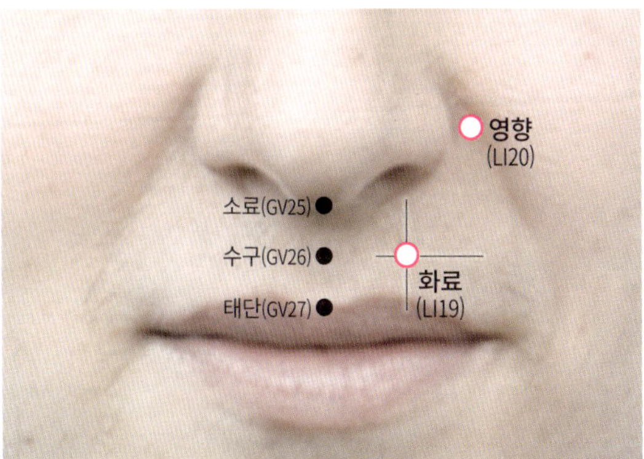
영향
(LI20)
소료(GV25)
수구(GV26)
태단(GV27)
화료
(LI19)

족양명위경(足陽明胃經)

The Stomach(ST) Meridian

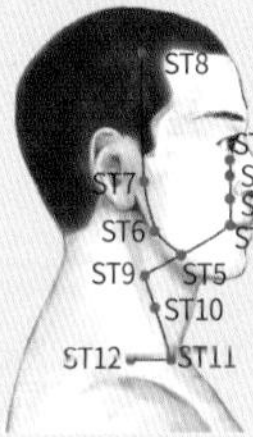

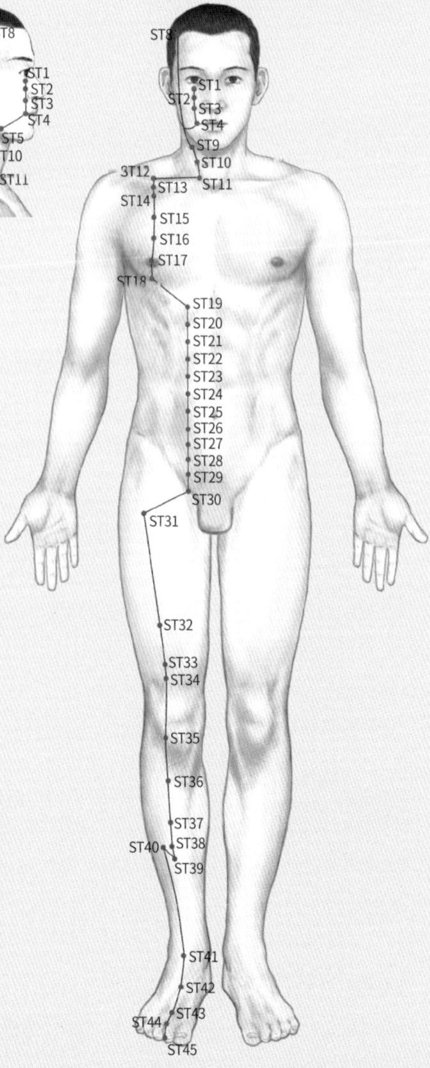

승읍	承泣	Seungeup	ST1
사백	四白	Sabaek	ST2
거료	巨髎	Georyo	ST3
지창	地倉	Jichang	ST4
대영	大迎	Daeyeong	ST5
협거	頰車	Hyeopgeo	ST6
하관	下關	Hagwan	ST7
두유	頭維	Duyu	ST8
인영	人迎	Inyeong	ST9
수돌	水突	Sudol	ST10
기사	氣舍	Gisa	ST11
결분	缺盆	Gyeolbun	ST12
기호	氣戶	Giho	ST13
고방	庫房	Gobang	ST14
옥예	屋翳	Ogye	ST15
응창	膺窓	Eungchang	ST16
유중	乳中	Yujung	ST17
유근	乳根	Yugeun	ST18
불용	不容	Buryong	ST19
승만	承滿	Seungman	ST20
양문	梁門	Yangmun	ST21
관문	關門	Gwanmun	ST22
태을	太乙	Taeeul	ST23
활육문	滑肉門	Hwaryungmun	ST24
천추	天樞	Cheonchu	ST25
외릉	外陵	Oereung	ST26
대거	大巨	Daju	ST27
수도	水道	Sudo	ST28
귀래	歸來	Gwirae	ST29
기충	氣衝	Gichung	ST30
비관	髀關	Bigwan	ST31
복토	伏兎	Bokto	ST32
음시	陰市	Eumsi	ST33
양구	梁丘	Yanggu	ST34
독비	犢鼻	Dokbi	ST35
족삼리	足三里	Joksamni	ST36
상거허	上巨虛	Sanggeoheo	ST37
조구	條口	Jogu	ST38
하거허	下巨虛	Hageoheo	ST39
풍륭	豐隆	Pungnyung	ST40
해계	解谿	Haegye	ST41
충양	衝陽	Chungyang	ST42
함곡	陷谷	Hamgok	ST43
내정	內庭	Naejeong	ST44
여태	厲兌	Yeotae	ST45

ST1 承泣(승읍, Seungeup)

부위 얼굴, 동공(pupil)에서 수직으로 아래쪽, 안구(eyeball)와 눈확아래모서리(infraorbital margin)의 사이

침법 직자: 0.2~0.3촌

특성 기시혈(起始穴), 족양명위경·양교맥·임맥의 교회혈(交會穴)

ST2 四白(사백, Sabaek)

부위 얼굴, 눈확아래구멍(infraorbital foramen)

취혈 눈확아래구멍(infraorbital foramen)은 동공에서 수직으로 아래쪽에서 촉지

침법 직자: 0.2~0.3촌

ST3 巨髎(거료, Georyo)

부위 얼굴, 동공에서 수직으로 아래쪽, 콧방울(ala of the nose) 아래모서리와 같은 높이

취혈 고개를 들고 앞을 바로 볼 때, 동공을 지나는 수직선과 콧방울 아래모서리를 지나는 수평선이 만나는 지점

침법 직자: 0.3~0.5촌, 사자: 0.5~1촌

특성 족양명위경·양교맥의 교회혈(交會穴)

ST4 地倉(지창, Jichang)

부위 얼굴, 입꼬리(oral angle)에서 가쪽으로 0.4촌

취혈 입꼬리 옆쪽, 코입술고랑(nasolabial sulcus) 위 혹은 코입술고랑의 연장선상에서 취혈

침법 직자: 0.3~0.5촌, 횡자 1~1.5촌

특성 수양명대장경·족양명위경·양교맥의 교회혈(交會穴)

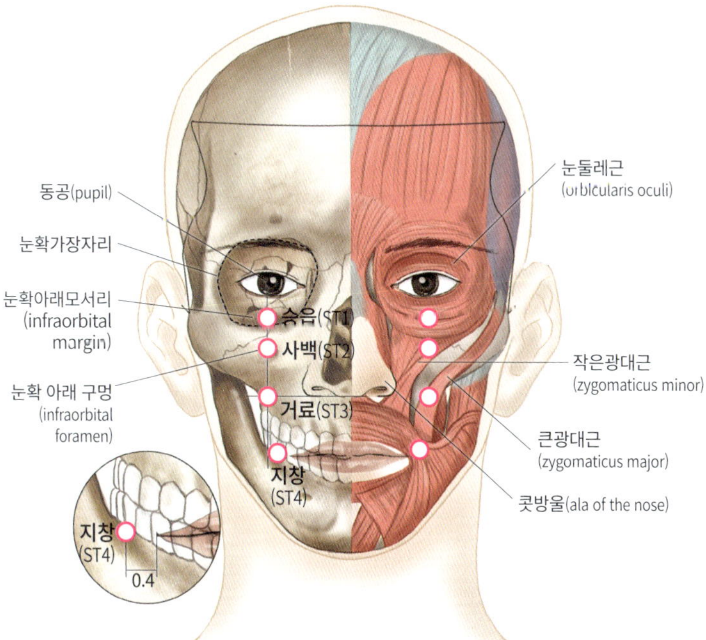

동공(pupil)
눈확가장자리
눈확아래모서리
(infraorbital
margin)
눈확 아래 구멍
(infraorbital
foramen)
승읍(ST1)
사백(ST2)
거료(ST3)
지창
(ST4)
지창
(ST4)
0.4
눈둘레근
(orbicularis oculi)
작은광대근
(zygomaticus minor)
큰광대근
(zygomaticus major)
콧방울(ala of the nose)

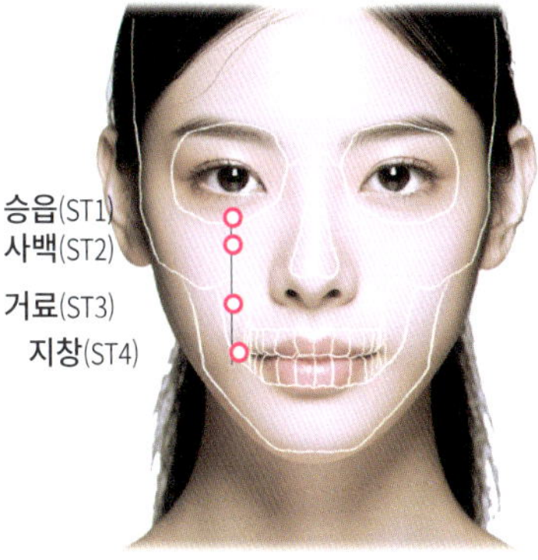

승읍(ST1)
사백(ST2)
거료(ST3)
지창(ST4)

ST5 大迎(대영, Daeyeong)

부위 얼굴, 아래턱뼈뿔(angle of the mandible) 앞쪽, 깨물근(masseter) 부착 부분의 앞쪽 오목한 곳, 얼굴동맥(facial artery)이 뛰는 곳

취혈 입을 다물고, 입안에 공기를 채울 때 턱뼈각 아래앞쪽에 나타나는 도랑처럼 패인 오목한 곳에서 취혈

침법 직자: 0.2~0.3촌, 사자: 0.5~1촌, 횡자: 0.5~1.2촌

특성 수양명대장경·족양명위경의 교회혈(交會穴)

ST6 頰車(협거, Hyeopgeo)

부위 얼굴, 아래턱뼈뿔에서 위 앞쪽으로 1촌

취혈 아래턱뼈뿔의 이등분선 위, 입과 치아를 굳게 다물면 깨물근이 융기되고, 굳게 다물었던 치아를 놓으면 오목하게 느껴지는 곳에서 취혈

침법 직자: 0.3~0.5촌, 사자: 0.5~1촌
횡자시(안면신경마비) 지창(地倉, ST4)을 향해 투자하되 2~3촌 자입

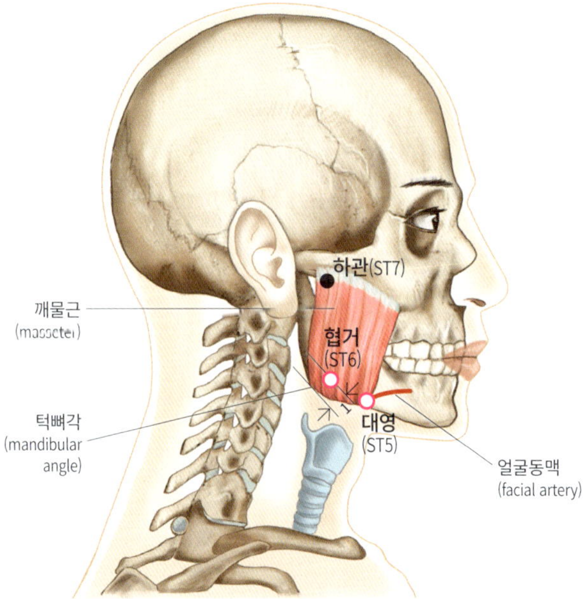
하관(ST7)
깨물근
(masseter)
협거
(ST6)
털뼈각
(mandibular
angle)
대영
(ST5)
얼굴동맥
(facial artery)

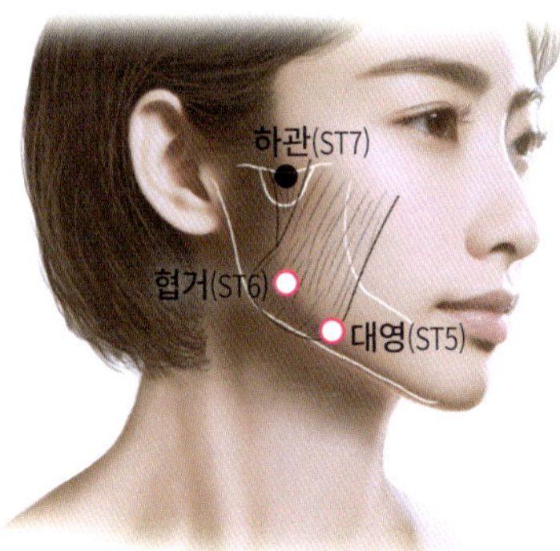
하관(ST7)
협거(ST6)
대영(ST5)

ST7 下關(하관, Hagwan)

부위 얼굴, 광대활(zygomatic arch) 아래모서리의 중점과 턱뼈패임(mandibular notch) 사이의 오목한 곳

취혈 입을 다물고, 상관(上關, GB3)에서 수직으로 아래쪽, 광대활 아래쪽의 오목한 곳에서 취혈

침법 직자: 0.3~0.5촌, 사자: 0.8~1.5촌, 횡자 1.5~2촌

특성 족양명위경·족소양담경의 교회혈(交會穴)

ST8 頭維(두유, Duyu)

부위 머리, 이마각(corner of the forehead) 앞이마 머리카락 경계선(anterior hairline)에서 수직으로 위쪽으로 0.5촌, 앞정중선에서 가쪽으로 4.5촌

침법 횡자시 침첨을 아래, 위 또는 뒤를 향해 피하를 따라 0.5~1촌 투자

특성 족양명위경·족소양담경의 교회혈(交會穴)

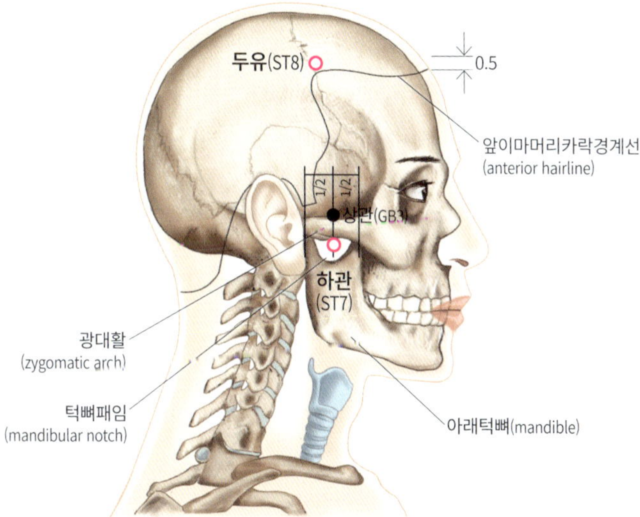
두유(ST8)
0.5
앞이마머리카락경계선
(anterior hairline)
1/2
1/2
상관(GB3)
하관
(ST7)
광대활
(zygomatic arch)
턱뼈패임
(mandibular notch)
아래턱뼈(mandible)

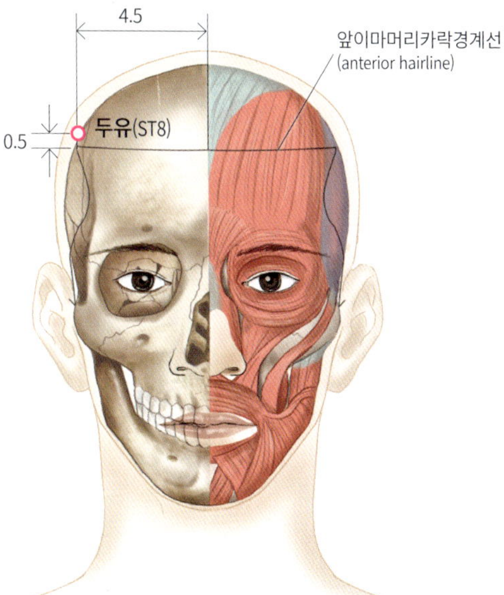
4.5
앞이마머리카락경계선
(anterior hairline)
0.5
두유(ST8)

ST9 人迎(인영, Inyeong)

부위 목 앞부위, 방패연골(thyroid cartilage) 위모서리와 같은 높이, 목빗근(sternocleidomastoid) 앞쪽, 온목동맥(common carotid artery) 뛰는 곳

취혈 목빗근에 저항을 주며 머리를 반대편으로 돌리면 목빗근이 뚜렷하게 나타남. 부돌(扶突, LI8), 천창(天窓, SI16)과 함께 방패연골 위모서리와 같은 높이에 있으며 목빗근 앞쪽에서 취혈.

침법 직자: 0.2~0.3촌(금침(禁鍼) 혹은 깊게 자침하지 않음), 사자: 0.3~0.7촌
☑ 자침 시 목빗근을 향해 자입하되 왼손의 엄지손가락이나 검지손가락을 사용하여 온목동맥을 상하지 않도록 주의

특성 족양명위경·족소양담경의 교회혈(交會穴)

ST10 水突(수돌, Sudol)

부위 목 앞부위, 반지연골(cricoid cartilage)과 같은 높이, 목빗근 앞모서리 바로 앞쪽

침법 직자: 0.3~0.4촌, 사자: 0.3~0.5촌(바깥에서 안쪽으로 자입)
☑ 자침 시 온목동맥에 주의

ST11 氣舍(기사, Gisa)

부위 목 앞부위, 작은빗장위오목(lesser supraclavicular fossa), 빗장뼈복장끝(sternal end of the clavicle)의 위쪽, 목빗근의 빗장뼈갈래(clavicular head)와 복장뼈갈래(sternal head)의 사이 오목한 곳

취혈 빗장뼈 위쪽, 인영(人迎, ST9) 아래쪽, 천돌(天突, CV22)과 같은 높이에 위치

침법 직자: 0.3~0.5촌(훈침 주의)

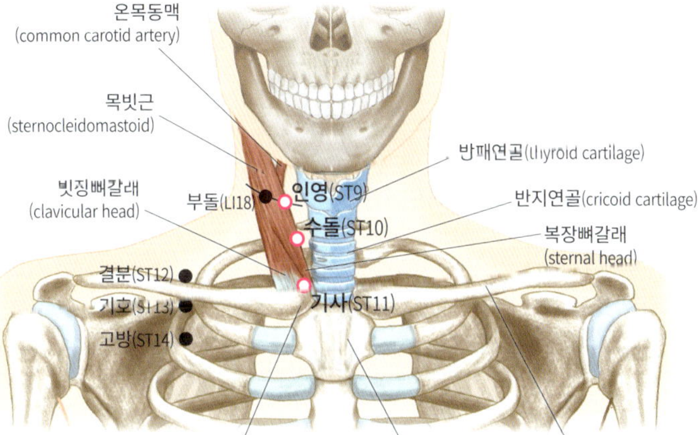

온목동맥
(common carotid artery)
목빗근
(sternocleidomastoid)
빗징뼈갈래
(clavicular head)
부돌(LI18)
인영(ST9)
수돌(ST10)
방패연골(thyroid cartilage)
반지연골(cricoid cartilage)
복장뼈갈래
(sternal head)
결분(ST12)
기호(ST13)
고방(ST14)
기사(ST11)
빗장뼈복장끝
(sternal end of the clavicle)
복장뼈(sternum)
빗장뼈(clavicle)

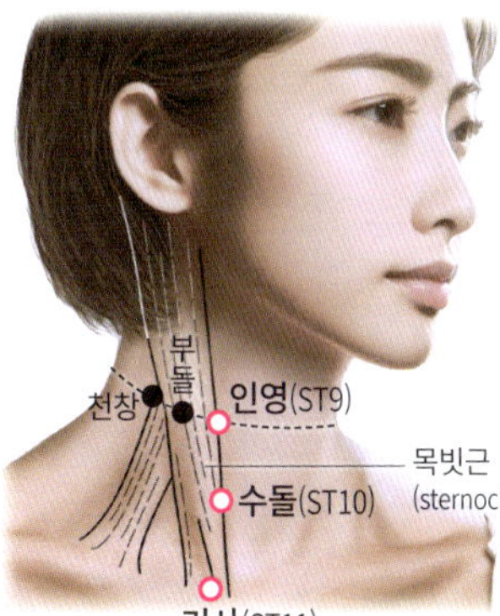

부돌
천창
인영(ST9)
목빗근
(sternocleidomastoid)
수돌(ST10)
기사(ST11)

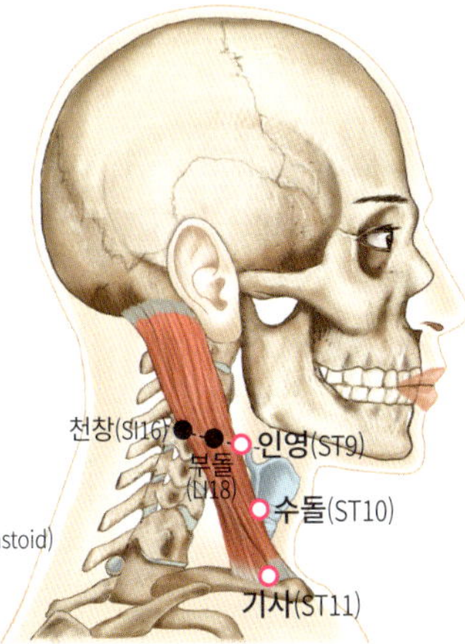

천창(SI16)
부돌
(LI18)
인영(ST9)
수돌(ST10)
기사(ST11)

ST12 缺盆(결분, Gyeolbun)

부위 목 앞부위, 큰빗장위오목(greater supraclavicular fossa), 앞정중선(anterior median line)에서 가쪽으로 4촌, 빗장뼈(clavicle) 위쪽 오목한 곳

침법 직자: 0.3~0.5촌

ST13 氣戶(기호, Giho)

부위 앞가슴부위, 빗장뼈(clavicle) 아래쪽, 앞정중선[선기(璇璣, CV21)]에서 가쪽으로 4촌. 수부(兪府, KI27), 운문(雲門, LU2)과 나란히 취혈

침법 직자: 0.2~0.3촌, 사자: 0.3~0.5촌(깊게 자침하지 않음)

ST14 庫房(고방, Gobang)

부위 앞가슴부위, 첫째 갈비사이공간, 앞정중선[화개(華蓋, CV20)]에서 가쪽으로 4촌, 욱중(彧中, KI26), 중부(中府, LU1)와 나란히 취혈

침법 직자: 0.2~0.3촌, 사자: 0.3~0.5촌(깊게 자침하지 않음)

ST15 屋翳(옥예, Ogye)

부위 앞가슴부위, 둘째 갈비사이공간, 앞정중선에서 가쪽으로 4촌

취혈 먼저 복장뼈각(sternal angle)과 같은 높이에서 둘째 갈비뼈를 찾으면, 그 아래가 둘째 갈비사이공간임. 남성의 경우는 젖꼭지에서 위쪽으로 갈비뼈 2개 만큼 올라와도 됨. 본래 갈비뼈가 활모양으로 휘었기 때문에, 옥예(屋翳, ST15)는 자궁(紫宮, CV19), 신장(神藏, KI25)보다 약간 위쪽에 위치

침법 직자: 0.2~0.3촌, 사자: 0.3~0.5촌(깊게 자침하지 않음)

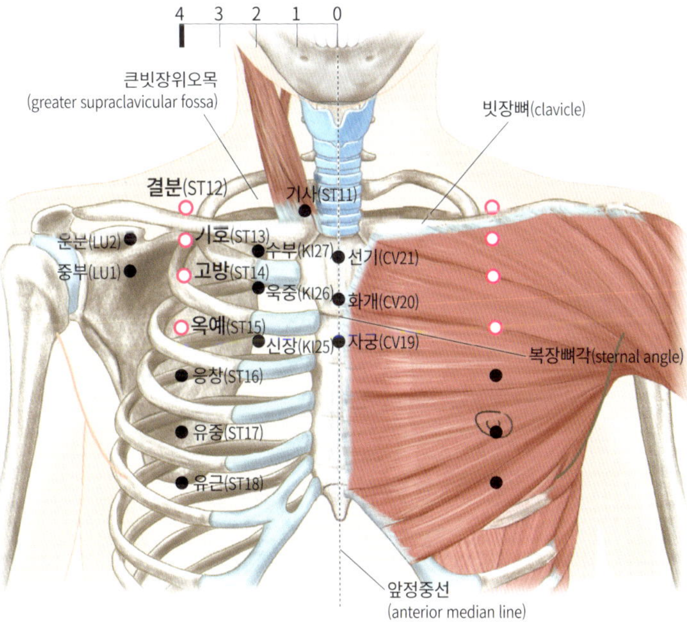
4 3 2 1 0
큰빗장위오목
(greater supraclavicular fossa)
빗장뼈(clavicle)
결분(ST12)
기사(ST11)
운문(LU2)
기호(ST13)
수부(KI27)
선기(CV21)
중부(LU1)
고방(ST14)
욱중(KI26)
화개(CV20)
옥예(ST15)
신장(KI25)
자궁(CV19)
복장뼈각(sternal angle)
응창(ST16)
유중(ST17)
유근(ST18)
앞정중선
(anterior median line)

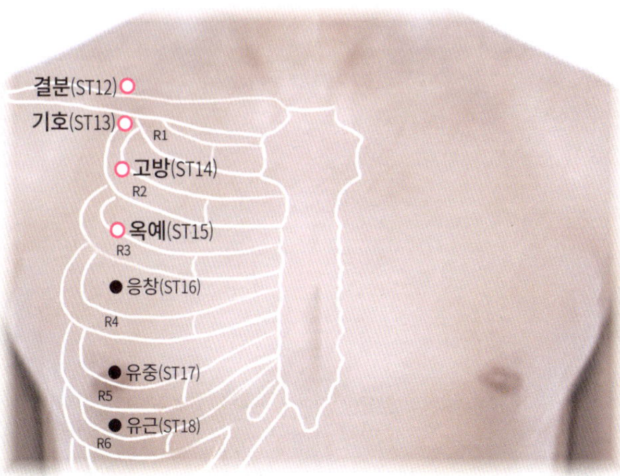
결분(ST12)
기호(ST13)
R1
고방(ST14)
R2
옥예(ST15)
R3
응창(ST16)
R4
유중(ST17)
R5
유근(ST18)
R6

ST16 膺窓(응창, Eungchang)

부위 앞가슴부위, 셋째 갈비사이공간, 앞정중선(anterior median line)[옥당(玉堂, CV18)]에서 가쪽으로 4촌

취혈 영허(靈墟, KI24), 흉향(胸鄕, SP19)과 나란히 취혈

침법 직자: 0.2~0.3촌, 사자: 0.3~0.5촌(깊게 자침하지 않음)

ST17 乳中(유중, Yujung)

부위 앞가슴부위, 젖꼭지의 중심.

취혈 남성의 경우, 넷째 갈비사이공간에 젖꼭지의 중심이 위치, 단중(膻中, CV17), 신봉(神封, KI23), 천계(天谿, SP18), 천지(天池, PC1)와 나란히 취혈

침법 금침

ST18 乳根(유근, Yugeun)

부위 앞가슴부위, 다섯째 갈비사이공간, 앞정중선에서 가쪽으로 4촌, 중정(中庭, CV16), 보랑(步廊, KI22), 식두(食竇, SP17)와 나란히 위치

취혈 남성의 경우, 젖꼭지를 지나는 수직선과 다섯째 갈비사이공간이 만나는 지점에서 취혈, 여성의 경우 젖아래주름(inferior crease of the breast)의 중점에서 취혈

침법 직자: 0.2~0.3촌, 사자: 0.3~0.5촌(깊게 자침하지 않음)

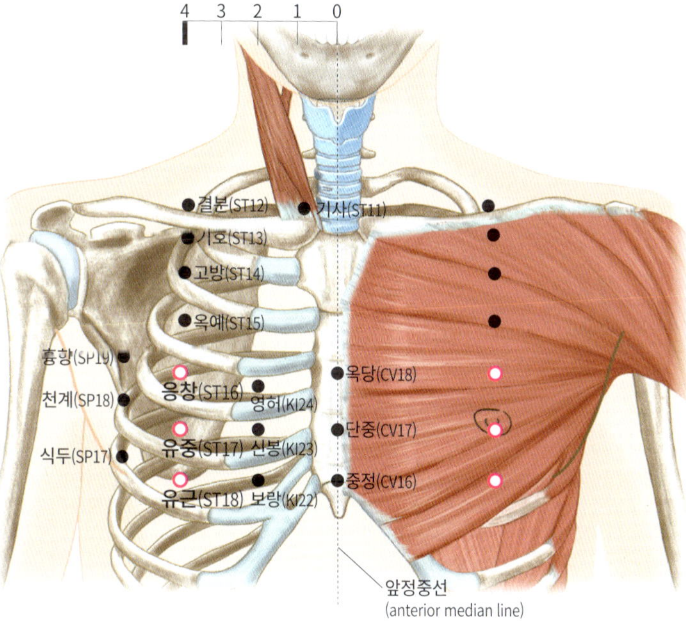
4 3 2 1 0
결분(ST12)
기사(ST11)
기호(ST13)
고방(ST14)
옥예(ST15)
흉향(SP19)
응창(ST16)
영허(KI24)
옥당(CV18)
천계(SP18)
유중(ST17)
신봉(KI23)
단중(CV17)
식두(SP17)
유근(ST18)
보랑(KI22)
중정(CV16)
앞정중선
(anterior median line)

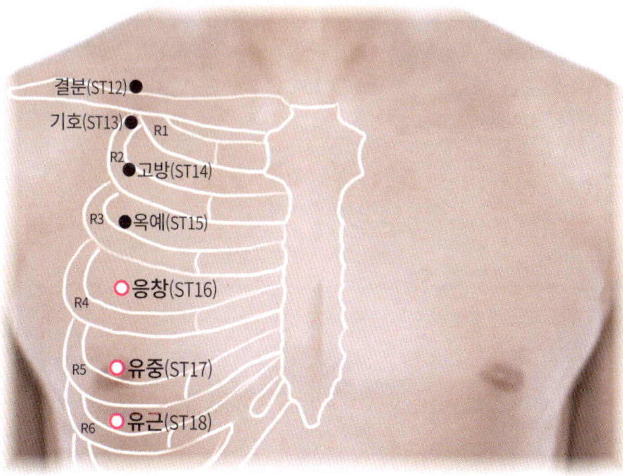
결분(ST12)
기호(ST13)
R1
R2
고방(ST14)
R3
옥예(ST15)
응창(ST16)
R4
R5
유중(ST17)
R6
유근(ST18)

ST19 不容(불용, Buryong)

부위 윗배, 배꼽 중심에서 위쪽으로 6촌, 앞정중선(anterior median line)에서 가쪽으로 2촌

취혈 거궐(巨闕, CV14)에서 가쪽으로 2촌, 갈비뼈각(costal angle) 아래에서 취혈. 만일 명치각이 너무 좁아 거궐 가쪽 2촌 부위가 갈비뼈각 위에 위치하는 경우에는 앞정중선 가쪽 2촌 세로선을 따라 내려와 갈비뼈 아래에서 사자하여 불용(不容, ST19)에 이르도록 함. 유문(幽門, KI21)과 같은 높이에 위치

침법 직자: 0.5~0.8촌, 사자: 0.5~1촌

ST20 承滿(승만, Seungman)

부위 윗배, 배꼽 중심에서 위쪽으로 5촌, 앞정중선에서 가쪽으로 2촌

취혈 천추(天樞, ST25)에서 위쪽으로 5촌, 불용(不容, ST19)에서 아래쪽으로 1촌, 상완(上脘, CV13)에서 가쪽으로 2촌으로, 갈비뼈각 아래 위치. 복통곡(腹通谷, KI20)과 같은 높이에 위치

침법 직자: 0.5~1촌, 사자: 0.5~1.5촌

ST21 梁門(양문, Yangmun)

부위 윗배, 배꼽 중심에서 위쪽으로 4촌, 앞정중선에서 가쪽으로 2촌

취혈 천추(天樞, ST25)에서 위쪽으로 4촌, 승만(承滿, ST20)에서 아래쪽으로 1촌, 중완(中脘, CV12)에서 가쪽으로 2촌에 위치. 음도(陰都, KI19)와 같은 높이에 위치

침법 직자: 0.5~1촌, 사자: 0.5~1촌

ST22 關門(관문, Gwanmun)

부위 윗배, 배꼽 중심에서 위쪽으로 3촌, 앞정중선에서 가쪽으로 2촌

취혈 양문(梁門, ST21)에서 아래쪽으로 1촌, 건리(建里, CV11)에서 가쪽으로 2촌, 석관(石關, KI18), 복애(腹哀, SP16)와 같은 높이에 위치

침법 직자: 0.5~1촌, 사자: 0.8~1.5촌

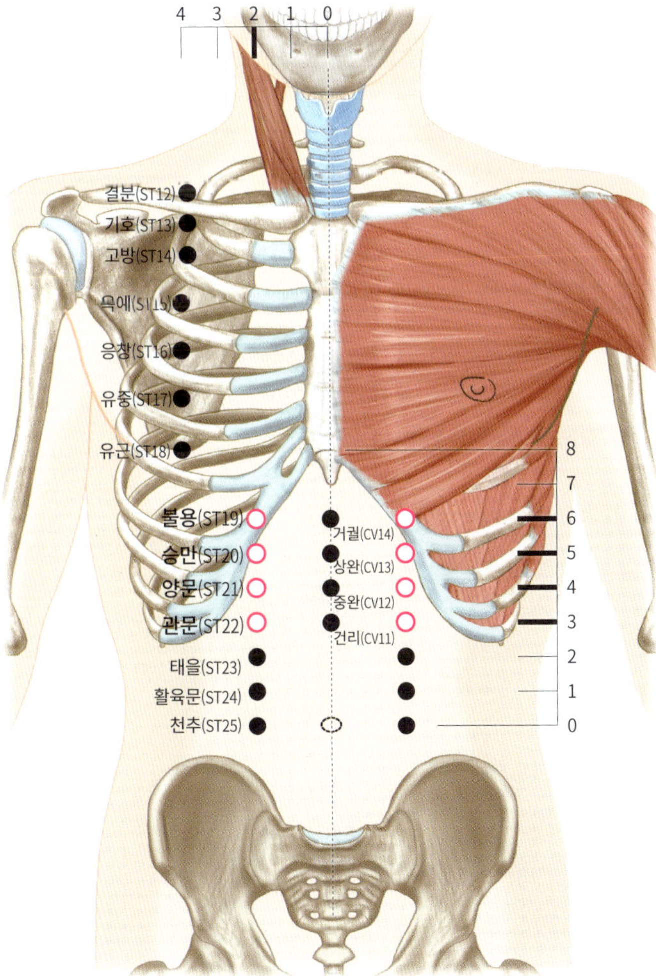
4 3 2 1 0
결분(ST12)
기호(ST13)
고방(ST14)
옥예(ST15)
응창(ST16)
유중(ST17)
유근(ST18)
불용(ST19)
승만(ST20)
양문(ST21)
관문(ST22)
태을(ST23)
활육문(ST24)
천추(ST25)
거궐(CV14)
상완(CV13)
중완(CV12)
건리(CV11)
8
7
6
5
4
3
2
1
0

ST23 太乙(태을, Taeeul)

부위 윗배, 배꼽 중심에서 위쪽으로 2촌, 앞정중선(anterior median line)에서 가쪽으로 2촌

취혈 관문(關門, ST22) 아래쪽으로 1촌, 하완(下脘, CV10) 가쪽으로 2촌, 상곡(商曲, KI17)과 같은 높이에 위치

침법 직자: 0.5~1촌, 사자: 0.5~1촌

ST24 滑肉門(활육문, Hwaryungmun)

부위 윗배, 배꼽 중심에서 위쪽으로 1촌, 앞정중선에서 가쪽으로 2촌

취혈 태을(太乙, ST23) 아래쪽으로 1촌, 수분(水分, CV9)의 가쪽으로 2촌에 위치

침법 직자: 0.5~1촌, 사자: 0.5~1촌

ST25 天樞(천추, Cheonchu)

부위 윗배, 배꼽의 중심에서 가쪽으로 2촌, 신궐(神闕, CV8), 황수(肓兪, KI16), 대횡(大橫, SP15)과 같은 높이에서 취혈

침법 직자: 0.5~1촌, 사자: 0.8~1.5촌, 임신부는 금침

특성 대장의 복모혈(腹募穴), 삼부혈(三部穴; 중부)

ST26 外陵(외릉, Oereung)

부위 아랫배, 배꼽 중심에서 아래쪽으로 1촌, 앞정중선에서 가쪽으로 2촌

취혈 중주(中注, KI15)와 음교(陰交, CV7)의 가쪽, 같은 높이에 위치

침법 직자: 0.5~1촌, 사자: 0.8~1.5촌

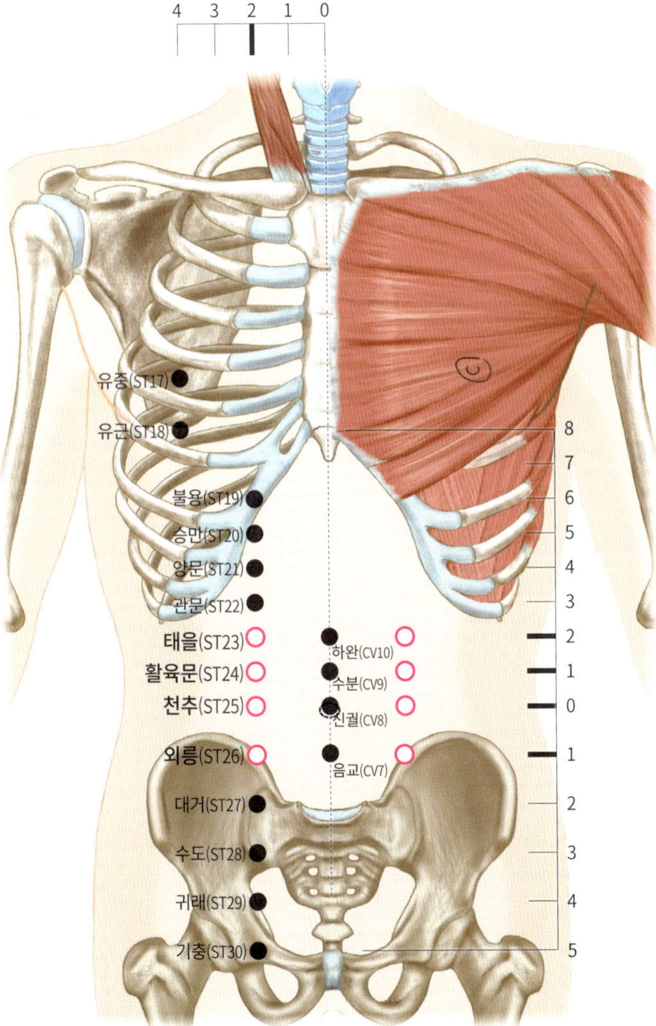
4 3 2 1 0
유중(ST17)
유근(ST18)
불용(ST19)
승만(ST20)
양문(ST21)
관문(ST22)
태을(ST23)
활육문(ST24)
천추(ST25)
외릉(ST26)
대거(ST27)
수도(ST28)
귀래(ST29)
기충(ST30)
하완(CV10)
수분(CV9)
신궐(CV8)
음교(CV7)
8
7
6
5
4
3
2
1
0
1
2
3
4
5

ST27 大巨(대거, Daegeo)

부위 아랫배, 배꼽 중심에서 아래쪽으로 2촌, 앞정중선(anterior median line)에서 가쪽으로 2촌

취혈 사만(四滿, KI14)과 석문(石門, CV5)의 가쪽, 같은 높이에 위치

침법 직자: 0.5~1촌, 사자: 0.8~1.5촌

ST28 水道(수도, Sudo)

부위 아랫배, 배꼽중심에서 아래쪽으로 3촌, 앞정중선에서 가쪽으로 2촌

취혈 천추(天樞, ST25)에서 아래쪽으로 3촌, 대거(大巨, ST27)에서 아래쪽으로 1촌, 관원(關元, CV4)에서 가쪽으로 2촌에서 취혈

침법 직자: 0.5~1촌, 사자: 0.8~1.5촌

ST29 歸來(귀래, Gwirae)

부위 아랫배, 배꼽중심에서 아래쪽으로 4촌, 앞정중선에서 가쪽으로 2촌

취혈 천추(天樞, ST25)에서 아래쪽으로 4촌, 수도(水道, ST28)에서 아래쪽으로 1촌, 중극(中極, CV3)에서 가쪽으로 2촌에 위치

침법 직자: 0.5~1촌, 사자: 0.9~1.5촌

ST30 氣衝(기충, Gichung)

부위 샅부위(groin region), 두덩결합(pubic symphysis) 위모서리(superior border)와 같은 높이, 앞정중선에서 가쪽으로 2촌, 넙다리동맥(femoral artery)이 뛰는 곳

취혈 천추(天樞, ST25)에서 아래쪽으로 5촌, 곡골(曲骨, CV2)에서 가쪽으로 2촌

침법 직자 0.3~0.5촌, 사자: 0.5~1촌(침첨을 외음부를 향해 자입, 동맥손상 주의)

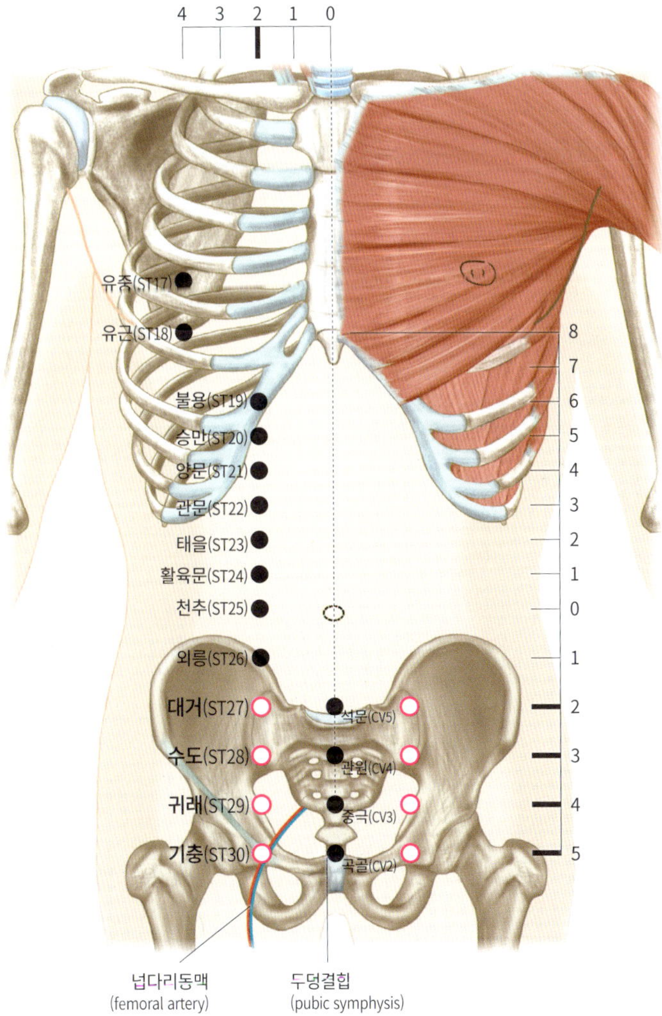
4 3 2 1 0
유중(ST17)
유근(ST18)
불용(ST19)
승만(ST20)
양문(ST21)
관문(ST22)
태을(ST23)
활육문(ST24)
천추(ST25)
외릉(ST26)
대거(ST27)
수도(ST28)
귀래(ST29)
기충(ST30)
석문(CV5)
관원(CV4)
중극(CV3)
곡골(CV2)
8
7
6
5
4
3
2
1
0
1
2
3
4
5
넙다리동맥
(femoral artery)
두덩결합
(pubic symphysis)

ST31 髀關(비관, Bigwan)

부위 넓적다리 앞쪽면, 넙다리곧은근(rectus femoris) 몸쪽 끝, 넙다리빗근(sartorius), 넙다리근막긴장근(tensor fasciae latae)의 세 근육 사이의 오목한 곳

취혈 엉덩이와 무릎을 약간 굽히고, 넓적다리 앞 안쪽에 저항을 주며 다리를 살짝 외전시키면 세모꼴의 오목한 부위가 나타남. 넙다리 곧은근 몸쪽끝은 안쪽의 넙다리빗근과 가쪽의 넙다리근막긴장근 사이의 오목한 곳에서 찾음. 비관(髀關, ST31)은 이 세모의 꼭지점 아래 가장 오목한 곳에 위치. 무릎뼈바닥 가쪽끝(lateral end of the base of the patella)과 위앞엉덩뼈가시(anterior superior iliac spine)를 연결하는 선과 두덩결합(pubic symphysis)의 아래모서리(inferior border)를 지나는 수평선이 만나는 곳에 위치

침법 직자: 0.8~1.5촌, 사자: 1.5~2촌

ST32 伏兎(복토, Bokto)

부위 넓적다리 앞가쪽면, 위앞엉덩뼈가시와 무릎뼈바닥 가쪽끝을 연결하는 선 위, 무릎뼈바닥에서 위쪽으로 6촌

침법 0.5~1촌, 사자: 1~1.5촌

ST33 陰市(음시, Eumsi)

부위 넓적다리 앞가쪽면, 넙다리곧은근힘줄(rectus femoris tendon) 가쪽, 무릎뼈바닥(base of the patella)에서 위쪽으로 3촌

취혈 복토(伏兎, ST32)와 무릎뼈바닥 가쪽끝을 연결하는 선의 중점에서 취혈

침법 직자: 0.5~0.7촌, 사자: 0.7~1촌

ST34 梁丘(양구, Yanggu)

부위 넓적다리 앞가쪽면, 가쪽넓은근(vastus lateralis)과 넙다리곧은근힘줄 가쪽모서리 사이, 무릎뼈바닥에서 위쪽으로 2촌

취혈 넓적다리 근육에 힘을 주면, 넙다리곧은근힘줄과 가쪽넓은근이 현저하게 드러남. 근육과 힘줄 사이, 음시(陰市, ST33)에서 수직으로 아래쪽 1촌

침법 0.5~1촌, 사자: 1~1.5촌

특성 극혈(郄穴)

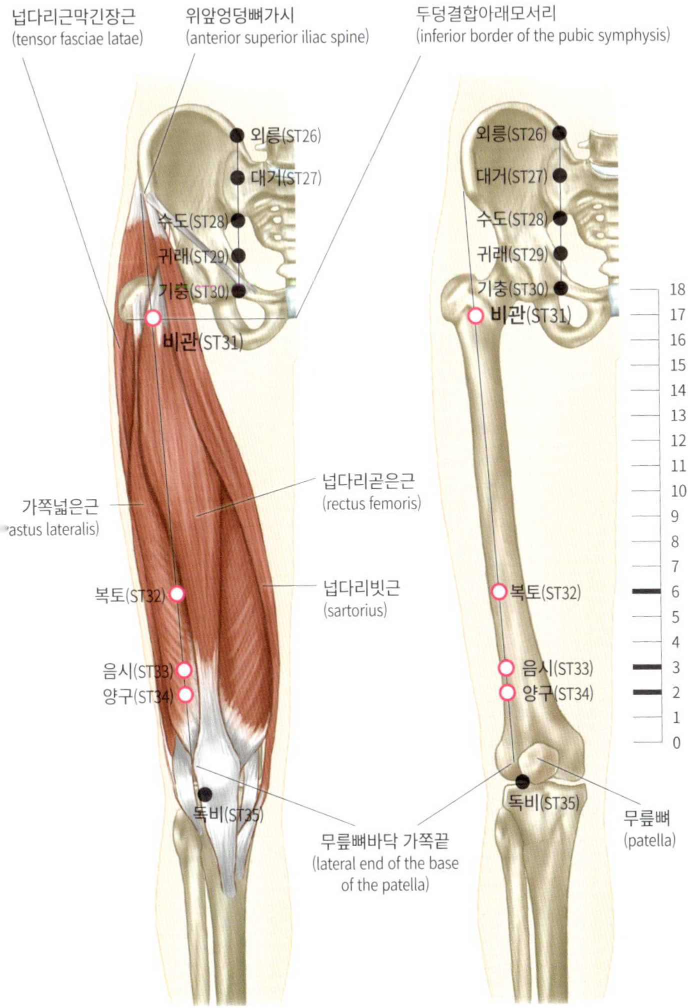
넙다리근막긴장근
(tensor fasciae latae)
위앞엉덩뼈가시
(anterior superior iliac spine)
두덩결합아래모서리
(inferior border of the pubic symphysis)
외릉(ST26)
대거(ST27)
수도(ST28)
귀래(ST29)
기충(ST30)
비관(ST31)
가쪽넓은근
astus lateralis)
넙다리곧은근
(rectus femoris)
복토(ST32)
넙다리빗근
(sartorius)
음시(ST33)
양구(ST34)
독비(ST35)
무릎뼈바닥 가쪽끝
(lateral end of the base of the patella)
무릎뼈
(patella)
외릉(ST26)
대거(ST27)
수도(ST28)
귀래(ST29)
기충(ST30)
비관(ST31)
복토(ST32)
음시(ST33)
양구(ST34)
독비(ST35)
18
17
16
15
14
13
12
11
10
9
8
7
6
5
4
3
2
1
0

ST35 犢鼻(독비 Dokbi)

부위 무릎 앞쪽면, 무릎뼈인대(patella ligament)의 가쪽 오목한 곳

취혈 무릎을 굽혔을 때, 무릎뼈 아래 가쪽 오목한 곳에서 취혈

침법 직자: 0.3~0.5촌, 사자: 0.7~1촌, 내슬안(內膝眼)으로 2~2.5촌 투자

특성 각기팔처혈(脚氣八處穴)

ST36 足三里(족삼리, Joksamni)

부위 종아리 앞쪽면, 독비(犢鼻, ST35)와 해계(解谿, ST41)를 연결하는 선 위, 독비(犢鼻, ST35)에서 아래쪽으로 3촌

취혈 앉은 자세에서 발목에 힘을 빼거나, 또는 바로 누워 무릎을 굽힌 자세에서, 독비(犢鼻, ST35) 아래쪽 3촌에서 취혈, 정강뼈거친면(tuberosity of tibia), 종아리뼈머리(head of fibula), 족삼리(足三里, ST36)가 정삼각형 모양을 이루도록 취혈. 앞정강근(tibialis anterior) 위에 위치

침법 직자: 0.5-1.5촌, 사자: 1~2촌

특성 합토혈(合土穴), 자성혈(自性穴), 육부하합혈(六腑下合穴; 위), 사총혈(四總穴; 두복), 중풍칠처혈(中風七處穴), 회양구침혈(回陽九鍼穴), 각기팔처혈(脚氣八處穴)

ST37 上巨虛(상거허, Sanggeoheo)

부위 종아리 앞쪽면, 독비(犢鼻, ST35)와 해계(解谿, ST41)를 연결하는선 위, 독비(犢鼻, ST35)에서 아래쪽으로 6촌

취혈 앉은 자세에서 발목에 힘을 빼거나, 또는 바로 누워 무릎을 굽힌 자세에서 취혈, 앞정강근 위에 위치

침법 직자: 0.5~1.5촌, 사자: 1~2촌

특성 육부하합혈(六腑下合穴; 대장), 각기팔처혈(脚氣八處穴)

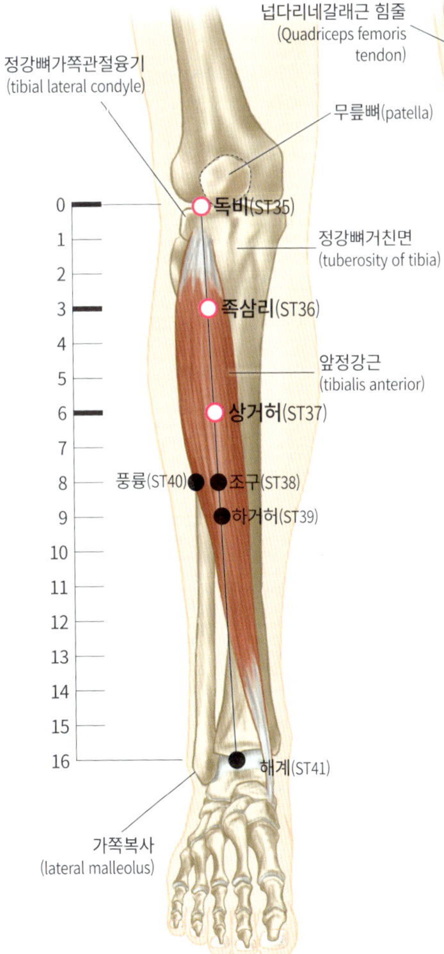

정강뼈가쪽관절융기
(tibial lateral condyle)
무릎뼈(patella)
0
1
2
3
4
5
6
7
8
9
10
11
12
13
14
15
16
독비(ST35)
정강뼈거친면
(tubersity of tibia)
족삼리(ST36)
앞정강근
(tibialis anterior)
상거허(ST37)
풍륭(ST40)
조구(ST38)
하거허(ST39)
해계(ST41)
가쪽복사
(lateral malleolus)

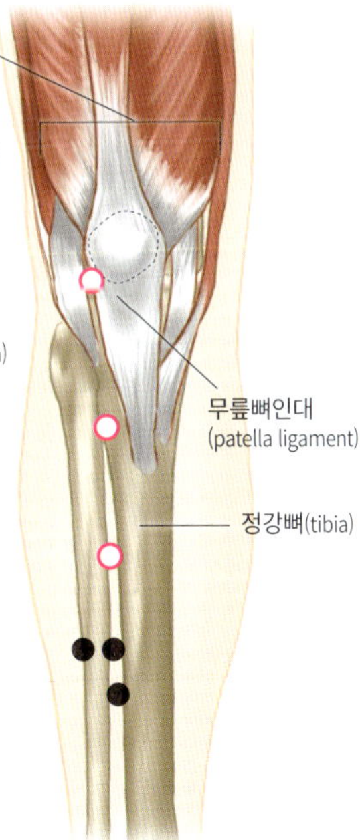

넙다리네갈래근 힘줄
(Quadriceps femoris tendon)
무릎뼈인대
(patella ligament)
정강뼈(tibia)

ST38 條口(조구, Jogu)

부위 종아리 앞쪽면, 독비(犢鼻, ST35)와 해계(解谿, ST41)를 연결하는 선 위, 독비(犢鼻, ST35)에서 아래쪽으로 8촌

취혈 앞정강근(tibialis anterior) 위, 풍륭(豊隆, ST40)과 같은 높이에서 취혈

침법 직자: 0.5~1촌, 사자: 1~1.5촌

ST39 下巨虛(하거허, Hageoheo)

부위 종아리 앞쪽면, 독비(犢鼻, ST35)와 해계(解谿, ST41)를 연결하는 선 위, 독비(犢鼻, ST35)에서 아래쪽으로 9촌

취혈 앞정강근 위, 양교(陽交, GB35), 외구(外丘, GB36)와 같은 높이에서 취혈

침법 직자: 0.5~1촌, 사자: 1~1.5촌

특성 육부하합혈(六腑下合穴; 소장), 각기팔처혈(脚氣八處穴)

ST40 豊隆(풍륭, Pungnyung)

부위 종아리 앞가쪽면, 앞정강근의 가쪽모서리, 가쪽복사 융기(prominence of the lateral malleolus)에서 위쪽으로 8촌

취혈 조구(條口, ST38)에서 가쪽으로 1촌에서 취혈

침법 직자: 0.5~1촌, 사자: 1~1.5촌(침첨을 약간 안쪽으로 향해 자입)

특성 락혈(絡穴)

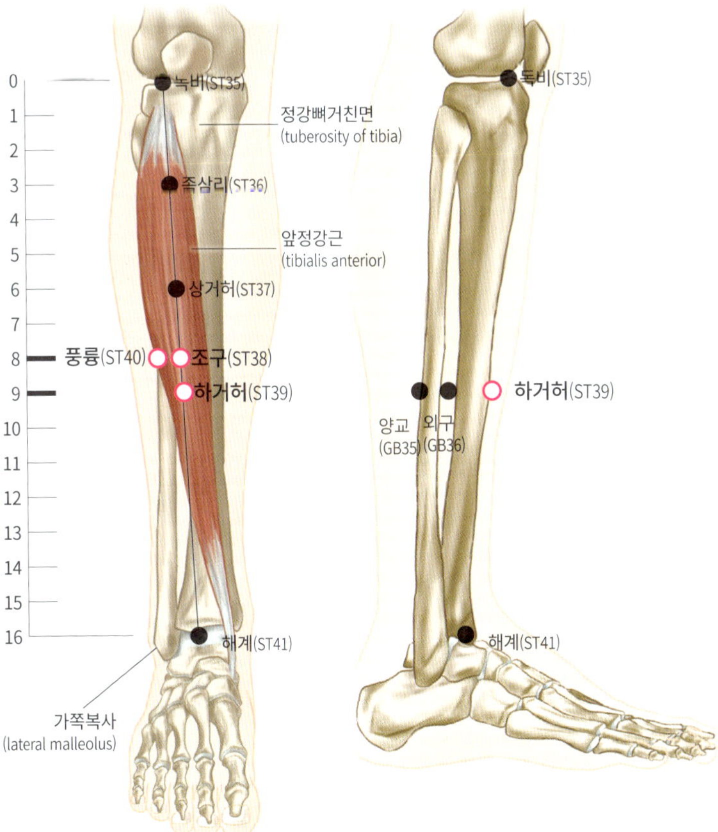
0
1
2
3
4
5
6
7
8
9
10
11
12
13
14
15
16
독비(ST35)
정강뼈거친면
(tuberosity of tibia)
족삼리(ST36)
앞정강근
(tibialis anterior)
상거허(ST37)
풍륭(ST40)
조구(ST38)
하거허(ST39)
해계(ST41)
가쪽복사
(lateral malleolus)
독비(ST35)
양교
(GB35)
외구
(GB36)
하거허(ST39)
해계(ST41)

ST41 解谿(해계, Haegye)

부위 발목 앞쪽면, 발목관절 앞면 중앙부위, 긴엄지폄근힘줄(extensor hallucis longus tendon)과 긴발가락폄근힘줄(extensor digitorum longus tendon) 사이 오목한 곳

취혈 발목을 발등쪽으로 굽혔을 때 발등에서 더욱 도드라지는 두 개의 힘줄 사이에서 취혈. 가쪽 복사융기(prominence of the lateral malleolus)와 안쪽 복사융기(prominence of the medial malleolus)를 연결하는 선의 중점에서 취혈

침법 직자: 0.3~0.8촌(침첨을 발꿈치로 향하여 자입)

특성 경화혈(經火穴), 자경보혈(自經補穴)

ST42 衝陽(충양, Chungyang)

부위 발등, 둘째 발허리뼈(2nd metatarsal bone) 바닥과 중간쐐기뼈(intermediate cuneiform bone)의 관절부위, 발등동맥(dorsalis pedis artery)이 뛰는 곳

침법 직자: 0.2~0.3촌, 직자: 0.3~0.5촌

☑ 발등동맥·정맥을 피하여 침첨을 발등에서 발바닥을 향해 자입

특성 원혈(原穴)

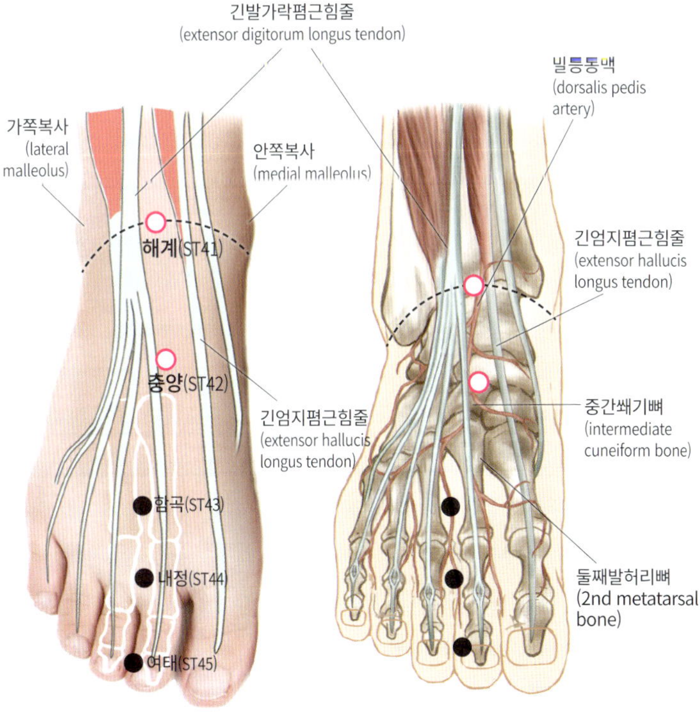
긴발가락폄근힘줄
(extensor digitorum longus tendon)
빌등동맥
(dorsalis pedis
artery)
가쪽복사
(lateral
malleolus)
안쪽복사
(medial malleolus)
해계(ST41)
긴엄지폄근힘줄
(extensor hallucis
longus tendon)
충양(ST42)
중간쐐기뼈
(intermediate
cuneiform bone)
긴엄지폄근힘줄
(extensor hallucis
longus tendon)
함곡(ST43)
내정(ST44)
둘째발허리뼈
(2nd metatarsal
bone)
여태(ST45)

ST43 陷谷(함곡, Hamgok)

부위 발등, 둘째와 셋째 발허리뼈(2nd and 3rd metatarsal bones)의 사이, 둘째 발허리발가락관절(2nd metatarsophalangeal joint)의 몸쪽 오목한 곳

침법 직자: 0.3~0.5촌, 사자: 0.5~1촌

특성 수목혈(兪木穴)

ST44 內庭(내정, Naejeong)

부위 발등 부위, 둘째와 셋째 발가락(2nd and 3rd toes) 사이, 발샅 가장자리(web margin) 뒤쪽, 적백육제

침법 직자: 0.3~0.5촌, 사자: 0.5~1촌(침첨을 위로 자입)

특성 형수혈(滎水穴)

ST45 厲兌(여태, Yeotae)

부위 둘째발가락, 끝마디뼈(distal phalanx) 가쪽, 둘째발톱 가쪽 뿌리각(lateral corner of the 2nd toenail)에서 몸가쪽으로 0.1촌

취혈 둘째발톱의 가쪽모서리를 지나는 수직선과 발톱뿌리를 지나는 수평선이 만나는 지점에서 취혈

침법 직자 및 사자: 0.1~0.2촌

특성 정금혈(井金穴), 종지혈(終止穴), 자경사혈(自經瀉穴)

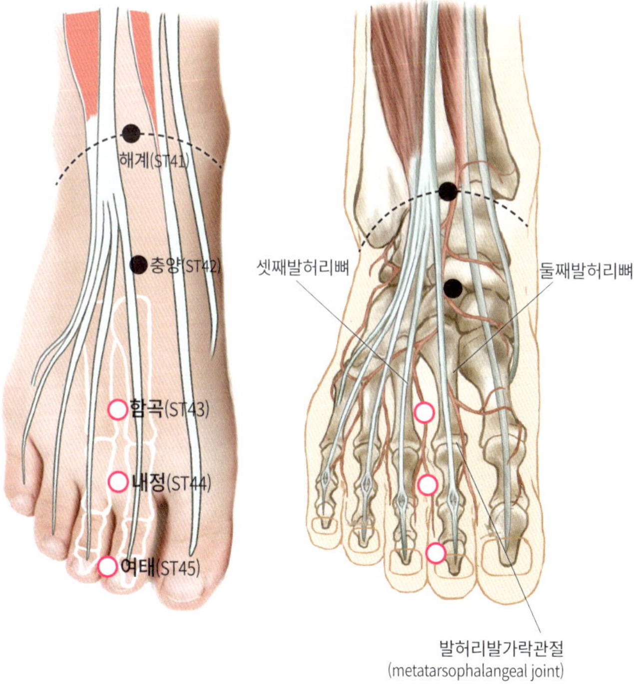
해계(ST41)
충양(ST42)
함곡(ST43)
내정(ST44)
여태(ST45)
셋째발허리뼈
둘째발허리뼈
발허리발가락관절
(metatarsophalangeal joint)

족태음비경(足太陰脾經)

The Spleen(SP) Meridian

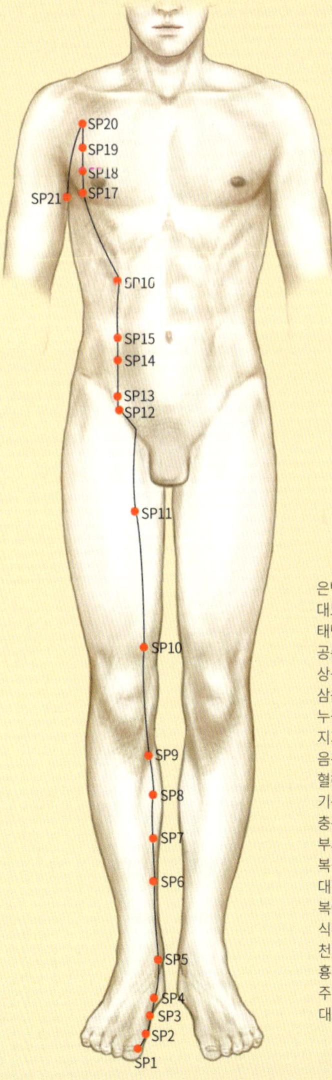

은백	隱白	Eunbaek	SP1
대도	大都	Daedo	SP2
태백	太白	Taebaek	SP3
공손	公孫	Gongson	SP4
상구	商丘	Sanggu	SP5
삼음교	三陰交	Sameumgyo	SP6
누곡	漏谷	Nugok	SP7
지기	地機	Jigi	SP8
음릉천	陰陵泉	Eumneungcheon	SP9
혈해	血海	Hyeolhae	SP10
기문	箕門	Gimun	SP11
충문	衝門	Chungmun	SP12
부사	府舍	Busa	SP13
복결	腹結	Bokgyeol	SP14
대횡	大橫	Daehoeng	SP15
복애	腹哀	Bogae	SP16
식두	食竇	Sikdu	SP17
천계	天谿	Cheongye	SP18
흉향	胸鄕	Hyunghyang	SP19
주영	周榮	Juyeong	SP20
대포	大包	Daepo	SP21

SP1 隱白(은백, Eunbaek)

부위 엄지발가락, 끝마디뼈(distal phalanx) 안쪽, 엄지발톱 안쪽 뿌리각(medial corner of the toenail)에서 몸안쪽으로 0.1촌

취혈 엄지발톱의 안쪽 모서리를 지나는 수직선과 발톱뿌리를 지나는 수평선이 만나는 지점에서 취혈

침법 직자: 0.1촌, 사자: 0.1~0.3촌. 삼릉침으로 점자출혈

특성 정목혈(井木穴), 기시혈(起始穴), 십삼귀혈(十三鬼穴)

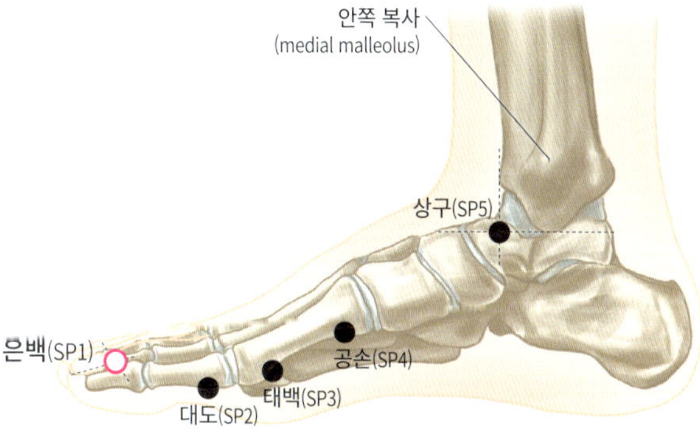
안쪽 복사
(medial malleolus)
상구(SP5)
은백(SP1)
공손(SP4)
태백(SP3)
대도(SP2)

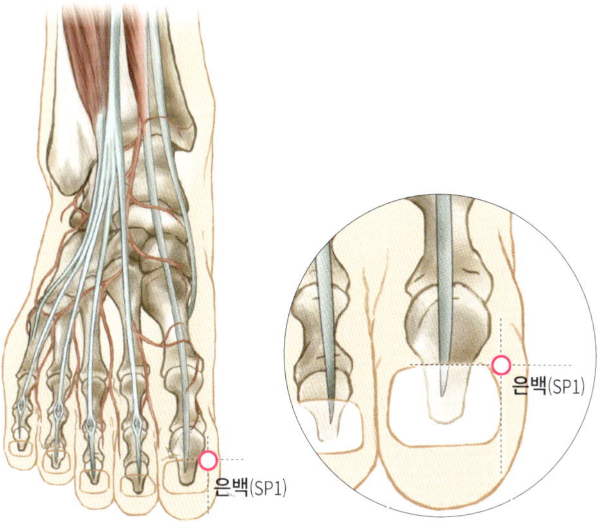
은백(SP1)
은백(SP1)

SP2 大都(대도, Daedo)

부위 엄지발가락, 첫째 발허리발가락관절(1st metatarsophalangeal joint)에서 먼쪽 오목한 곳, 적백육제

침법 직자: 0.2~0.3촌, 사자: 0.3~0.5촌

특성 형화혈(滎火穴), 자경보혈(自經補穴)

SP3 太白(태백, Taebaek)

부위 발 안쪽면, 첫째 발허리발가락관절 몸쪽 오목한 곳, 적백육제

침법 직자: 0.3~0.5촌, 사자: 0.3~0.5촌

특성 수토혈(兪土穴), 원혈(原穴), 자성혈(自性穴)

SP4 公孫(공손, Gongson)

부위 발 안쪽면, 첫째 발허리뼈바닥(base of the 1st metatarsal bone)의 아래앞쪽, 적백육제

취혈 손가락을 태백(太白, SP3)에서부터 몸쪽으로 움직이면, 첫째 발허리뼈바닥 먼쪽에서 촉지되는 오목한 곳에서 취혈

침법 직자: 0.5~1촌, 사자: 1~1.5촌

특성 락혈(絡穴), 팔맥교회혈(八脈交會穴; 충맥)

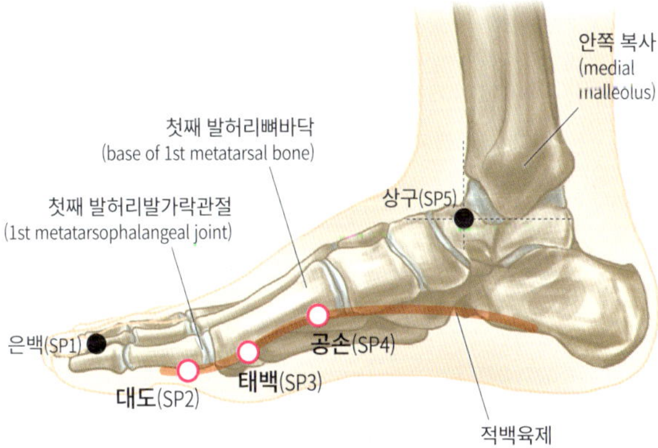
안쪽 복사
(medial
malleolus)
첫째 발허리뼈바닥
(base of 1st metatarsal bone)
첫째 발허리발가락관절
(1st metatarsophalangeal joint)
상구(SP5)
은백(SP1)
공손(SP4)
태백(SP3)
대도(SP2)
적백육제

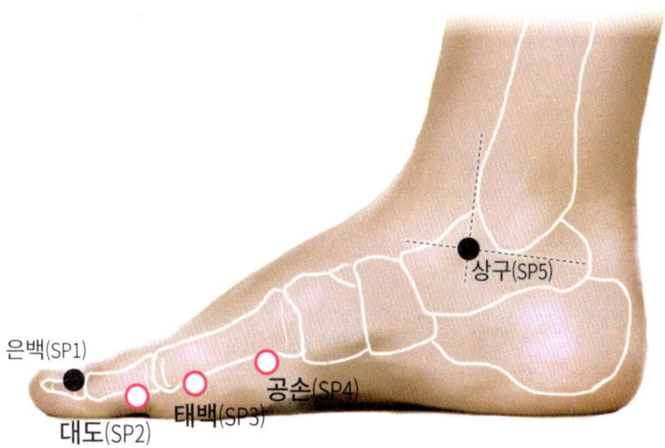
상구(SP5)
은백(SP1)
공손(SP4)
태백(SP3)
대도(SP2)

SP5 商丘(상구, Sanggu)

부위 발 안쪽면, 안쪽복사(medial malleolus) 아래앞쪽, 발배뼈거친면(tuberosity of the navicular bone)과 안쪽복사 융기(prominence of the medial malleolus)를 연결하는 선 중간의 오목한 곳

☑ 중봉(中封, LR4)의 뒤쪽, 조해(照海, KI6)의 앞쪽에 위치

취혈 안쪽복사 앞모서리를 지나는 수직선과 아래모서리를 지나는 수평선이 만나는 지점에서 발목 관절에 취혈

침법 직자: 0.3~0.5촌. 사자: 0.5~0.7촌

특성 경금혈(經金穴), 자경사혈(自經瀉穴)

SP6 三陰交(삼음교, Sameumgyo)

부위 종아리 정강뼈면, 정강뼈 안쪽모서리(medial border of tibia) 뒤쪽, 안쪽복사 융기에서 위쪽으로 3촌

☑ 교신(交信, KI8)에서 위쪽으로 1촌 지점에 위치

침법 직자: 1~1.5촌, 사자: 1~2촌, 임산부 금침. 현종(懸鍾, GB39)쪽으로 투자

특성 음양이총혈(陰陽二總穴; 主陰), 회양구침혈(回陽九鍼穴), 족궐음간경·족태음비경·족소음신경의 교회혈(交會穴)

SP7 漏谷(누곡, Nugok)

부위 종아리 정강뼈면, 정강뼈 안쪽모서리 뒤쪽, 안쪽복사 융기에서 위쪽으로 6촌

☑ 삼음교(三陰交, SP6)에서 위쪽으로 3촌 지점에 위치

침법 직자: 0.5~1촌, 사자: 1~1.5촌

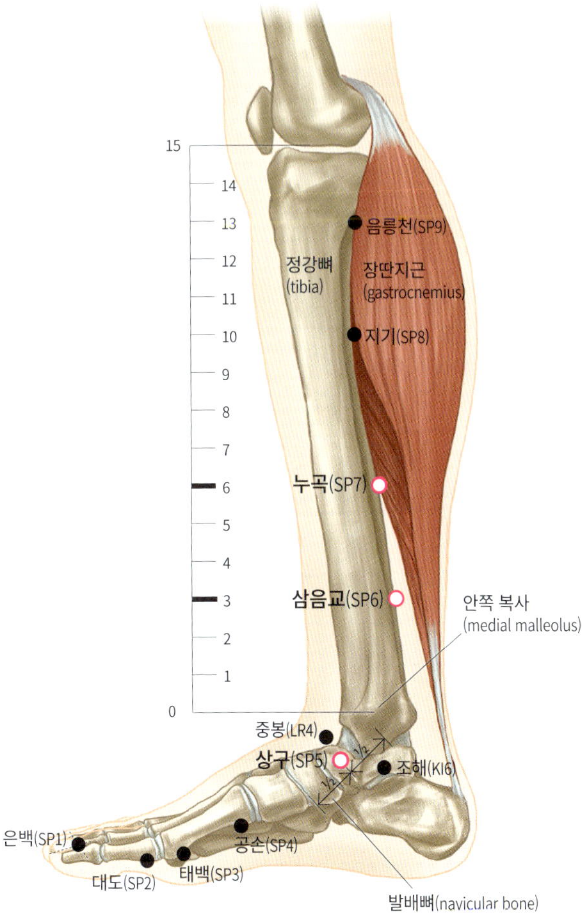
15
14
13
12
11
10
9
8
7
6
5
4
3
2
1
0
음릉천(SP9)
정강뼈
(tibia)
장딴지근
(gastrocnemius)
지기(SP8)
누곡(SP7)
삼음교(SP6)
안쪽 복사
(medial malleolus)
중봉(LR4)
상구(SP5)
조해(KI6)
은백(SP1)
대도(SP2)
태백(SP3)
공손(SP4)
발배뼈(navicular bone)

SP8 地機(지기, Jigi)

부위 종아리 정강뼈면, 정강뼈 안쪽모서리(medial border of tibia) 뒤쪽, 음릉천(陰陵泉, SP9)에서 아래쪽으로 3촌

취혈 무릎뼈꼭지(apex of patella)와 안쪽복사 융기(prominence of the medial malleolus)를 연결하는 선 위에서 위쪽으로부터 1/3과 아래쪽으로부터 2/3가 되는 지점에서 취혈

침법 직자: 0.5~1촌, 사자: 1~2촌

특성 극혈(郄穴), 삼부혈(三部穴; 하부)

SP9 陰陵泉(음릉천, Eumneungcheon)

부위 종아리 정강뼈면, 정강뼈 안쪽관절융기(medial condyle of tibia) 아래모서리와 정강뼈 안쪽모서리 사이의 오목한 곳

취혈 손가락으로 정강뼈 안쪽모서리를 촉지하면서 몸쪽으로 움직이면 무릎관절 아래에 오목한 곳이 느껴짐. 정강뼈 안쪽관절융기의 아래모서리와 정강뼈 뒤모서리로 이루어진 각의 오목한 곳에서 취혈

침법 직자: 0.5~1촌, 사자: 1~1.5촌, 양릉천(陽陵泉, GB34)으로 투자.
☑ 깊게 자입 시 뒤정강동맥(posterior tibial artery) 주의

특성 합수혈(合水穴)

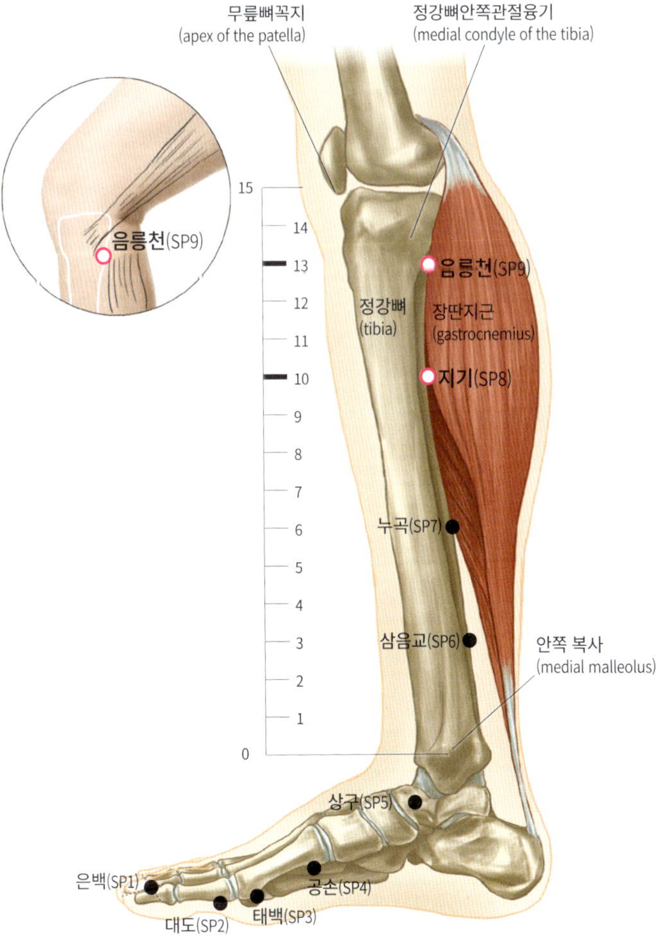
무릎뼈꼭지
(apex of the patella)
정강뼈안쪽관절융기
(medial condyle of the tibia)
음릉천(SP9)
15
14
13
12
11
10
9
8
7
6
5
4
3
2
1
0
음릉천(SP9)
정강뼈
(tibia)
장딴지근
(gastrocnemius)
지기(SP8)
누곡(SP7)
삼음교(SP6)
안쪽 복사
(medial malleolus)
상구(SP5)
은백(SP1)
공손(SP4)
대도(SP2)
태백(SP3)

SP10 血海(혈해, Hyeolhae)

부위 넓적다리 앞안쪽면, 안쪽넓은근(vastus medialis muscle)이 튀어나온 곳, 무릎뼈바닥(base of patella) 안쪽 끝에서 위쪽으로 2촌.

침법 직자: 0.5~0.8촌, 사자: 1~1.5촌

SP11 箕門(기문, Gimun)

부위 넓적다리 안쪽면, 무릎뼈바닥 안쪽 끝과 충문(衝門, SP12)을 연결하는 선에서 위쪽으로부터 1/3과 아래쪽으로부터 2/3가 되는 지점, 긴모음근(adductor longus muscle)과 넙다리빗근(sartorius muscle)의 사이, 넙다리동맥이 뛰는 곳

침법 직자: 0.3~0.5촌(깊게 자침하지 않음)
☑ 넙다리 동맥 및 정맥을 주의

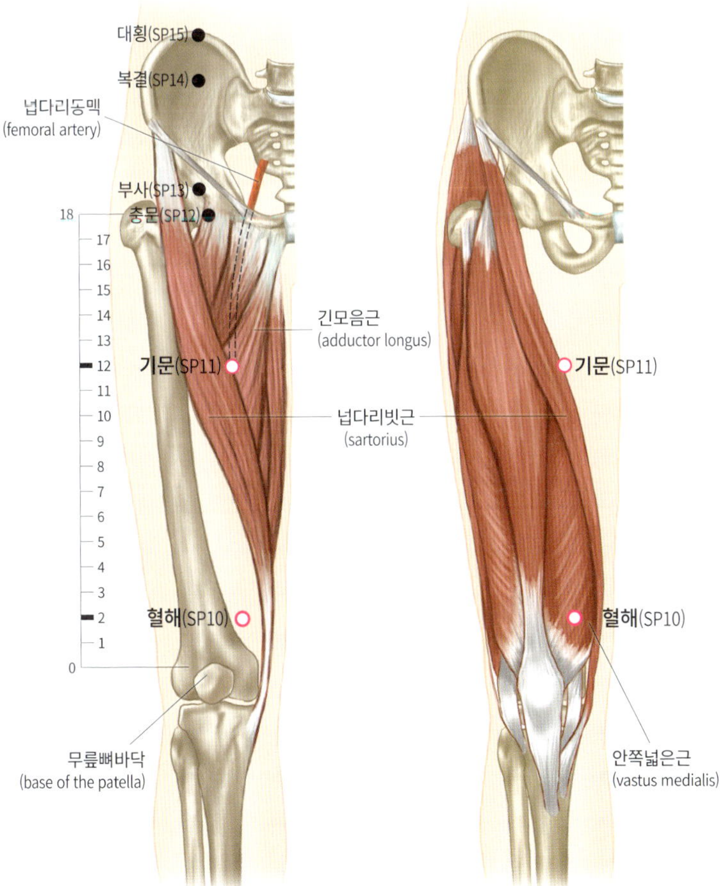
대횡(SP15)
복결(SP14)
넙다리동맥
(femoral artery)
부사(SP13)
충문(SP12)
18
17
16
15
14
13
12
11
10
9
8
7
6
5
4
3
2
1
0
긴모음근
(adductor longus)
기문(SP11)
기문(SP11)
넙다리빗근
(sartorius)
혈해(SP10)
혈해(SP10)
무릎뼈바닥
(base of the patella)
안쪽넓은근
(vastus medialis)

SP12 衝門(충문, Chungmun)

부위 샅부위(groin region), 샅고랑(inguinal crease) 주름 위, 넙다리동맥(femoral artery)의 가쪽

취혈 곡골(曲骨, CV2)과 같은 높이, 부사(府舍, SP13)의 아래쪽에서 취혈

침법 직자: 0.5~0.7촌(깊게 자침하지 않음. 넙다리 동맥 주의), 사자: 0.5~1촌

특성 족태음비경·족궐음간경·음유맥의 교회혈(交會穴)

SP13 府舍(부사, Busa)

부위 아랫배, 배꼽(umbilicus) 중심에서 아래쪽으로 4.3촌, 앞정중선(anterior median line)에서 가쪽으로 4촌

침법 직자: 0.5~1촌, 사자: 0.5~1촌

특성 족태음비경·족궐음간경·음유맥의 교회혈(交會穴)

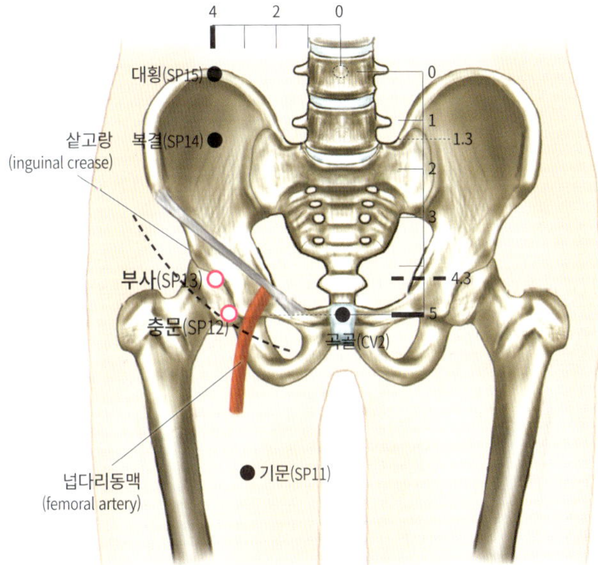
4
2
0
0
1
1.3
2
3
4.3
5
대횡(SP15)
복결(SP14)
샅고랑
(inguinal crease)
부사(SP13)
충문(SP12)
곡골(CV2)
넙다리동맥
(femoral artery)
기문(SP11)

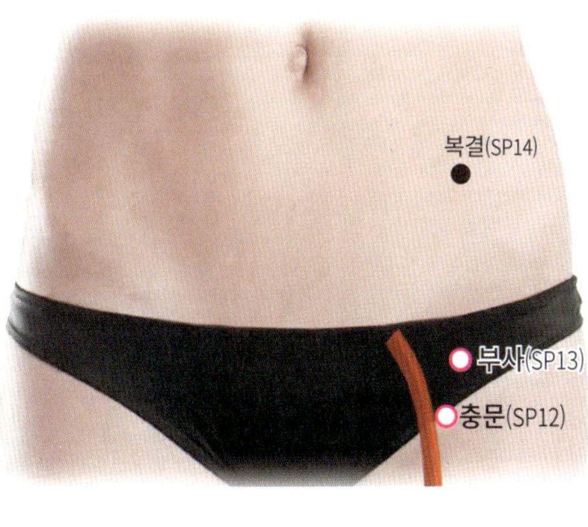
복결(SP14)
부사(SP13)
충문(SP12)

SP14 腹結(복결, Bokgyeol)

부위 아랫배, 배꼽(umbilicus) 중심에서 아래쪽으로 1.3촌, 앞정중선(anterior median line)에서 가쪽으로 4촌

취혈 기해(氣海, CV6)에서 가쪽으로 4촌, 위쪽으로 0.2촌에 위치

침법 직자: 0.5~1촌, 사자: 0.5~1촌

SP15 大橫(대횡, Daehoeng)

부위 윗배, 배꼽중심에서 가쪽으로 4촌.

취혈 천추(天樞, ST25), 황수(肓兪, KI16), 신궐(神闕, CV8)의 가쪽, 같은 높이에 위치

침법 직자: 0.5~1촌, 사자: 0.7~1.5촌, 횡자 2~2.5촌

특성 족태음비경·음유맥의 교회혈(交會穴)

SP16 腹哀(복애, Bogae)

부위 윗배, 배꼽중심에서 위쪽으로 3촌, 앞정중선에서 가쪽으로 4촌

취혈 대횡(大橫, SP15)에서 위쪽으로 3촌, 건리(建里, CV11)와 같은 높이에 위치

침법 직자: 0.5~1촌, 사자: 0.7~1촌

특성 족태음비경·음유맥의 교회혈(交會穴)

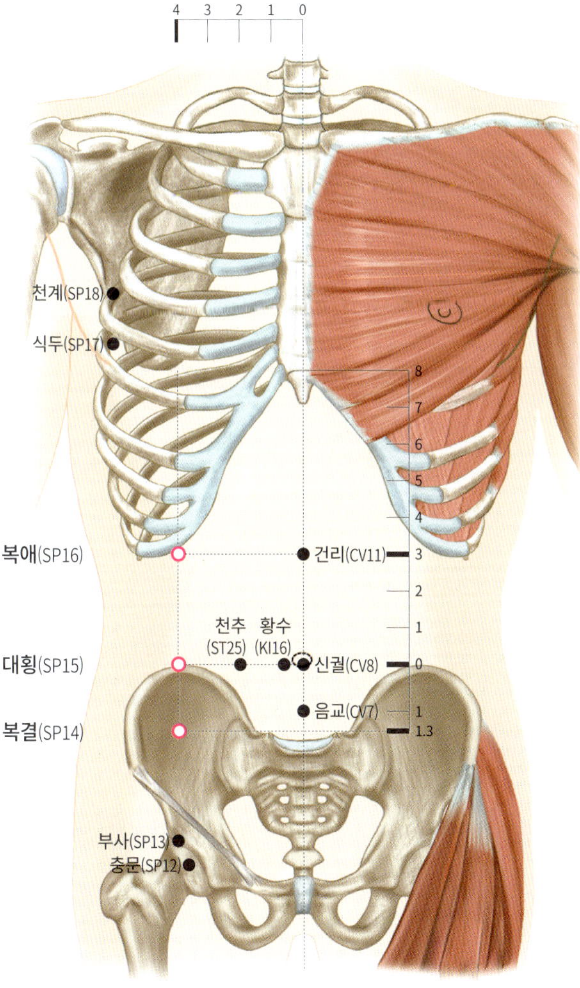
4 3 2 1 0
천계(SP18)
식두(SP17)
복애(SP16)
건리(CV11)
천추 (ST25)
황수 (KI16)
대횡(SP15)
신궐(CV8)
음교(CV7)
복결(SP14)
부사(SP13)
충문(SP12)
8
7
6
5
4
3
2
1
0
1
1.3

SP17 食竇(식두, Sikdu)

부위 앞가슴부위, 다섯째 갈비사이공간(intercostal space), 앞정중선(anterior median line)에서 가쪽으로 6촌

취혈 식두(食竇, SP17), 유근(乳根, ST18), 보랑(步廊, KI22)은 다섯째 갈비사이공간의 굽은선을 따라 위치

침법 직자: 0.2~0.3촌, 사자: 0.3~0.4촌 (횡자가 바람직함)
☑ 폐(lung)를 손상하지 않도록 주의

SP18 天谿(천계, Cheongye)

부위 앞가슴부위, 넷째 갈비사이공간, 앞정중선에서 가쪽으로 6촌

취혈 천계(天谿, SP18), 유중(乳中, ST17), 신봉(神封, KI23)은 넷째 갈비사이공간의 굽은 선을 따라 위치

침법 직자: 0.2~0.3촌, 사자: 0.3~0.5촌 (횡자가 바람직함)
☑ 폐(lung)를 손상하지 않도록 주의

SP19 胸鄕(흉향, Hyunghyang)

부위 앞가슴부위, 셋째 갈비사이공간, 앞정중선에서 가쪽으로 6촌

취혈 흉향(胸鄕, SP19), 응창(膺窓, ST16), 영허(靈墟, KI24)는 셋째 갈비사이공간의 굽은 선을 따라 위치

침법 직자: 0.2~0.3촌, 사자: 0.3~0.5촌 (횡자가 바람직함)
☑ 폐(lung)를 손상하지 않도록 주의

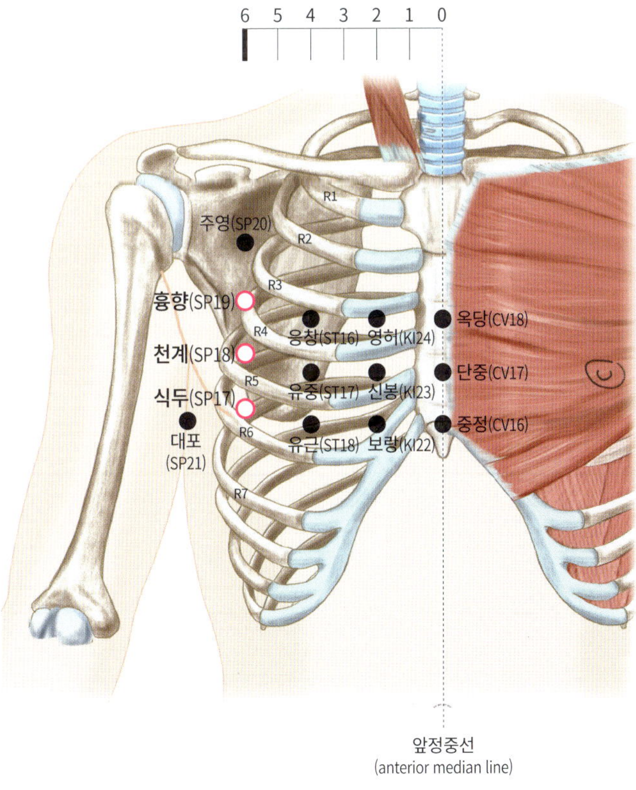
6 5 4 3 2 1 0
R1
R2
R3
R4
R5
R6
R7
주영(SP20)
흉향(SP19)
천계(SP18)
식두(SP17)
대포
(SP21)
응창(ST16)
영허(KI24)
옥당(CV18)
유중(ST17)
신봉(KI23)
단중(CV17)
유근(ST18)
보랑(KI22)
중정(CV16)
앞정중선
(anterior median line)

SP20 周榮(주영, Juyeong)

부위 앞가슴부위, 둘째 갈비사이공간(intercostal space), 앞정중선(anterior median line)에서 가쪽으로 6촌

취혈 주영(周榮, SP20), 옥예(屋翳, ST15), 신장(神藏, KI25)은 둘째 갈비사이공간의 굽은 선을 따라 위치

침법 직자: 0.2~0.4촌, 사자: 0.3~0.5촌 (횡자가 바람직함)
☑ 폐(lung)를 손상하지 않도록 주의

SP21 大包(대포, Daepo)

부위 가쪽가슴부위, 여섯째 갈비사이공간, 중간겨드랑선(midaxillary line) 위

취혈 옆으로 누워 팔을 외전시켰을 때, 중간겨드랑선과 여섯째 갈비사이공간이 만나는 곳에서 취혈

침법 직자: 0.2~0.3촌, 사자: 0.3~0.4촌 (횡자가 바람직함)
☑ 폐(lung)를 손상하지 않도록 주의

특성 종지혈(終止穴), 비의 대락(大絡), 삼부혈(三部穴; 상부)

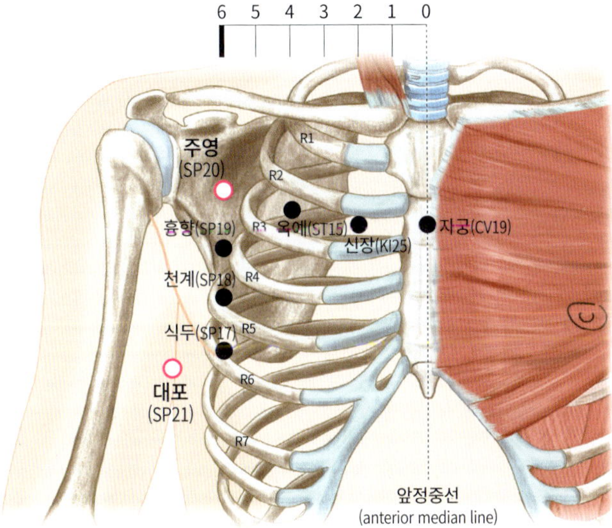
6 5 4 3 2 1 0
R1
R2
R3
R4
R5
R6
R7
주영
(SP20)
흉향(SP19)
천계(SP18)
식두(SP17)
대포
(SP21)
옥예(ST15)
신장(KI25)
자궁(CV19)
앞정중선
(anterior median line)

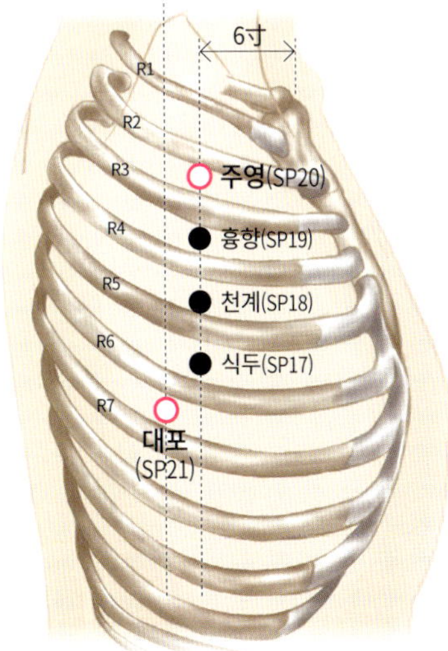
중간겨드랑선
(midaxillary line)
6寸
R1
R2
R3
R4
R5
R6
R7
주영(SP20)
흉향(SP19)
천계(SP18)
식두(SP17)
대포
(SP21)

수소음심경(手少陰心經)

The Heart (HT) Meridian

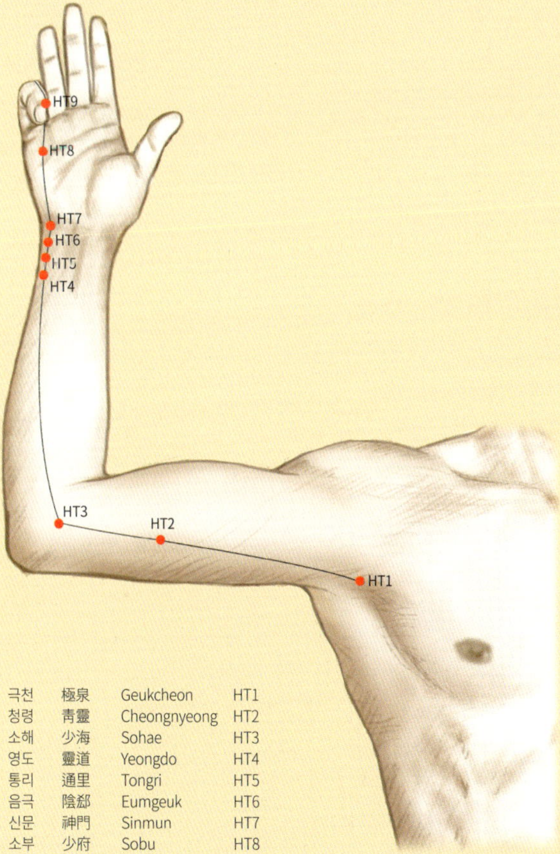

극천	極泉	Geukcheon	HT1
청령	青靈	Cheongnyeong	HT2
소해	少海	Sohae	HT3
영도	靈道	Yeongdo	HT4
통리	通里	Tongri	HT5
음극	陰郄	Eumgeuk	HT6
신문	神門	Sinmun	HT7
소부	少府	Sobu	HT8
소충	少衝	Sochung	HT9

HT1 極泉(극천, Geukcheon)

부위 겨드랑, 겨드랑 중심(center of the axillary fossa)에서 겨드랑동맥 위

취혈 팔꿈치를 구부리고 팔을 들어 손바닥을 머리 뒤쪽에 두고, 겨드랑동맥이 뛰는 부위를 취혈

침법 직자: 0.2~0.5촌(위쪽 겨드랑이로 향해)
☑ 혈관이나 신경을 찌르지 않도록 주의

특성 기시혈(起始穴)

HT2 靑靈(청령, Cheongnyeong)

부위 위팔 안쪽면, 위팔두갈래근(biceps brachii)의 안쪽 모서리 바로 안쪽, 팔오금주름(cubital crease)에서 위로 3촌

취혈 팔꿈치를 구부리고 위팔을 외전했을 때, 극천(極泉, HT1)과 소해(少海, HT3)를 연결하는 선에서 위쪽으로부터 2/3, 아래로부터 1/3이 되는 지점에 위치

침법 직자: 0.3~0.5촌, 사자: 0.5~1촌

HT3 少海(소해, Sohae)

부위 팔꿈치 앞안쪽면, 위팔뼈 안쪽 위관절융기(medial epicondyle of the humerus) 바로 앞쪽, 팔오금주름(cubital crease)과 같은 높이

취혈 팔꿉을 구부렸을 때, 팔오금주름 안쪽 끝과 위팔뼈 안쪽 위관절융기를 연결하는 선의 중점에 위치

침법 직자: 0.3~0.8촌, 사자: 0.5~1촌

특성 합수혈(合水穴)

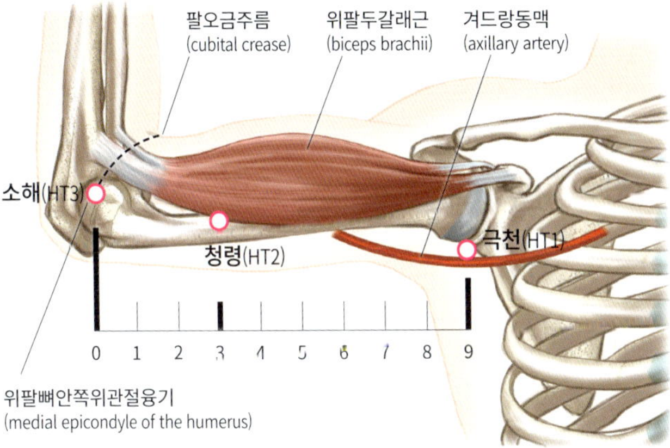
팔오금주름
(cubital crease)
위팔두갈래근
(biceps brachii)
겨드랑동맥
(axillary artery)
소해(HT3)
청령(HT2)
극천(HT1)
0 1 2 3 4 5 6 7 8 9
위팔뼈안쪽위관절융기
(medial epicondyle of the humerus)

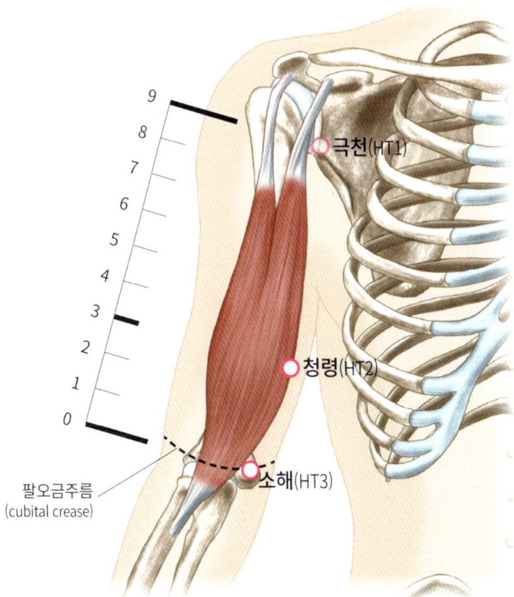
9 8 7 6 5 4 3 2 1 0
극천(HT1)
청령(HT2)
소해(HT3)
팔오금주름
(cubital crease)

HT4 靈道(영도, Yeongdo)

부위 아래팔 앞안쪽면, 자쪽손목굽힘근힘줄(flexor carpi ulnaris tendon)의 노쪽 모서리 바로 노쪽, 손바닥쪽 손목주름(palmar wrist crease)에서 몸쪽으로 1.5촌

취혈 신문(神門, HT7)에서 몸쪽으로 1.5촌, 자뼈머리(head of ulna) 위쪽 모서리와 같은 높이. 노쪽 콩알뼈 윗모서리에서 몸쪽으로 1.5촌

침법 직자: 0.2~0.5촌, 사자: 0.5~0.8촌

특성 경금혈(經金穴)

HT5 通里(통리, Tongri)

부위 아래팔 앞안쪽면, 자쪽손목굽힘근힘줄의 노쪽, 손바닥쪽 손목주름에서 몸쪽으로 1촌

취혈 콩알뼈 몸쪽모서리 노쪽에서 몸쪽으로 1촌, 즉 신문(神門, HT7)에서 몸쪽으로 1촌, 경거(經渠, LU8)와 같은 높이에서 취혈

침법 직자: 0.3~0.5촌, 사자: 0.5~1촌

특성 락혈(絡穴)

HT6 陰郄(음극, Eumgeuk)

부위 아래팔 앞안쪽면, 자쪽손목굽힘근힘줄의 노쪽, 손바닥쪽 손목주름에서 몸쪽으로 0.5촌.

취혈 콩알뼈 몸쪽모서리 노쪽에서 몸쪽으로 0.5촌, 즉 신문(神門, HT7)에서 몸쪽으로 0.5촌에서 취혈. 자뼈머리의 먼쪽모서리와 같은 높이에 위치

침법 직자: 0.3~0.5촌, 사자: 0.5~1촌

특성 극혈(郄穴)

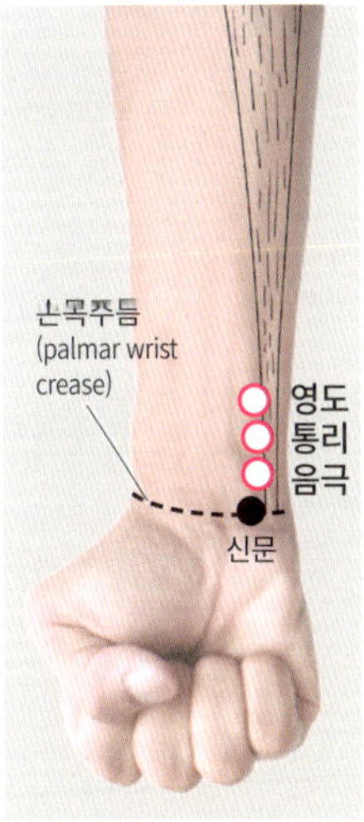
손목주름
(palmar wrist
crease)
영도
통리
음극
신문

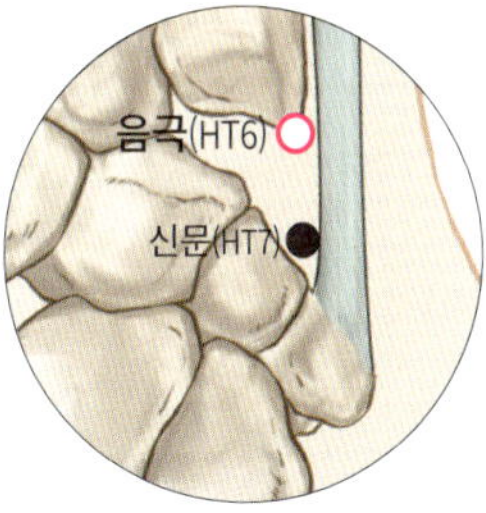
음극(HT6)
신문(HT7)

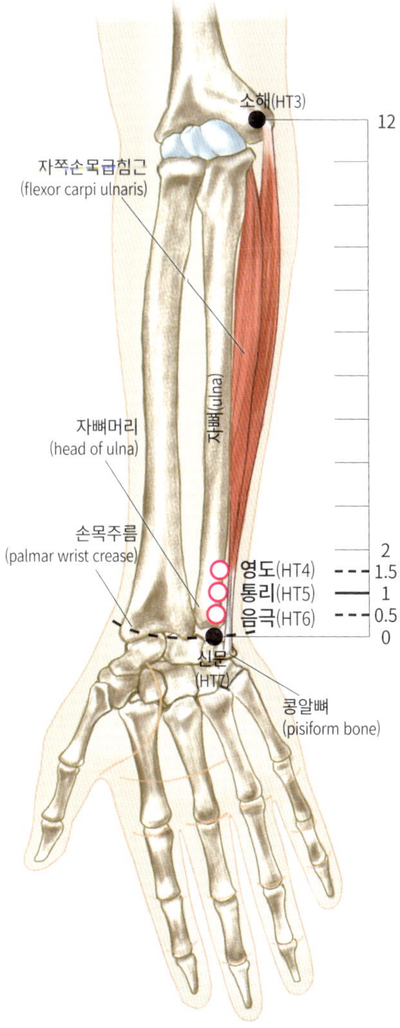
소해(HT3)
12
자쪽손목굽힘근
(flexor carpi ulnaris)
자뼈(ulna)
자뼈머리
(head of ulna)
손목주름
(palmar wrist crease)
2
영도(HT4)
1.5
통리(HT5)
1
음극(HT6)
0.5
0
신문
(HT7)
콩알뼈
(pisiform bone)

HT7 神門(신문, Sinmun)

부위 손목 앞안쪽면, 손바닥쪽 손목주름(palmar wrist crease) 위에서 자쪽손목굽힘근힘줄(flexor carpi ulnaris tendon)의 노쪽모서리

취혈 손바닥을 위로 향했을 때, 콩알뼈(pisiform bone) 몸쪽모서리의 노쪽 오목한 곳으로 손바닥쪽 손목주름 위에서 취혈

침법 직자: 0.2~0.5촌, 사자: 0.5~0.8촌

특성 수토혈(兪土穴), 원혈(原穴), 자경사혈(自經瀉穴)

HT8 少府(소부, Sobu)

부위 손바닥, 넷째·다섯째 손허리뼈(4-5th metacarpal bone) 사이, 다섯째 손허리손가락관절(5th metacarpophalangeal joint)의 몸쪽 오목한 곳

취혈 노궁(勞宮, PC8)과 같은 높이에 위치. 주먹을 쥘 때, 새끼손가락 끝이 손바닥에 닿는 부위에서 취혈

침법 직자: 0.3~0.5촌, 사자: 0.3~0.5촌

특성 형화혈(滎火穴), 자성혈(自性穴)

HT9 少衝(소충, Sochung)

부위 새끼손가락, 끝마디뼈(distal phalanx)의 노쪽, 새끼손톱 노쪽 뿌리각에서 몸가쪽으로 0.1촌

취혈 새끼손톱의 노쪽모서리를 지나는 수직선과 손톱뿌리를 지나는 수평선이 만나는 지점에서 취혈

침법 직자: 0.1~0.2촌, 사자: 0.2~0.3촌, 삼릉침으로 점자출혈

특성 정목혈(井木穴), 종지혈(終止穴), 자경보혈(自經補穴)

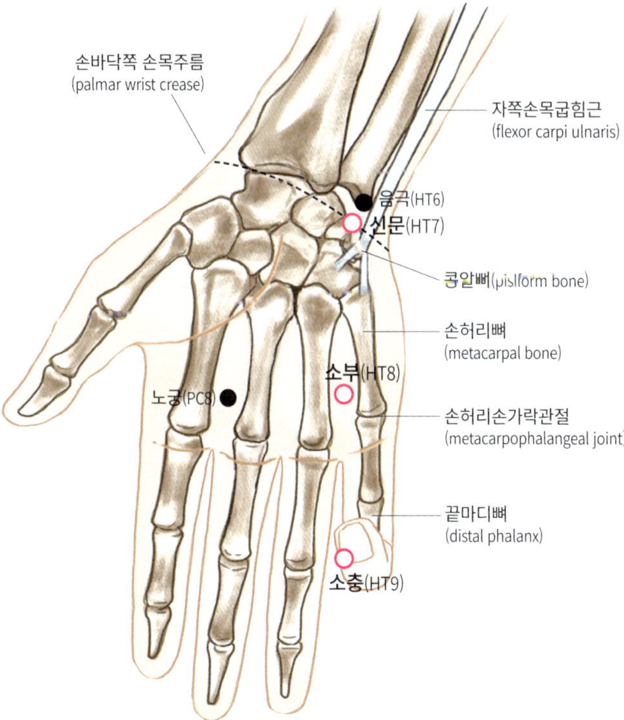
손바닥쪽 손목주름
(palmar wrist crease)
자쪽손목굽힘근
(flexor carpi ulnaris)
음극(HT6)
신문(HT7)
콩알뼈(pisiform bone)
손허리뼈
(metacarpal bone)
소부(HT8)
노궁(PC8)
손허리손가락관절
(metacarpophalangeal joint)
끝마디뼈
(distal phalanx)
소충(HT9)

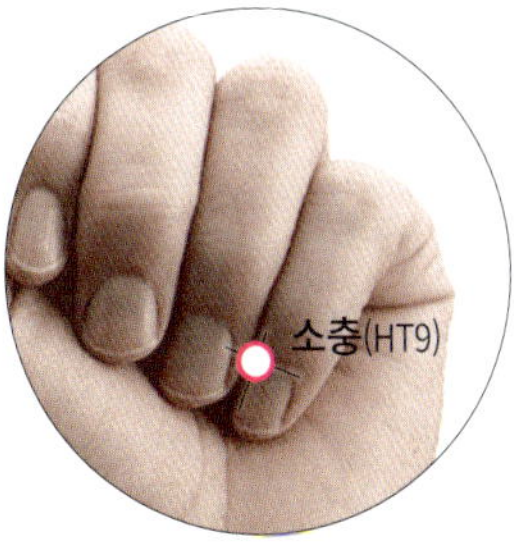
소충(HT9)

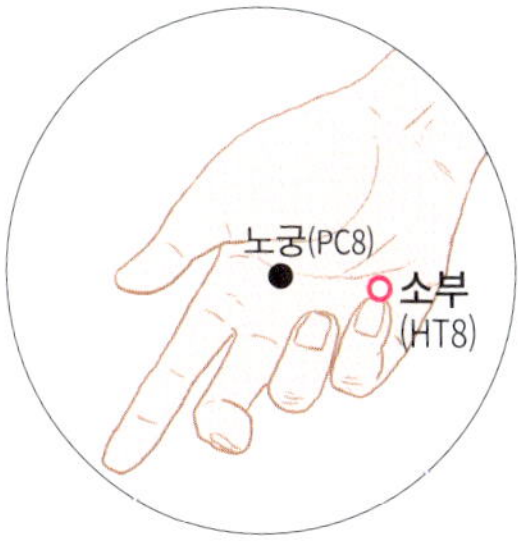
노궁(PC8)
소부
(HT8)

수태양소장경(手太陽小腸經)

The Small Intestine(SI) Meridian

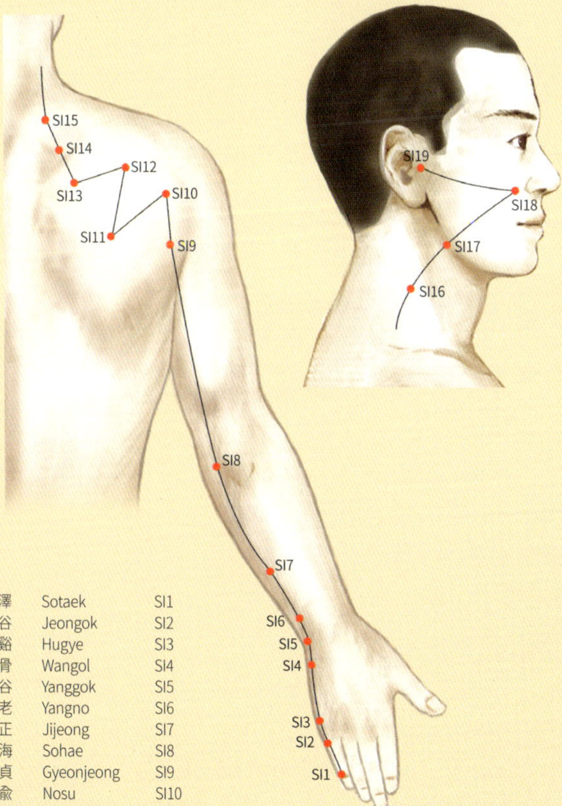

소택	少澤	Sotaek	SI1
전곡	前谷	Jeongok	SI2
후계	後谿	Hugye	SI3
완골	腕骨	Wangol	SI4
양곡	陽谷	Yanggok	SI5
양로	養老	Yangno	SI6
지정	支正	Jijeong	SI7
소해	小海	Sohae	SI8
견정	肩貞	Gyeonjeong	SI9
노수	臑兪	Nosu	SI10
천종	天宗	Cheonjong	SI11
병풍	秉風	Byeongpung	SI12
곡원	曲垣	Gogwon	SI13
견외수	肩外兪	Gyeonoesu	SI14
견중수	肩中兪	Gyeonjungsu	SI15
천창	天窓	Cheonchang	SI16
천용	天容	Cheonyong	SI17
관료	顴髎	Gwallyo	SI18
청궁	聽宮	Cheonggung	SI19

SI1 少澤(소택, Sotaek)

부위 새끼손가락, 끝마디뼈(distal phalanx)의 자쪽, 새끼손톱 자쪽 뿌리각에서 몸 안쪽으로 0.1촌

취혈 새끼손톱의 자쪽모서리를 지나는 수직선과 손톱뿌리를 지나는 수평선이 만나는 지점에서 취혈

침법 직자: 0.1~0.2촌, 삼릉침으로 점자출혈
사자: 0.2~0.3촌(약간 上向)

특성 정금혈(井金穴), 기시혈(起始穴)

SI2 前谷(전곡, Jeongok)

부위 새끼손가락, 다섯째 손허리손가락관절(5th metacarpophalangeal joint) 자쪽의 먼쪽 오목한 곳, 적백육제

취혈 손을 약간 굽혔을 때, 새끼손가락의 손바닥쪽 손허리손가락주름 자쪽 끝에서 취혈

침법 직자: 0.2~0.3촌, 사자: 0.3~0.5촌

특성 형수혈(滎水穴)

SI3 後谿(후계, Hugye)

부위 다섯째 손허리손가락관절 자쪽의 몸쪽 오목한 곳, 적백육제

취혈 손을 약간 굽혔을 때, 손바닥의 먼쪽 가로피부선(distal transverse skin crease of the palm)의 자쪽 끝, 적백육제에서 취혈

침법 직자: 0.5~1촌
사자: 0.5~2촌(주먹을 쥐고 손허리뼈를 따라 가쪽에서 앞안쪽으로).

특성 수목혈(兪木穴), 팔맥교회혈(八脈交會穴; 독맥), 자경보혈(自經補穴)

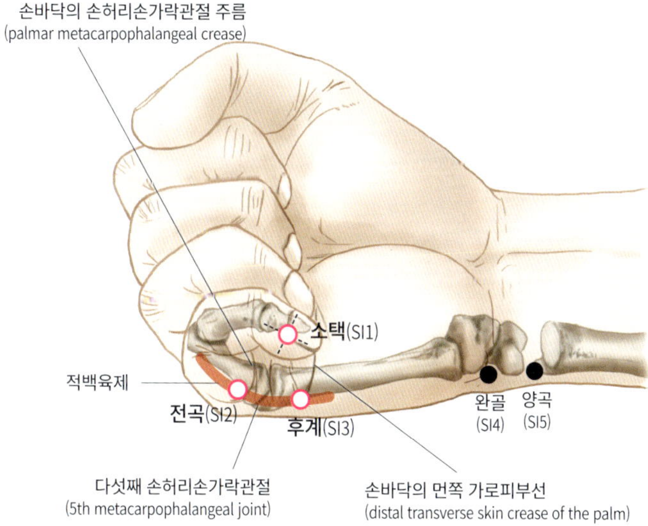
손바닥의 손허리손가락관절 주름
(palmar metacarpophalangeal crease)
소택(SI1)
적백육제
전곡(SI2)
후계(SI3)
완골
(SI4)
양곡
(SI5)
다섯째 손허리손가락관절
(5th metacarpophalangeal joint)
손바닥의 먼쪽 가로피부선
(distal transverse skin crease of the palm)

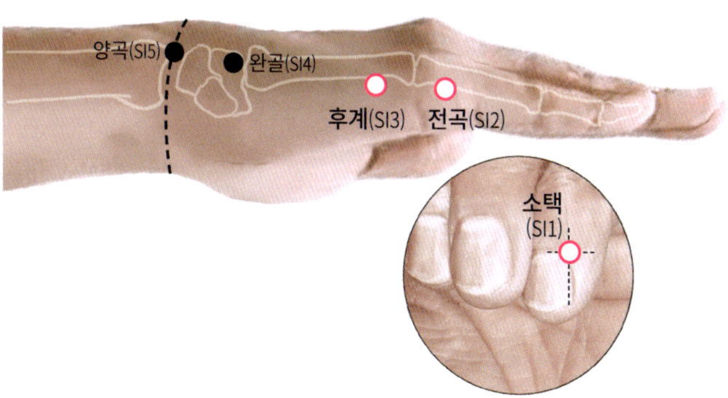
양곡(SI5)
완골(SI4)
후계(SI3)
전곡(SI2)
소택
(SI1)

SI4 腕骨(완골, Wangol)

부위 손목 뒤안쪽면, 다섯째 손허리뼈바닥(metacarpal)과 세모뼈(triquetral) 사이의 오목한 곳, 적백육제

취혈 손가락을 후계(後谿, SI3)에서 다섯째 손허리뼈를 따라 몸쪽으로 뼈가 튀어나온 곳까지 밀면, 다섯째 손허리뼈와 세모뼈 사이의 오목한 곳의 적백육제

침법 직자: 0.3~0.5촌, 사자: 0.5~1촌

특성 원혈(原穴)

SI5 陽谷(양곡, Yanggok)

부위 손목 뒤안쪽면, 자뼈붓돌기(styloid process of the ulna)와 세모뼈 사이의 오목한 곳

침법 직자: 0.2~0.4촌, 사자: 0.3~0.5촌

특성 경화혈(經火穴), 자성혈(自性穴)

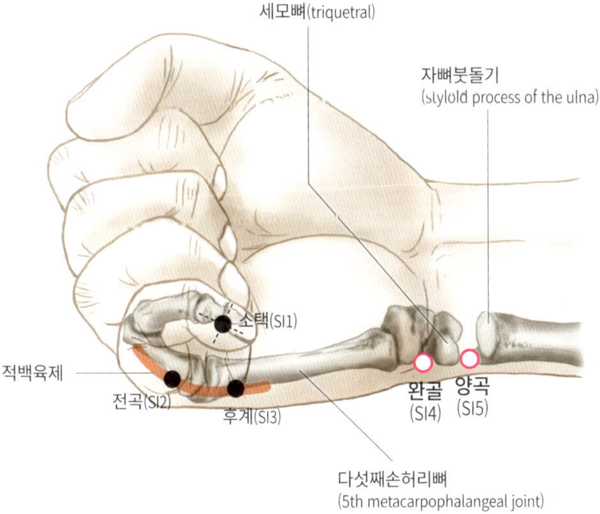
세모뼈(triquetral)
자뼈붓돌기
(styloid process of the ulna)
소택(SI1)
적백육제
전곡(SI2)
후계(SI3)
완골
(SI4)
양곡
(SI5)
다섯째손허리뼈
(5th metacarpophalangeal joint)

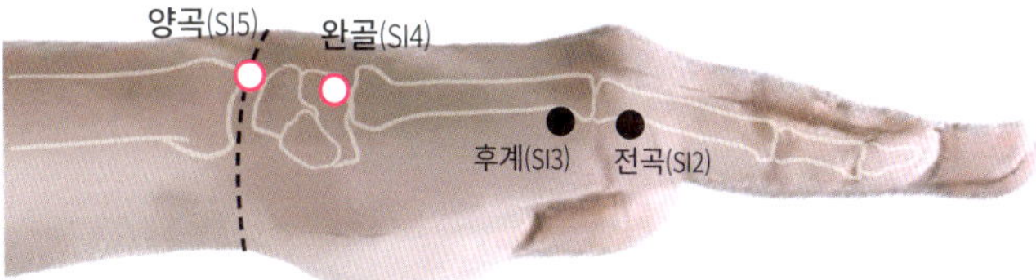
양곡(SI5)
완골(SI4)
후계(SI3)
전곡(SI2)

SI6 養老(양로, Yangno)

부위 아래팔 뒤안쪽면, 자뼈머리(head of the ulna)의 노쪽, 손등쪽 손목주름(dorsal wrist crease)에서 몸쪽으로 1촌 지점의 오목한 곳

취혈 손바닥을 아래로 향하게 하고, 다른 손의 한 손가락으로 자뼈머리의 가장 높은 지점을 누른 상태에서, 손바닥을 가슴쪽으로 돌리면 손가락이 미끄러져 들어가는 뼈 사이의 틈새에서 취혈

침법 직자: 0.3~0.5촌, 사자: 1~1.5촌(내관(內關, PC6)을 향해 자입)

특성 극혈(郄穴)

SI7 支正(지정, Jijeong)

부위 아래팔 뒤안쪽면, 자뼈 안쪽모서리(medial border of the ulna)와 자쪽손목굽힘근(flexor carpi ulnaris)의 사이, 손등 쪽 손목주름에서 몸쪽으로 5촌

취혈 소해(小海, SI8)와 양곡(陽谷, SI5)을 연결하는 선의 중점에서 먼쪽으로 1촌 지점에서 취혈

침법 직자: 0.3~0.5촌, 사자: 0.3~0.5촌

특성 락혈(絡穴)

SI8 小海(소해, Sohae)

부위 팔꿈치 뒤안쪽면, 자뼈 팔꿈치머리(olecranon)와 위팔뼈 안쪽 위관절융기(medial epicondyle)사이의 오목한 곳

취혈 팔꿈치를 약간 굽혔을 때, 자신경고랑(groove for the ulnar nerve)에 해당하는 곳에서 취혈. 손가락으로 그 곳을 두드리면 전기 통하는 느낌이 새끼손가락까지 전달됨

침법 직자: 0.2~0.5촌, 사자: 0.3~0.7촌

특성 합토혈(合土穴), 자경사혈(自經瀉穴)

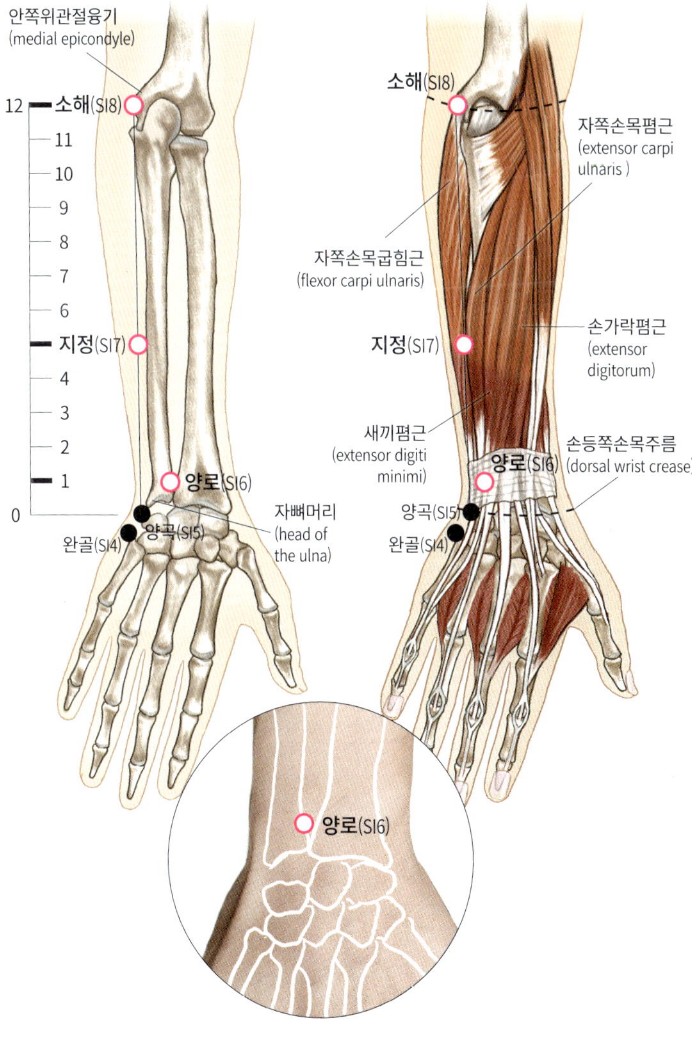
안쪽위관절융기
(medial epicondyle)
12
소해(SI8)
11
10
9
8
7
6
지정(SI7)
4
3
2
1
0
양로(SI6)
양곡(SI5)
완골(SI4)
자뼈머리
(head of
the ulna)
소해(SI8)
자쪽손목폄근
(extensor carpi
ulnaris)
자쪽손목굽힘근
(flexor carpi ulnaris)
지정(SI7)
손가락폄근
(extensor
digitorum)
새끼폄근
(extensor digiti
minimi)
양로(SI6)
손등쪽손목주름
(dorsal wrist crease)
양곡(SI5)
완골(SI4)
양로(SI6)

SI9 肩貞(견정, Gyeonjeong)

부위 팔이음뼈(shoulder girdle), 어깨관절(shoulder joint) 아래뒤쪽, 겨드랑주름(axillary fold) 뒤쪽 끝에서 위쪽으로 1촌

취혈 팔을 몸통에 붙이고, 뒤겨드랑주름 끝에서 위쪽으로 1촌, 어깨세모근(deltoid) 뒤쪽에서 취혈

침법 직자: 0.5~1촌, 사자: 0.5~1.5촌

SI10 臑俞(노수, Nosu)

부위 팔이음뼈, 겨드랑주름 뒤쪽끝에서 위쪽, 어깨뼈가시(spine of the scapula) 아래쪽 오목한 곳

침법 직자: 0.5~1촌, 사자: 1~2촌(약간 전하방으로)

특성 수태양소장경 · 양유맥 · 양교맥의 교회혈(交會穴)

SI11 天宗(천종, Cheonjong)

부위 어깨뼈부위, 어깨뼈가시 중점과 어깨뼈 아래각(inferior angle of the scapula)을 연결하는 선에서 위쪽으로부터 1/3과 아래쪽으로부터 2/3가 되는 지점의 오목한 곳

침법 직자: 0.5촌, 사자: 0.5~1촌

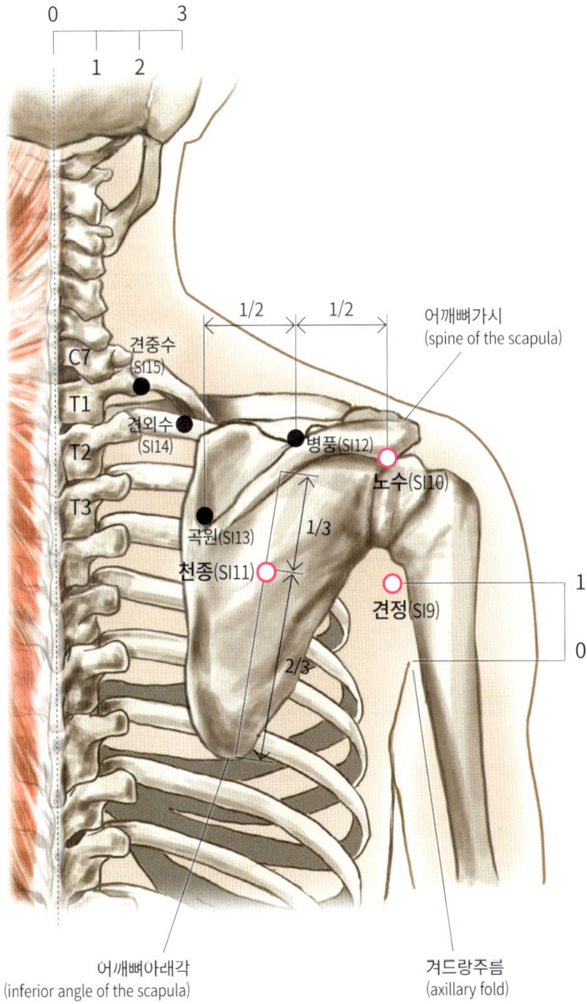
0
3
1
2
1/2
1/2
어깨뼈가시
(spine of the scapula)
견중수
(SI15)
C7
T1
견외수
(SI14)
T2
병풍(SI12)
노수(SI10)
T3
곡원(SI13)
1/3
천종(SI11)
1
견정(SI9)
0
2/3
어깨뼈아래각
(inferior angle of the scapula)
겨드랑주름
(axillary fold)

SI12 秉風(병풍, Byeongpung)

부위 어깨뼈부위, 가시위오목(supraspinatus fossa), 어깨뼈가시(spine of the scapula) 중점 위쪽의 오목한 곳

침법 0.3~0.5촌, 사자: 0.5~0.7촌

특성 수태양소장경·수양명대장경·수소양삼초경·족소양담경의 교회혈(交會穴)

SI13 曲垣(곡원, Gogwon)

부위 어깨뼈부위, 어깨뼈가시 안쪽 끝 위쪽 오목한 곳

취혈 노수(臑兪, ST10)와 둘째 등뼈 가시돌기를 연결하는 선의 중점에 위치

침법 직자: 0.3~0.5촌, 사자: 0.5~0.8촌

SI14 肩外兪(견외수, Gyeonoesu)

부위 위쪽 등부위, 첫째 등뼈 가시돌기 아래모서리와 같은 높이, 뒤정중선(posterior median line)에서 가쪽으로 3촌

취혈 어깨뼈가시의 안쪽 끝을 지나는 수직선과 첫째 등뼈 가시돌기 아래를 지나는 수평선이 만나는 지점에서 취혈. 대저(大杼, BL11), 도도(陶道, GV13)와 같은 높이

침법 직자: 0.3~0.5촌, 사자: 0.5~0.7촌

SI15 肩中兪(견중수, Gyeonjungsu)

부위 위쪽 등부위, 일곱째 목뼈 가시돌기 아래모서리와 같은 높이, 뒤정중선에서 가쪽으로 2촌

취혈 뒤정중선과 어깨뼈 안쪽모서리를 연결하는 선에서 가쪽으로부터 1/3과 안쪽으로부터 2/3가 되는 지점을 지나는 수직선과 일곱째 목뼈 가시돌기 아래를 지나는 수평선이 만나는 지점에서 취혈. 대추(大椎, GV14)와 같은 높이

침법 직자: 0.3~0.5촌, 사자: 0.5~0.8촌

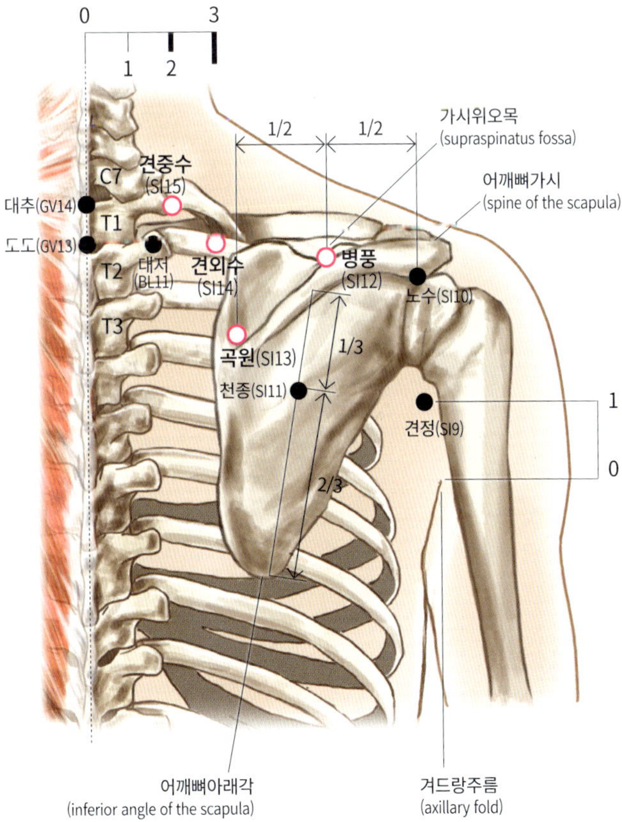
0
3
1
2
C7
견중수
(SI15)
대추(GV14)
T1
도도(GV13)
T2
대저
(BL11)
견외수
(SI14)
T3
1/2
1/2
가시위오목
(supraspinatus fossa)
어깨뼈가시
(spine of the scapula)
병풍
(SI12)
노수(SI10)
곡원(SI13)
1/3
천종(SI11)
1
견정(SI9)
0
2/3
어깨뼈아래각
(inferior angle of the scapula)
겨드랑주름
(axillary fold)

SI16 天窓(천창, Cheonchang)

부위 목 앞부위, 목빗근(sternocleidomastoid)의 뒤쪽, 방패연골(thyroid cartilage) 위모서리와 같은 높이.

취혈 인영(人迎, ST9), 부돌(扶突, LI18), 방패연골 위모서리와 같은 높이에 위치. 인영(人迎, ST9)은 목빗근의 앞쪽, 천창(天窓, SI16)은 목빗근의 뒤쪽, 부돌(扶突, LI18)은 목빗근의 앞뒤모서리 중간에 위치

침법 직자: 0.3~0.5촌, 사자: 0.5~0.8촌

SI17 天容(천용, Cheonyong)

부위 목 앞부위, 턱뼈각(angle of the mandible) 뒤쪽, 목빗근 앞쪽 오목한 곳

취혈 저항을 받으며 머리를 반대로 돌렸을 때 목빗근이 현저하게 드러남. 목빗근 뒤쪽의 천유(天牖, TE16)와 같은 높이

침법 직자: 0.3~0.5촌, 사자: 0.5~1.5촌(혀뿌리 부위를 향해)

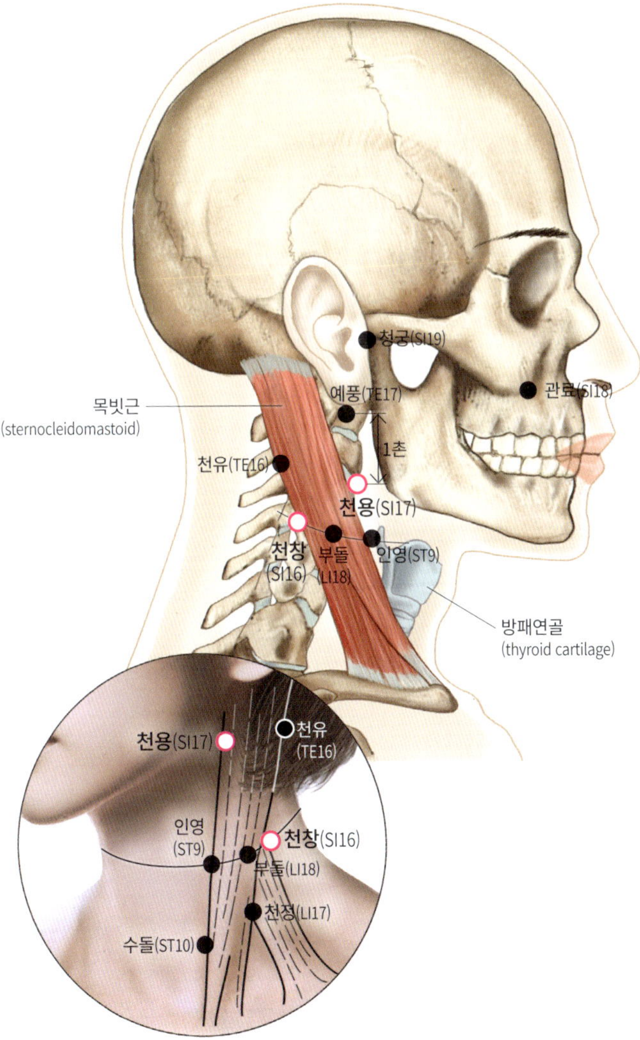
청궁(SI19)
관료(SI18)
예풍(TE17)
목빗근
(sternocleidomastoid)
1촌
천유(TE16)
천용(SI17)
천창
(SI16)
부돌
(LI18)
인영(ST9)
방패연골
(thyroid cartilage)
천용(SI17)
천유
(TE16)
인영
(ST9)
천창(SI16)
부돌(LI18)
천정(LI17)
수돌(ST10)

SI18 顴髎(관료, Gwallyo)

부위 얼굴, 광대뼈(zygomatic bone) 아래쪽, 가쪽눈구석(outer canthus)에서 수직으로 아래쪽 오목한 곳

취혈 광대뼈 아래모서리의 수평선과 가쪽눈구석의 수직선이 만나는 부위의 오목한 곳에서 취혈

침법 직자: 0.2~0.3촌, 사자: 0.5~1촌(아래방향으로)

특성 수소양삼초경·수태양소장경의 교회혈(交會穴)

SI19 聽宮(청궁, Cheonggung)

부위 얼굴, 귀구슬(tragus) 중심의 앞모서리와 아래턱뼈 관절돌기(condylar process of the mandible) 사이의 오목한 곳

취혈 입을 약간 벌릴 때 나타나는 귀구슬 중심의 앞쪽 오목한 곳으로, 이문(耳門, TE21)과 청회(聽會, GB2)의 사이에서 취혈

침법 직자: 0.3~0.5촌, 사자: 0.5~1촌(입을 벌리고 약간 아래를 향하여)

특성 종지혈(終止穴), 수소양삼초경·족소양담경·수태양소장경의 교회혈(交會穴)

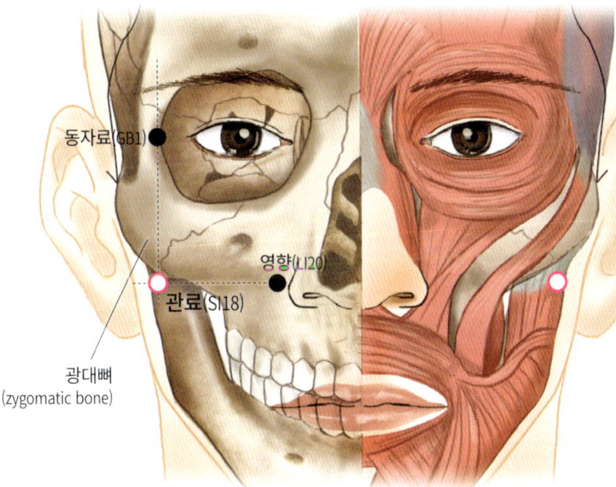
동자료(GB1)
영향(LI20)
관료(SI18)
광대뼈
(zygomatic bone)

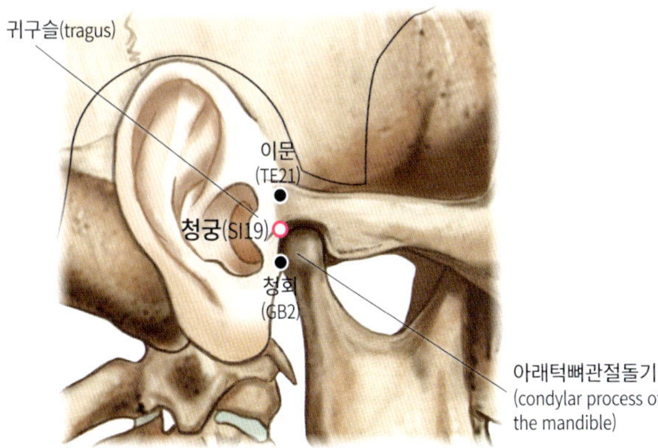
귀구슬(tragus)
이문
(TE21)
청궁(SI19)
청회
(GB2)
아래턱뼈관절돌기
(condylar process of
the mandible)

표준경혈 핸드북

족태양방광경(足太陽膀胱經)

The Bladder(BL) Meridian

정명	睛明	Jeongmyeong	BL1
찬죽	攢竹	Chanjuk	BL2
미충	眉衝	Michung	BL3
곡차	曲差	Gokcha	BL4
오처	五處	Ocheo	BL5
승광	承光	Seunggwang	BL6
통천	通天	Tongcheon	BL7
낙각	絡却	Nakgak	BL8
옥침	玉枕	Okchim	BL9
천주	天柱	Cheonju	BL10
대저	大杼	Daejeo	BL11
풍문	風門	Pungmun	BL12
폐수	肺兪	Pyesu	BL13
궐음수	厥陰兪	Gworeumsu	BL14
심수	心兪	Simsu	BL15
독수	督兪	Doksu	BL16
격수	膈兪	Gyeoksu	BL17
간수	肝兪	Gansu	BL18
담수	膽兪	Damsu	BL19
비수	脾兪	Bisu	BL20
위수	胃兪	Wisu	BL21
삼초수	三焦兪	Samchosu	BL22
신수	腎兪	Sinsu	BL23
기해수	氣海兪	Gihaesu	BL24
대장수	大腸兪	Daejangsu	BL25
관원수	關元兪	Gwanwonsu	BL26
소장수	小腸兪	Sojangsu	BL27
방광수	膀胱兪	Banggwangsu	BL28
중려수	中膂兪	Jungnyeosu	BL29
백환수	白環兪	Baekwansu	BL30
상료	上髎	Sangnyo	BL31
차료	次髎	Charyo	BL32
중료	中髎	Jungnyo	BL33
하료	下髎	Haryo	BL34
회양	會陽	Hoeyang	BL35
승부	承扶	Seungbu	BL36
은문	殷門	Eunmun	BL37
부극	浮郄	Bugeuk	BL38
위양	委陽	Wiyang	BL39
위중	委中	Wijung	BL40
부분	附分	Bubun	BL41
백호	魄戶	Baekho	BL42
고황	膏肓	Gohwang	BL43
신당	神堂	Sindang	BL44
의희	譩譆	Uihui	BL45
격관	膈關	Gyeokgwan	BL46
혼문	魂門	Honmun	BL47
양강	陽綱	Yanggang	BL48
의사	意舍	Uisa	BL49
위창	胃倉	Wichang	BL50
황문	肓門	Hwangmun	BL51
지실	志室	Jisil	BL52
포황	胞肓	Pohwang	BL53
질변	秩邊	Jilbyeon	BL54
합양	合陽	Habyang	BL55
승근	承筋	Seunggeun	BL56
승산	承山	Seungsan	BL57
비양	飛揚	Biyang	BL58
부양	跗陽	Buyang	BL59
곤륜	崑崙	Gollyun	BL60
복삼	僕參	Boksam	BL61
신맥	申脈	Sinmaek	BL62
금문	金門	Geummun	BL63
경골	京骨	Gyeonggol	BL64
속골	束骨	Sokgol	BL65
족통곡	足通谷	Joktonggok	BL66
지음	至陰	Jieum	BL67

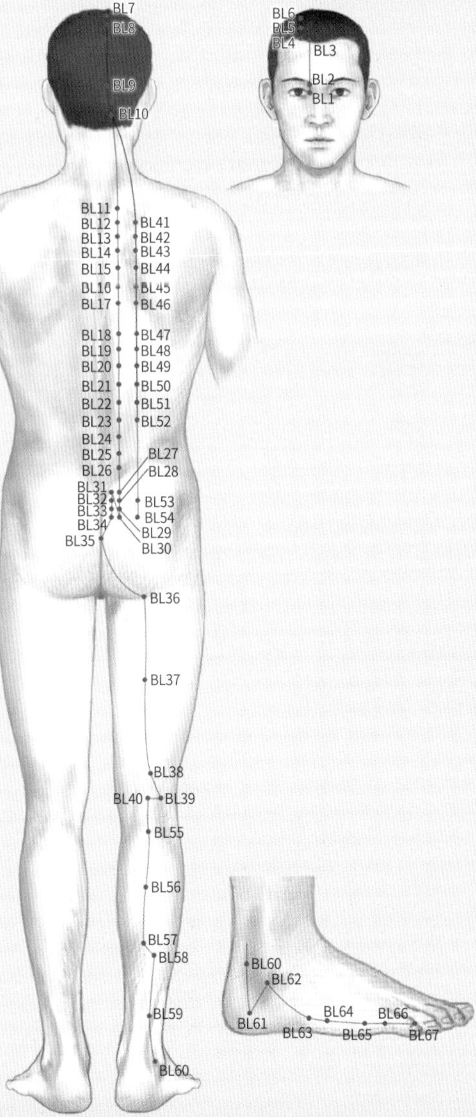

BL1 睛明(정명, Jeongmyeong)

부위 얼굴, 안쪽눈구석(medial canthus)의 위 안쪽 부분과 눈확(orbit)의 안쪽벽 사이의 오목한 곳

취혈 눈을 감고 눈동자를 반대편으로 돌린 상태에서, 안쪽눈구석의 위 안쪽으로 0.1촌 지점의 오목한 곳에서 취혈

침법 직자: 0.1~0.3촌(깊게 자침하지 않음), 사자: 0.3~0.7촌

특성 기시혈(起始穴), 음교맥의 종지혈(終止穴), 수태양소장경·족태양방광경·족양명위경·음교맥·양교맥과의 교회혈(交會穴)

BL2 攢竹(찬죽, Chanjuk)

부위 머리, 눈썹 안쪽끝의 오목한 곳

취혈 이마뼈패임(frontal notch), 정명(睛明, BL1)에서 수직으로 위쪽, 눈썹 안쪽끝에서 취혈

침법 직자: 0.3~0.5촌, 삼릉침으로 점자출혈

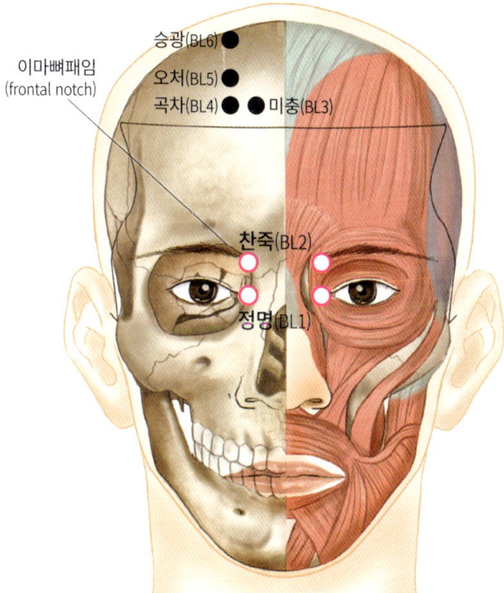
승광(BL6)
이마뼈패임
(frontal notch)
오처(BL5)
곡차(BL4)
미충(BL3)
찬죽(BL2)
정명(BL1)

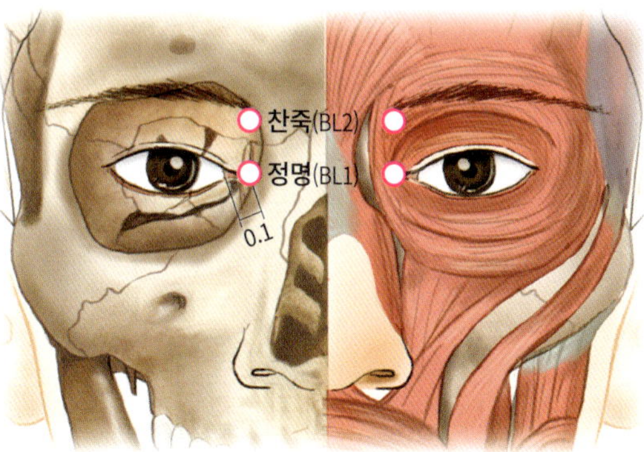
찬죽(BL2)
정명(BL1)
0.1

BL3 眉衝(미충, Michung)

부위 머리, 이마뼈패임(frontal notch)의 위쪽, 전발제(anterior hairline)에서 위쪽으로 0.5촌

취혈 신정(神庭, GV24)을 지나는 수평선과 찬죽(攢竹, BL2)을 지나는 수직선이 만나는 곳에서 취혈. 신정(神庭, GV24)과 곡차(曲差, BL4) 사이의 중간에 위치

침법 직자: 0.2~0.3촌, 사자: 0.3~0.5촌

BL4 曲差(곡차, Gokcha)

부위 머리, 전발제에서 위쪽으로 0.5촌, 앞정중선(anterior median line)에서 가쪽으로 1.5촌

취혈 신정(神庭, GV24)과 두유(頭維, ST8)를 연결하는 활모양의 가상선에서 안쪽으로부터 1/3, 가쪽으로부터 2/3가 되는 지점에서 취혈

침법 직자: 0.2~0.3촌, 사자: 0.3~0.5촌

BL5 五處(오처, Ocheo)

부위 머리, 전발제에서 위쪽으로 1촌, 앞정중선에서 가쪽으로 1.5촌

취혈 곡차(曲差, BL4)에서 수직으로 0.5촌, 상성(上星, GV23)과 같은 높이에 위치

침법 직자: 0.2~0.3촌, 사자: 0.3~0.5촌

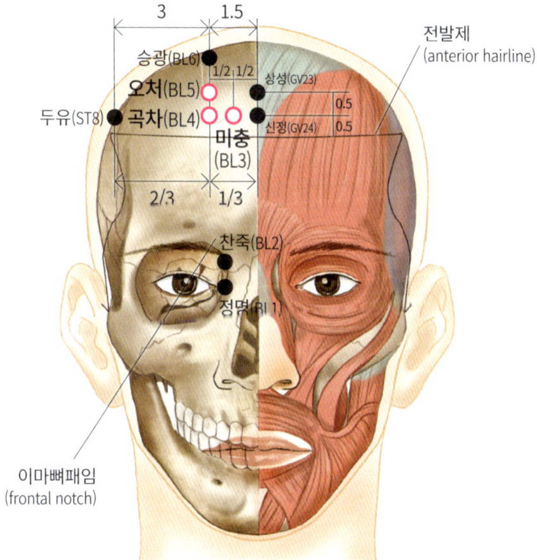
3
1.5
승광(BL6)
1/2
1/2
오처(BL5)
상성(GV23)
0.5
두유(ST8)
곡차(BL4)
신정(GV24)
0.5
미충
(BL3)
2/3
1/3
전발제
(anterior hairline)
찬죽(BL2)
정명(BL1)
이마뼈패임
(frontal notch)

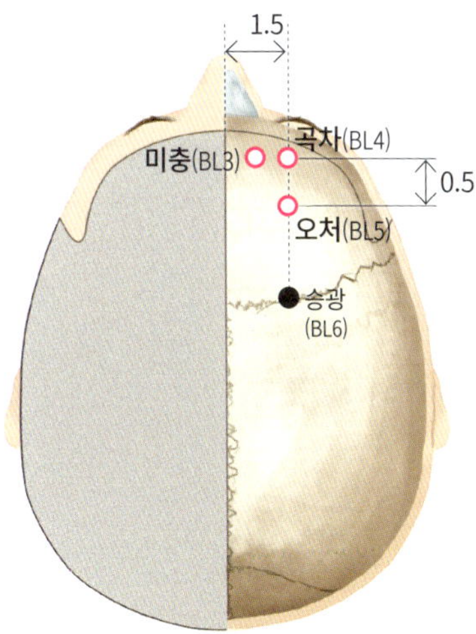
1.5
곡차(BL4)
미충(BL3)
0.5
오처(BL5)
승광
(BL6)

BL6 承光(승광, Seunggwang)

부위 머리, 전발제(anterior hairline)에서 위로 2.5촌, 앞정중선(anterior median line)에서 가쪽으로 1.5촌

취혈 오처(五處, BL5)에서 위쪽으로 1.5촌, 곡차(曲差, BL4)에서 위쪽으로 2촌 부위로 정영(正營, GB17)과 같은 높이에 위치

침법 직자: 0.2-0.3촌, 사자: 0.3~0.5촌

BL7 通天(통천, Tongcheon)

부위 머리, 전발제에서 위쪽으로 4촌, 앞정중선에서 가쪽으로 1.5촌

취혈 승광(承光, BL6)과 낙각(絡却, BL8) 사이의 중점으로, 승령(承靈, GB18), 사신총(四神聰)의 앞 경혈과 같은 높이에 위치

침법 직자: 0.2~0.3촌, 사자: 0.3~0.5촌

BL8 絡却(낙각, Nakgak)

부위 머리, 전발제에서 위쪽으로 5.5촌, 앞정중선에서 가쪽으로 1.5촌

취혈 백회(百會, GV20)에서 뒤쪽으로 0.5촌, 가쪽으로 1.5촌이 되는 지점에서 취혈

침법 직자: 0.2-0.3촌, 사자: 0.3~0.5촌

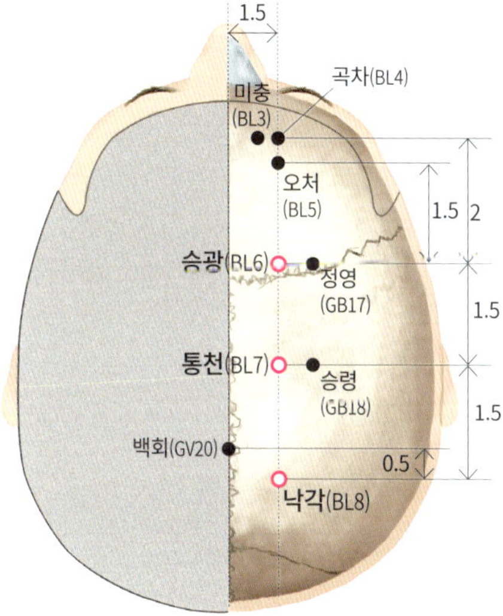
1.5
곡차(BL4)
미충
(BL3)
오처
(BL5)
1.5
2
승광(BL6)
정영
(GB17)
1.5
통천(BL7)
승령
(GB18)
1.5
백회(GV20)
0.5
낙각(BL8)

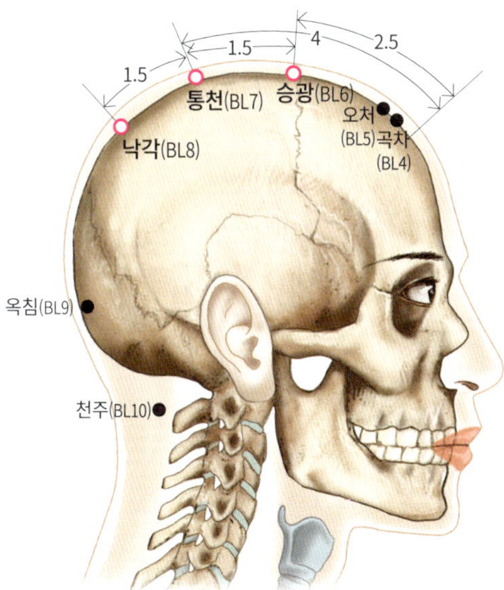
4
2.5
1.5
1.5
통천(BL7)
승광(BL6)
오처
(BL5)곡차
(BL4)
낙각(BL8)
옥침(BL9)
천주(BL10)

BL9 玉枕(옥침, Okchim)

부위 머리, 바깥뒤통수뼈융기(external occipital protuberance) 위모서리와 같은 높이, 뒤정중선(posterior median line)에서 가쪽으로 1.3촌

취혈 뇌호(腦戶, GV17), 뇌공(腦空, GB19)과 같은 높이에 위치. 등세모근(trapezius) 가쪽모서리를 지나는 수직선과 바깥뒤통수뼈융기 위모서리를 지나는 수평선이 만나는 지점에서 취혈

침법 직자: 0.2~0.3촌, 사자: 0.3~0.5촌

BL10 天柱(천주, Cheonju)

부위 목 뒤부위, 둘째 목뼈 가시돌기(spinous process of the 2nd cervical vertebra) 위모서리와 같은 높이, 등세모근 가쪽모서리 오목한 곳

취혈 아문(瘂門, GV15)과 같은 높이에 위치

침법 직자: 0.3~0.5촌, 사자: 0.5~1촌(심자 시 척수 손상 주의)

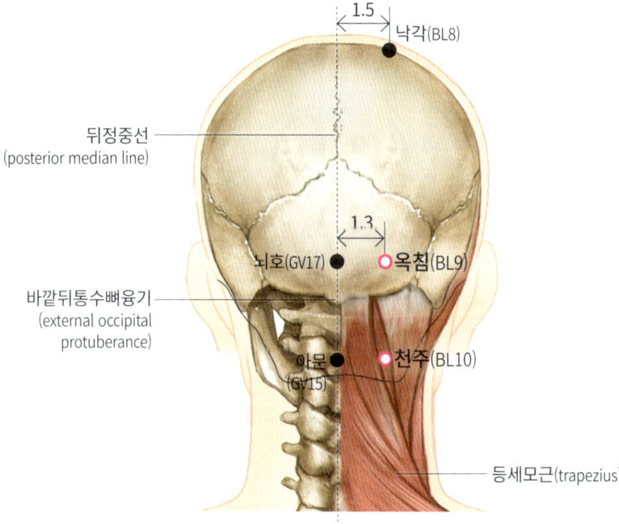
1.5
낙각(BL8)
뒤정중선
(posterior median line)
1.3
뇌호(GV17)
옥침(BL9)
바깥뒤통수뼈융기
(external occipital
protuberance)
아문
(GV15)
천주(BL10)
등세모근(trapezius)

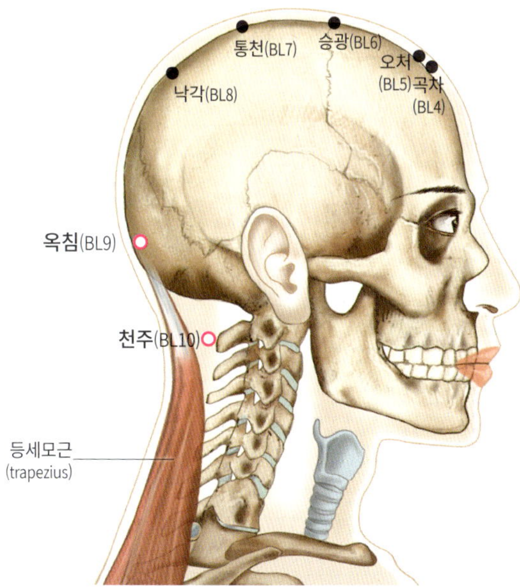
통천(BL7)
승광(BL6)
오처
(BL5)
곡차
(BL4)
낙각(BL8)
옥침(BL9)
천주(BL10)
등세모근
(trapezius)

BL11 大杼(대저, Daejeo)

부위 위쪽 등부위, 첫째 등뼈 가시돌기(spinous process of the 1st thoracic vertebra) 아래모서리와 같은 높이, 뒤정중선(posterior median line)에서 가쪽으로 1.5촌

취혈 도도(陶道, GV13)와 견외수(肩外兪, SI14) 사이의 중점에서 취혈

침법 직자: 0.3~0.5촌, 사자: 0.5~1촌

특성 팔회혈(八會穴; 골회), 족태양방광경·수태양소장경·족소양담경·수소양삼초경과의 교회혈(交會穴)

BL12 風門(풍문, Pungmun)

부위 위쪽 등부위, 둘째 등뼈 가시돌기(spinous process of the 2nd thoracic vertebra) 아래모서리와 같은 높이, 뒤정중선에서 가쪽으로 1.5촌

취혈 부분(附分, BL41)과 둘째 등뼈 가시돌기 아래모서리 사이의 중점에서 취혈

침법 직자: 0.3~0.5촌, 사자: 0.5~1촌

특성 독맥·족태양방광경과의 교회혈(交會穴)

BL13 肺兪(폐수, Pyesu)

부위 위쪽 등부위, 셋째 등뼈 가시돌기(spinous process of the 3rd thoracic vertebra) 아래모서리와 같은 높이, 뒤정중선에서 가쪽으로 1.5촌

취혈 신주(身柱, GV12)와 백호(魄戶, BL42) 사이의 중점에서 취혈

침법 직자: 0.3~0.5촌, 사자: 0.5~1촌

특성 폐의 배수혈(背兪穴)

BL14 厥陰兪(궐음수, Gworeumsu)

부위 위쪽 등부위, 넷째 등뼈 가시돌기(spinous process of the 4th thoracic vertebra) 아래모서리와 같은 높이, 뒤정중선에서 가쪽으로 1.5촌

취혈 고황(膏肓, BL43)과 넷째 등뼈 가시돌기 아래모서리 사이의 중점에서 취혈

침법 직자: 0.3~0.5촌, 사자: 0.5~1촌

특성 심포의 배수혈(背兪穴)

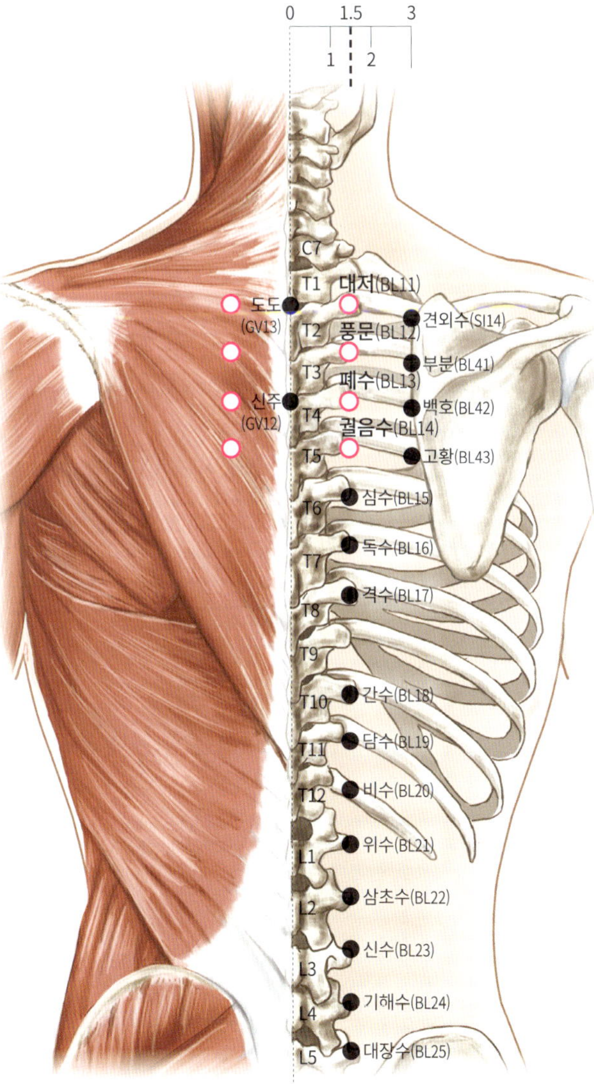
0
1.5
3
1
2
C7
T1
대저(BL11)
도도
(GV13)
T2
견외수(SI14)
풍문(BL12)
T3
부분(BL41)
폐수(BL13)
신주
(GV12)
T4
백호(BL42)
궐음수(BL14)
T5
고황(BL43)
심수(BL15)
T6
독수(BL16)
T7
격수(BL17)
T8
T9
간수(BL18)
T10
담수(BL19)
T11
비수(BL20)
T12
위수(BL21)
L1
삼초수(BL22)
L2
신수(BL23)
L3
기해수(BL24)
L4
대장수(BL25)
L5

BL15 心俞(심수, Simsu)

부위 위쪽 등부위, 다섯째 등뼈 가시돌기(spinous process of the 5th thoracic vertebra) 아래모서리와 같은 높이, 뒤정중선(posterior median line)에서 가쪽으로 1.5촌

취혈 신도(神道, GV11)와 신당(神堂, BL44) 사이의 중점에서 취혈

침법 직자: 0.3~0.5촌, 사자: 1.5촌

특성 심의 배수혈(背俞穴)

BL16 督俞(독수, Doksu)

부위 위쪽 등부위, 여섯째 등뼈 가시돌기(spinous process of the 6th thoracic vertebra) 아래모서리와 같은 높이, 뒤정중선에서 가쪽으로 1.5촌

취혈 영대(靈臺, GV10)와 의희(譩譆, BL45) 사이의 중점에서 취혈

침법 직자: 0.3~0.5촌, 사자: 0.5~1촌

BL17 膈俞(격수, Gyeoksu)

부위 위쪽 등부위, 일곱째 등뼈 가시돌기(spinous process of the 7th thoracic vertebra) 아래모서리와 같은 높이, 뒤정중선에서 가쪽으로 1.5촌

취혈 지양(至陽, GV9)과 격관(膈關, BL46) 사이의 중점에서 취혈

침법 직자: 0.3~0.5촌, 사자: 0.5~1촌

특성 팔회혈(八會穴; 혈회)

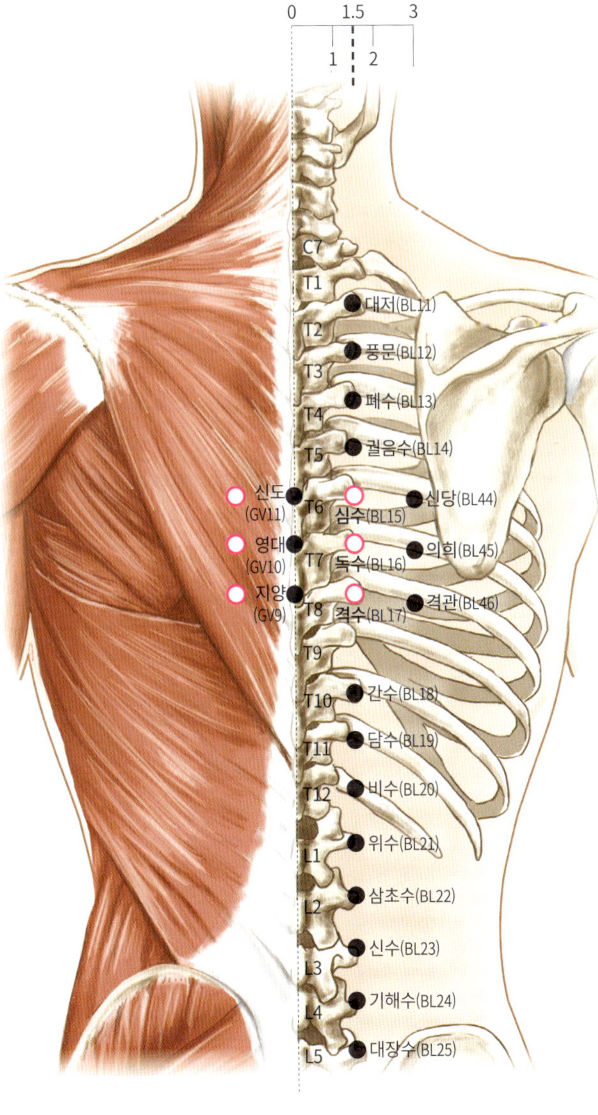
0
1.5
3
1
2
C7
T1
T2
T3
T4
T5
T6
T7
T8
T9
T10
T11
T12
L1
L2
L3
L4
L5
대저(BL11)
풍문(BL12)
폐수(BL13)
궐음수(BL14)
신도
(GV11)
심수(BL15)
신당(BL44)
영대
(GV10)
독수(BL16)
의희(BL45)
지양
(GV9)
격수(BL17)
격관(BL46)
간수(BL18)
담수(BL19)
비수(BL20)
위수(BL21)
삼초수(BL22)
신수(BL23)
기해수(BL24)
대장수(BL25)

BL18 肝兪(간수, Gansu)

부위 위쪽 등부위, 아홉째 등뼈 가시돌기(spinous process of the 9th thoracic vertebra) 아래모서리와 같은 높이, 뒤정중선(posterior median line)에서 가쪽으로 1.5촌

취혈 근축(筋縮, GV8)과 혼문(魂門, BL47) 사이의 중점에서 취혈

침법 직자: 0.3~0.5촌, 사자: 0.5~1촌

특성 간의 배수혈(背兪穴)

BL19 膽兪(담수, Damsu)

부위 위쪽 등부위, 열째 등뼈 가시돌기(spinous process of the 10th thoracic vertebra) 아래모서리와 같은 높이, 뒤정중선에서 가쪽으로 1.5촌

취혈 중추(中樞, GV7)와 양강(陽綱, BL48) 사이의 중점에서 취혈

침법 직자: 0.3~0.5촌, 사자: 0.3~1촌

특성 담의 배수혈(背兪穴)

BL20 脾兪(비수, Bisu)

부위 위쪽 등부위, 열한째 등뼈 가시돌기(spinous process of the 11th thoracic vertebra) 아래모서리와 같은 높이, 뒤정중선에서 가쪽으로 1.5촌

취혈 척중(脊中, GV6)과 의사(意舍, BL49) 사이의 중점에서 취혈

침법 직자: 0.3~0.5촌, 사자: 0.5~1촌

특성 비의 배수혈(背兪穴)

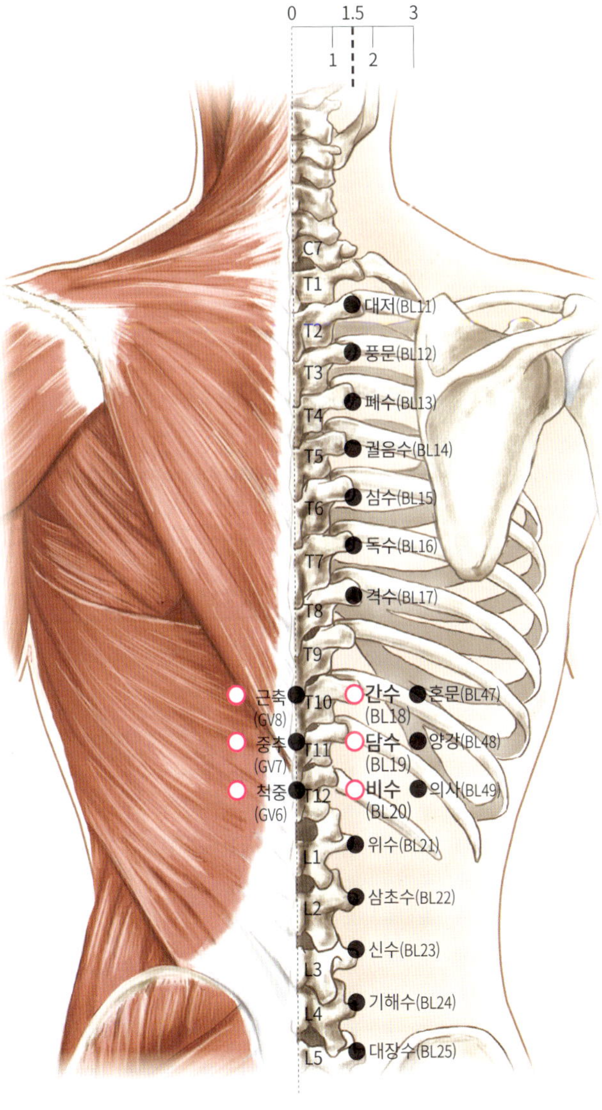
0
1.5
3
1
2
C7
T1
대저(BL11)
T2
풍문(BL12)
T3
폐수(BL13)
T4
궐음수(BL14)
T5
심수(BL15)
T6
독수(BL16)
T7
격수(BL17)
T8
T9
근축 (GV8)
T10
간수 (BL18)
혼문(BL47)
중추 (GV7)
T11
담수 (BL19)
양강(BL48)
척중 (GV6)
T12
비수 (BL20)
의사(BL49)
위수(BL21)
L1
삼초수(BL22)
L2
신수(BL23)
L3
기해수(BL24)
L4
대장수(BL25)
L5

BL21 胃兪(위수, Wisu)

부위 위쪽 등부위, 열두째 등뼈 가시돌기(spinous process of the 12th thoracic vertebra) 아래모서리와 같은 높이, 뒤정중선(posterior median line)에서 가쪽으로 1.5촌

취혈 위창(胃倉, BL50)과 열두째 등뼈 가시돌기 아래모서리 사이의 중점에서 취혈

침법 직자: 0.3~0.5촌, 사자: 0.5~1촌

특성 위의 배수혈(背兪穴)

BL22 三焦兪(삼초수, Samchosu)

부위 허리부위, 첫째 허리뼈 가시돌기(spinous process of the 1st lumbar vertebra) 아래모서리와 같은 높이, 뒤정중선에서 가쪽으로 1.5촌

취혈 현추(懸樞, GV5)와 황문(肓門, BL51) 사이의 중점에서 취혈

침법 직자: 0.3~0.5촌, 사자: 0.5~1촌

특성 삼초의 배수혈(背兪穴)

BL23 腎兪(신수, Sinsu)

부위 허리부위, 둘째 허리뼈 가시돌기(spinous process of the 2nd lumbar vertebra) 아래모서리와 같은 높이, 뒤정중선에서 가쪽으로 1.5촌

취혈 명문(命門, GV4)과 지실(志室, BL52) 사이의 중점에서 취혈

침법 직자: 0.3~1촌, 사자: 0.5~1촌

특성 신의 배수혈(背兪穴)

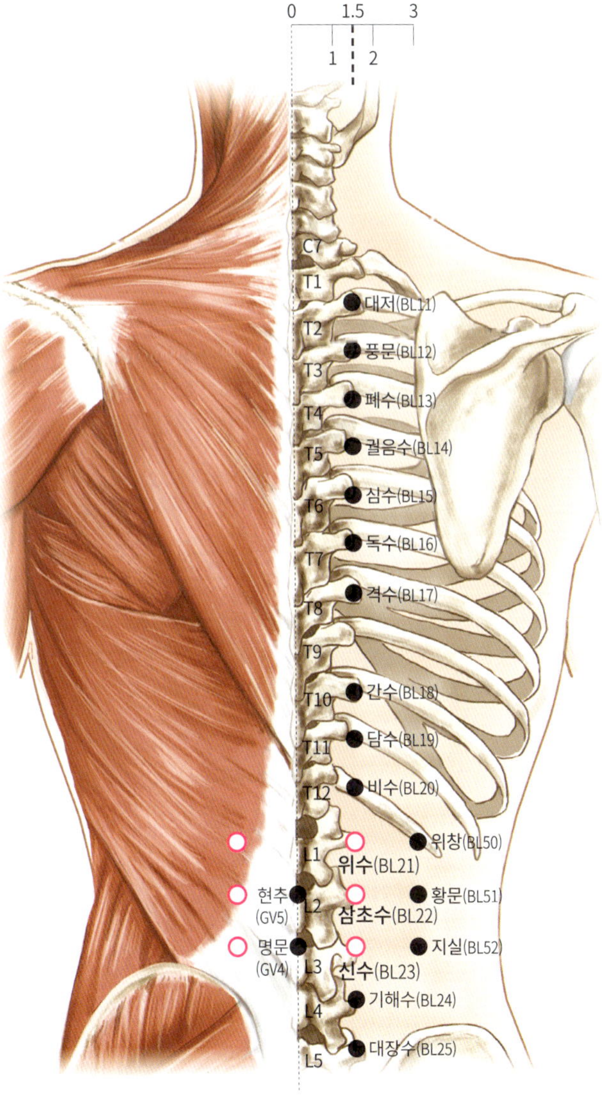
0
1.5
3
1
2
C7
T1
대저(BL11)
T2
풍문(BL12)
T3
폐수(BL13)
T4
궐음수(BL14)
T5
심수(BL15)
T6
독수(BL16)
T7
격수(BL17)
T8
T9
간수(BL18)
T10
담수(BL19)
T11
비수(BL20)
T12
위창(BL50)
L1
위수(BL21)
현추
(GV5)
황문(BL51)
L2
삼초수(BL22)
명문
(GV4)
지실(BL52)
L3
신수(BL23)
기해수(BL24)
L4
대장수(BL25)
L5

BL24 氣海兪(기해수, Gihaesu)

부위 허리부위, 셋째 허리뼈 가시돌기(spinous process of the 3rd lumbar vertebra) 아래모서리와 같은 높이, 뒤정중선(posterior median line)에서 가쪽으로 1.5촌

침법 직자: 0.3~0.5촌, 사자: 0.5~1촌

BL25 大腸兪(대장수, Daejangsu)

부위 허리부위, 넷째 허리뼈 가시돌기(spinous process of the 4th lumbar vertebra) 아래모서리와 같은 높이, 뒤정중선에서 가쪽으로 1.5촌

취혈 요양관(腰陽關, GV3)과 같은 높이에 위치

침법 직자: 0.5~1촌, 사자: 1~2촌

특성 대장의 배수혈(背兪穴)

BL26 關元兪(관원수, Gwanwonsu)

부위 허리부위, 다섯째 허리뼈 가시돌기(spinous process of the 5th lumbar vertebra) 아래모서리와 같은 높이, 뒤정중선에서 가쪽으로 1.5촌

침법 직자: 0.5~1촌, 사자: 1~2촌

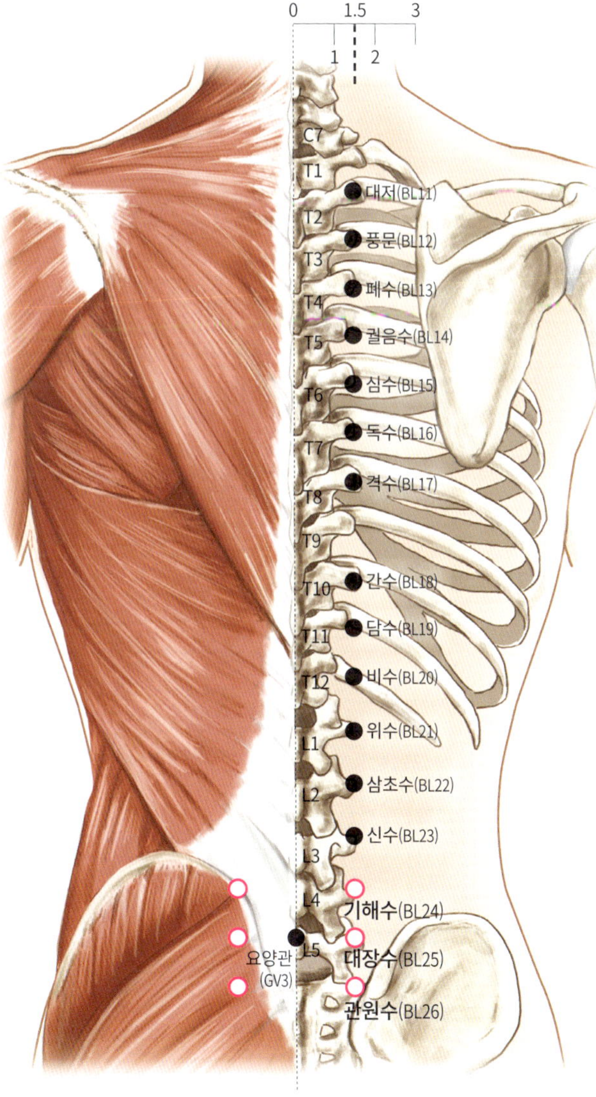
0
1.5
3
1
2
C7
T1
T2
T3
T4
T5
T6
T7
T8
T9
T10
T11
T12
L1
L2
L3
L4
L5
대저(BL11)
풍문(BL12)
폐수(BL13)
궐음수(BL14)
심수(BL15)
독수(BL16)
격수(BL17)
간수(BL18)
담수(BL19)
비수(BL20)
위수(BL21)
삼초수(BL22)
신수(BL23)
기해수(BL24)
대장수(BL25)
관원수(BL26)
요양관
(GV3)

BL27 小腸兪(소장수, Sojangsu)

부위 엉치부위, 첫째 뒤엉치뼈구멍(the 1st sacral foramen)과 같은 높이, 정중엉치뼈능선(median sacral crest)에서 가쪽으로 1.5촌

취혈 상료(上髎, BL31)와 같은 높이에 위치

침법 직자: 0.5~1촌, 사자: 1~1.5촌

특성 소장의 배수혈(背兪穴)

BL28 膀胱兪(방광수, Banggwangsu)

부위 엉치부위, 둘째 뒤엉치뼈구멍(the 2nd sacral foramen)과 같은 높이, 정중엉치뼈능선에서 가쪽으로 1.5촌

취혈 차료(次髎, BL32)와 같은 높이에 위치

침법 직자: 0.5~1촌, 사자: 1~1.5촌

특성 방광의 배수혈(背兪穴)

BL29 中膂兪(중려수, Jungnyeosu)

부위 엉치부위, 셋째 뒤엉치뼈구멍(the 3rd sacral foramen)과 같은 높이, 정중엉치뼈능선에서 가쪽으로 1.5촌

취혈 중료(中髎, BL33)와 같은 높이에 위치

침법 직자: 0.5~1촌, 사자: 0.7~1촌

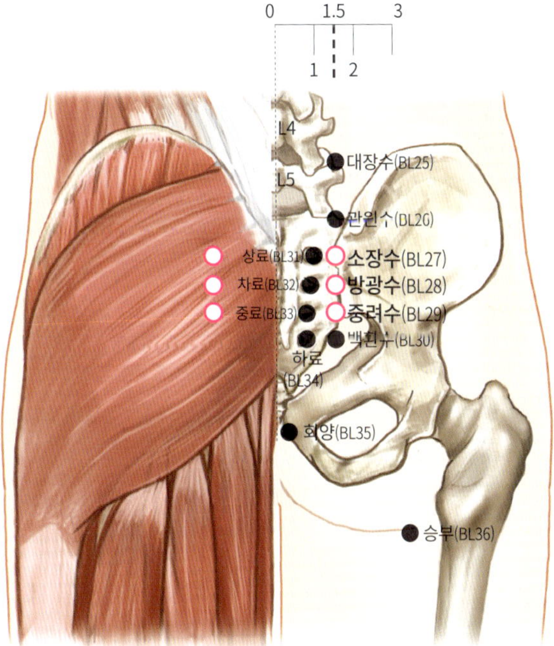
0
1.5
3
1
2
L4
L5
대장수(BL25)
관원수(BL26)
상료(BL31)
소장수(BL27)
차료(BL32)
방광수(BL28)
중료(BL33)
중려수(BL29)
백환수(BL30)
하료
(BL34)
회양(BL35)
승부(BL36)

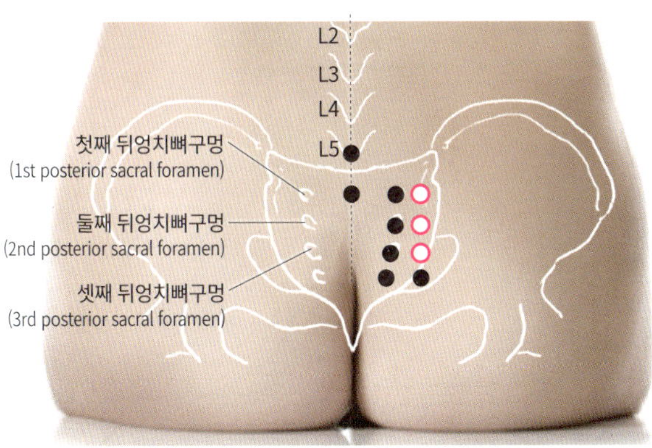
L2
L3
L4
L5
첫째 뒤엉치뼈구멍
(1st posterior sacral foramen)
둘째 뒤엉치뼈구멍
(2nd posterior sacral foramen)
셋째 뒤엉치뼈구멍
(3rd posterior sacral foramen)

BL30 白環兪(백환수, Baekwansu)

부위 엉치부위, 넷째 뒤엉치뼈구멍(the 4th sacral foramen)과 같은 높이, 정중 엉치뼈능선(median sacral crest)에서 가쪽으로 1.5촌

취혈 하료(下髎, BL34)와 같은 높이에 위치

침법 직자: 0.5~1촌, 사자: 0.7~1촌

BL31 上髎(상료, Sangnyo)

부위 엉치부위, 첫째 뒤엉치뼈구멍(the 1st sacral foramen)

취혈 첫째 뒤엉치뼈구멍은 손가락을 차료(次髎, BL32)에서부터 위쪽으로 움직이면서 찾으면 오목하게 촉지되는 부위

침법 직자: 0.5~1.2촌(엉치뼈구멍 안으로 자입)

특성 족태양방광경·족소양담경과의 교회혈(交會穴)

BL32 次髎(차료, Charyo)

부위 엉치부위, 둘째 뒤엉치뼈구멍(the 2nd sacral foramen)

취혈 둘째 뒤엉치뼈구멍은 위뒤엉덩뼈가시(posterior superior iliac spine)와 둘째엉치뼈 가시돌기(spinous process of the 2nd sacral vertebra)를 연결하는 선의 중점, 오목한 곳에서 촉지되는 부위

침법 직자: 0.5~1촌(엉치뼈구멍 안으로 자입)

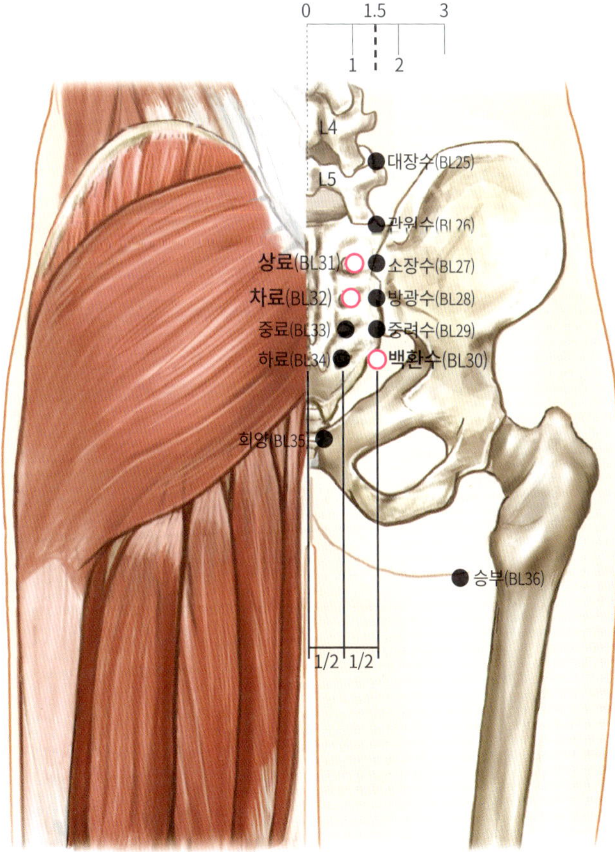
0
1.5
3
1
2
L4
L5
대장수(BL25)
관원수(BL26)
상료(BL31)
소장수(BL27)
차료(BL32)
방광수(BL28)
중료(BL33)
중려수(BL29)
하료(BL34)
백환수(BL30)
회양(BL35)
승부(BL36)
1/2
1/2

BL33 中髎(중료, Jungnyo)

부위 엉치부위, 셋째 뒤엉치뼈구멍(the 3rd sacral foramen)

취혈 셋째 뒤엉치뼈구멍은 손가락을 차료(次髎, BL32)에서부터 아래쪽으로 움직이면서 찾으면 처음으로 촉지되는 오목한 곳

침법 직자: 0.5~1촌(엉치뼈구멍 안으로 자입)

특성 족태양방광경·족궐음간경·족소양담경의 교회혈(交會穴)

BL34 下髎(하료, Haryo)

부위 엉치부위, 넷째 뒤엉치뼈구멍(the 4th sacral foramen)

취혈 넷째 뒤엉치뼈구멍은 손가락을 차료(次髎, BL32)에서부터 아래쪽으로 움직이면서 찾으면 두 번째로 만져지는 오목한 곳으로, 엉치뼈틈새(sacral hiatus)와 같은 높이에 위치

침법 직자: 0.5~1촌(엉치뼈구멍 안으로 자입)

특성 족태양방광경·족궐음간경·족소양담경의 교회혈(交會穴)

BL35 會陽(회양, Hoeyang)

부위 엉덩이부위, 꼬리뼈끝(extremity of the coccyx)에서 가쪽으로 0.5촌

취혈 엎드린 자세나 무릎을 가슴에 댄 자세를 하고, 꼬리뼈끝에서 가쪽으로 약간 오목한 곳에서 취혈

침법 직자: 0.3~0.8촌

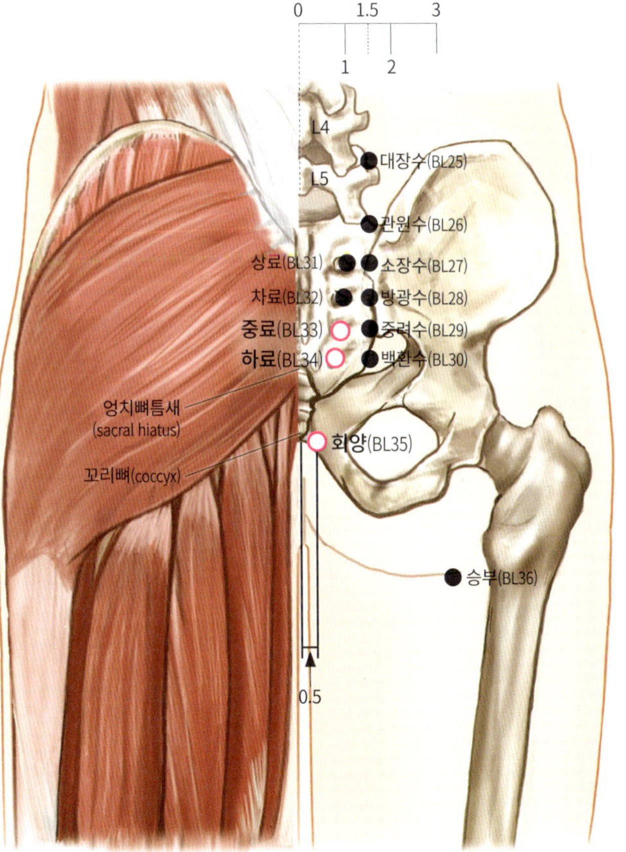
0
1.5
3
1
2
L4
L5
대장수(BL25)
관원수(BL26)
상료(BL31)
소장수(BL27)
차료(BL32)
방광수(BL28)
중료(BL33)
중려수(BL29)
하료(BL34)
백환수(BL30)
엉치뼈틈새
(sacral hiatus)
회양(BL35)
꼬리뼈(coccyx)
승부(BL36)
0.5

BL36 承扶(승부, Seungbu)

부위 엉덩이부위, 엉덩이주름(gluteal fold)의 중점

침법 직자: 0.5~1.5촌

BL37 殷門(은문, Eunmun)

부위 넓적다리 뒤쪽면(posterior aspect of the thigh), 넙다리두갈래근(biceps femoris)과 반힘줄근(semitendinosus)의 사이, 엉덩이주름에서 아래쪽으로 6촌

취혈 승부(承扶, BL36)와 위중(委中, BL40)을 연결하는 선의 중점에서 위쪽으로 1촌 지점에서 취혈. 반힘줄근과 넙다리두갈래근은 엎드린 자세에서 저항을 받으며 무릎을 굽혔을 때 현저하게 드러난다. 또한 이 두 근육은 엉덩이를 내회전하거나 외회전 할 때 더욱 쉽게 찾을 수 있다.

침법 직자: 0.5~1.5촌, 사자: 1~2촌

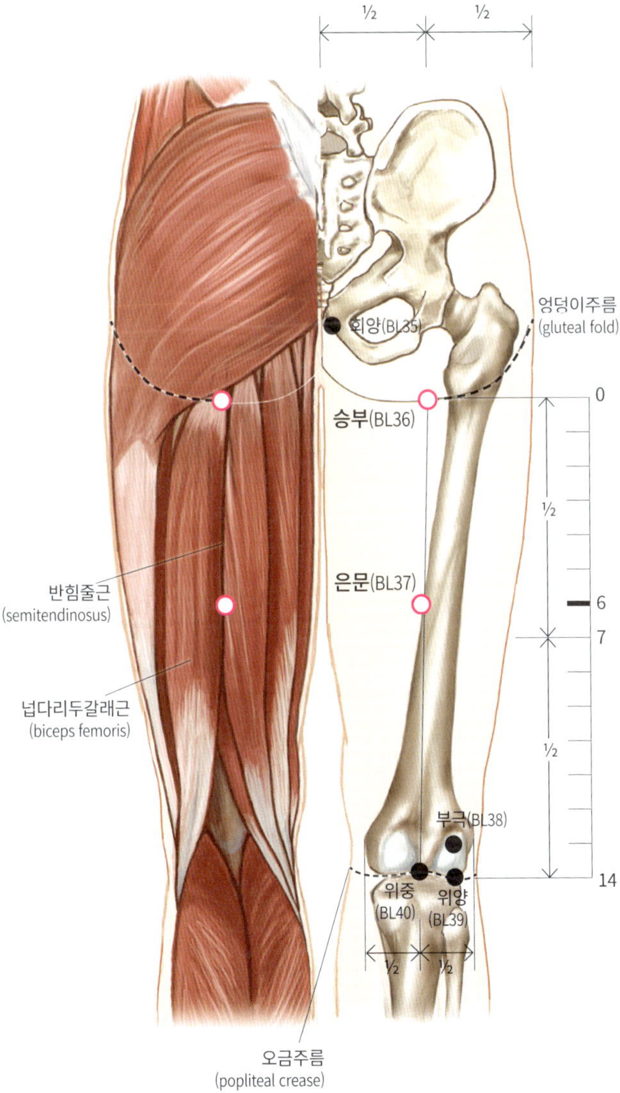
½
½
엉덩이주름
(gluteal fold)
회양(BL35)
승부(BL36)
은문(BL37)
반힘줄근
(semitendinosus)
넙다리두갈래근
(biceps femoris)
부극(BL38)
위중
(BL40)
위양
(BL39)
0
½
6
7
½
14
½
½
오금주름
(popliteal crease)

BL38 浮郄(부극, Bugeuk)

부위 무릎 뒤쪽면, 넙다리두갈래근힘줄(biceps femoris tendon) 안쪽모서리 바로 안쪽, 오금주름(popliteal crease)에서 위쪽으로 1촌

취혈 무릎을 살짝 굽혔을 때, 넙다리두갈래근힘줄의 안쪽, 위양(委陽, BL39)에서 몸쪽으로 1촌에서 취혈

침법 직자: 0.5~1촌, 사자: 1~2촌

BL39 委陽(위양, Wiyang)

부위 무릎 뒤가쪽면, 오금주름에서 넙다리두갈래근힘줄의 바로 안쪽

취혈 넙다리두갈래근힘줄은 무릎을 살짝 굽혔을 때 현저히 드러남

침법 직자: 0.3~1촌, 사자: 1~2촌,

특성 육부하합혈(六腑下合穴, 삼초)

BL40 委中(위중, Wijung)

부위 무릎 뒤쪽면, 오금주름의 가운데

취혈 넙다리두갈래근힘줄과 반힘줄근힘줄(semitendinosus tendon)사이의 오금주름 중점에서 취혈

침법 직자: 0.6~1.5촌, 혈관과 신경 손상 주의

특성 합토혈(合土穴), 사총혈(四總穴; 요배), 육부하합혈(六腑下合穴; 방광), 사만혈(四彎穴)

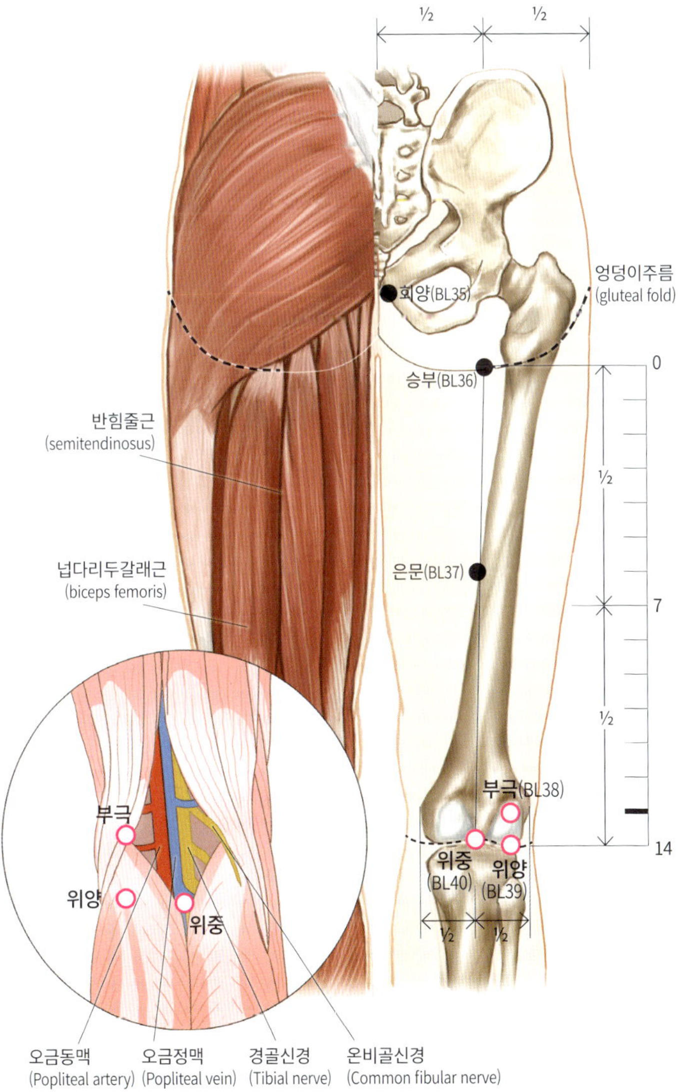
½
½
엉덩이주름
(gluteal fold)
회양(BL35)
승부(BL36)
0
반힘줄근
(semitendinosus)
½
넓다리두갈래근
(biceps femoris)
은문(BL37)
7
½
부극(BL38)
14
위중
(BL40)
위양
(BL39)
½
½
부극
위양
위중
오금동맥
(Popliteal artery)
오금정맥
(Popliteal vein)
경골신경
(Tibial nerve)
온비골신경
(Common fibular nerve)

BL41 附分(부분, Bubun)

부위 위쪽 등부위, 둘째 등뼈 가시돌기(spinous process of the 2nd thoracic vertebra) 아래모서리와 같은 높이, 뒤정중선(posterior median line)에서 가쪽으로 3촌

취혈 풍문(風門, BL12)과 같은 높이에 위치

침법 직자: 0.3~0.5촌, 사자: 0.5~0.8촌
☑ 깊이 자침하지 말 것, 폐 손상에 주의

특성 수태양소장경·족태양방광경의 교회혈(交會穴)

BL42 魄戶(백호, Baekho)

부위 위쪽 등부위, 셋째 등뼈 가시돌기(spinous process of the 3rd thoracic vertebra) 아래모서리와 같은 높이, 뒤정중선에서 가쪽으로 3촌

취혈 신주(身柱, GV12), 폐수(肺兪, BL13)와 같은 높이에 위치

침법 직자: 0.3~0.5촌, 사자: 0.5~1촌
☑ 깊이 자침하지 말 것, 폐 손상에 주의

BL43 膏肓(고황, Gohwang)

부위 위쪽 등부위, 넷째 등뼈 가시돌기(spinous process of the 4th thoracic vertebra) 아래모서리와 같은 높이, 뒤정중선에서 가쪽으로 3촌

취혈 궐음수(厥陰兪, BL14)와 같은 높이에 위치

침법 직자: 0.3~0.5촌, 사자: 0.3~0.8촌(침첨을 등쪽에서 앞바깥쪽으로 자입하거나 어깨뼈 밑으로 자입, 폐손상이 되지 않도록 주의)

BL44 神堂(신당, Sindang)

부위 위쪽 등부위, 다섯째 등뼈 가시돌기(spinous process of the 5th thoracic vertebra) 아래모서리와 같은 높이, 뒤정중선에서 가쪽으로 3촌

취혈 신도(神道, GV11), 심수(心兪, BL15)와 같은 높이에 위치

침법 직자: 0.3~0.5촌, 사자: 0.5~0.8촌
☑ 깊이 자침하지 말 것

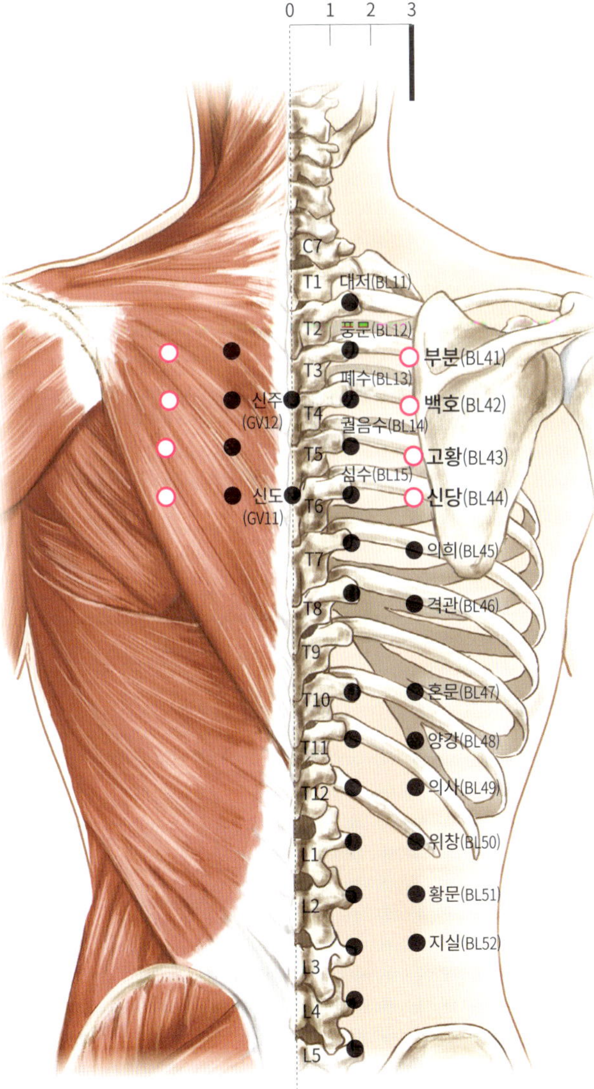
0 1 2 3
C7
T1
대저(BL11)
T2
풍문(BL12)
부분(BL41)
T3
폐수(BL13)
신주
(GV12)
백호(BL42)
T4
궐음수(BL14)
T5
고황(BL43)
심수(BL15)
신도
(GV11)
신당(BL44)
T6
의희(BL45)
T7
T8
격관(BL46)
T9
T10
혼문(BL47)
T11
양강(BL48)
T12
의사(BL49)
L1
위창(BL50)
L2
황문(BL51)
지실(BL52)
L3
L4
L5

BL45 譩譆(의희, Uihui)

부위 위쪽 등부위, 여섯째 등뼈 가시돌기(spinous process of the 6th thoracic vertebra) 아래모서리와 같은 높이, 뒤정중선(posterior median line)에서 가쪽으로 3촌

취혈 영대(靈臺, GV10), 독수(督兪, BL16)와 같은 높이에 위치

침법 직자: 0.3~0.5촌, 사자: 0.5~1촌
☑ 깊이 자침하지 말 것

BL46 膈關(격관, Gyeokgwan)

부위 위쪽 등부위, 일곱째 등뼈 가시돌기(spinous process of the 7th thoracic vertebra) 아래모서리와 같은 높이, 뒤정중선에서 가쪽으로 3촌

취혈 지양(至陽, GV9), 격수(膈兪, BL17)와 같은 높이에 위치

침법 직자: 0.3~0.5촌, 사자: 0.5~0.8촌
☑ 깊이 자침하지 말 것

BL47 魂門(혼문, Honmun)

부위 위쪽 등부위, 아홉째 등뼈 가시돌기(spinous process of the 9th thoracic vertebra) 아래모서리와 같은 높이, 뒤정중선에서 가쪽으로 3촌

취혈 근축(筋縮, GV8), 간수(肝兪, BL18)와 같은 높이에 위치

침법 직자: 0.3~0.5촌, 사자: 0.5~1촌
☑ 깊이 자침하지 말 것

BL48 陽綱(양강, Yanggang)

부위 위쪽 등부위, 열째 등뼈 가시돌기(spinous process of the 10th thoracic vertebra) 아래모서리와 같은 높이, 뒤정중선에서 가쪽으로 3촌

취혈 중추(中樞, GV7), 담수(膽兪, BL19)와 같은 높이에 위치

침법 직자: 0.3~0.5촌, 사자: 0.5~1촌
☑ 깊이 자침하지 말 것

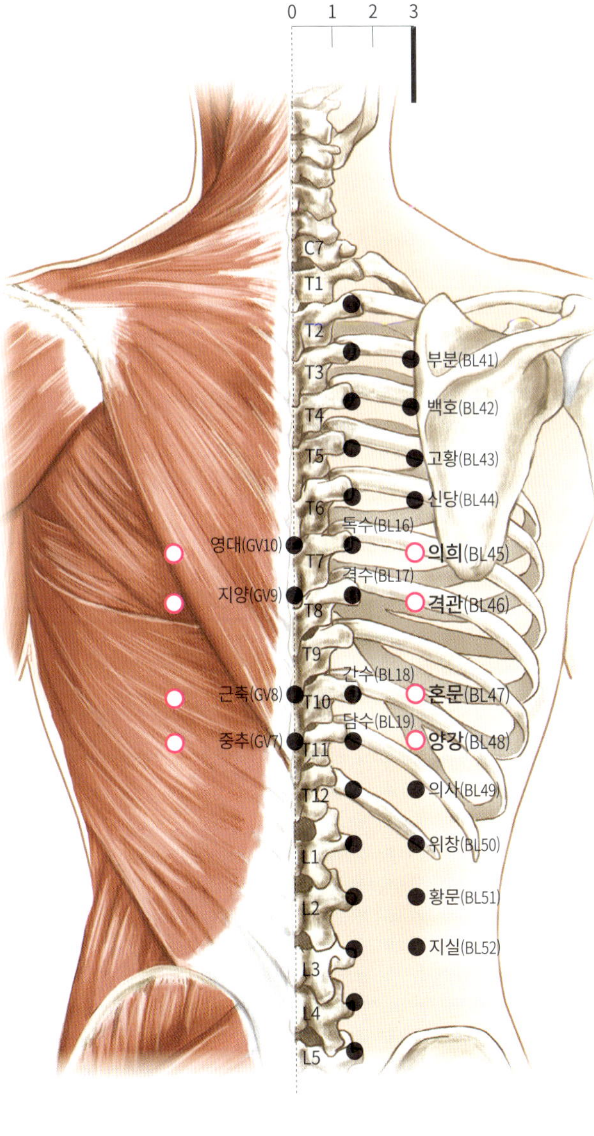
0
1
2
3
C7
T1
T2
T3
T4
T5
T6
T7
T8
T9
T10
T11
T12
L1
L2
L3
L4
L5
부분(BL41)
백호(BL42)
고황(BL43)
신당(BL44)
독수(BL16)
영대(GV10)
의희(BL45)
격수(BL17)
지양(GV9)
격관(BL46)
간수(BL18)
근축(GV8)
혼문(BL47)
담수(BL19)
중추(GV7)
양강(BL48)
의사(BL49)
위창(BL50)
황문(BL51)
지실(BL52)

BL49 意舍(의사, Uisa)

부위 등부위, 열한째 등뼈 가시돌기(spinous process of the 11th thoracic vertebra) 아래모서리와 같은 높이, 뒤정중선(posterior median line)에서 가쪽으로 3촌

취혈 척중(脊中, GV6), 비수(脾兪, BL20)와 같은 높이에 위치

침법 직자: 0.3~0.5촌, 사자: 0.5~1촌
☑ 깊이 자침하지 말 것

BL50 胃倉(위창, Wichang)

부위 등부위, 열두째 등뼈 가시돌기(spinous process of the 12th thoracic vertebra) 아래모서리와 같은 높이, 뒤정중선에서 가쪽으로 3촌

취혈 위수(胃兪, BL21)와 같은 높이에 위치

침법 직자: 0.3~0.6촌, 사자: 0.5~1촌
☑ 깊이 자침하지 말 것

BL51 肓門(황문, Hwangmun)

부위 허리부위, 첫째 허리뼈 가시돌기(spinous process of the 1st lumbar vertebra) 아래모서리와 같은 높이, 뒤정중선에서 가쪽으로 3촌

취혈 현추(懸樞, GV5), 삼초수(三焦兪, BL22)와 같은 높이에 위치

침법 직자: 0.3~0.6촌, 사자: 1~1.5촌
☑ 깊이 자침하지 말 것

BL52 志室(지실, Jisil)

부위 허리부위, 둘째 허리뼈 가시돌기(spinous process of the 2nd lumbar vertebra) 아래모서리와 같은 높이, 뒤정중선에서 가쪽으로 3촌

취혈 명문(命門, GV4), 신수(腎兪, BL23)와 같은 높이에 위치

침법 직자: 0.5~1촌, 사자: 1~2촌
☑ 깊이 자침하지 말 것

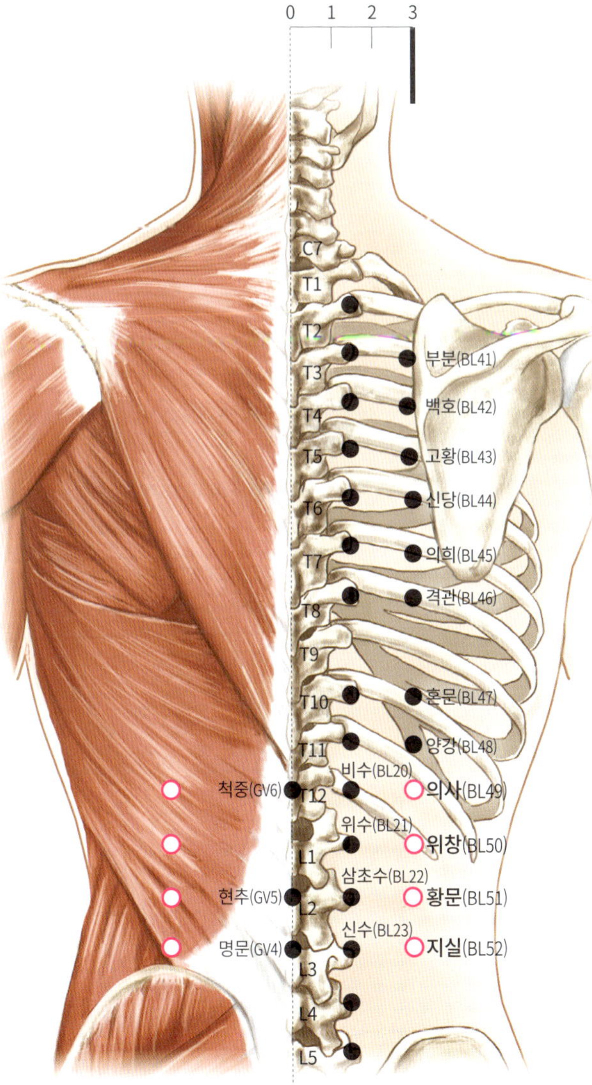
0 1 2 3
C7
T1
T2
T3
T4
T5
T6
T7
T8
T9
T10
T11
T12
L1
L2
L3
L4
L5
부분(BL41)
백호(BL42)
고황(BL43)
신당(BL44)
의희(BL45)
격관(BL46)
혼문(BL47)
양강(BL48)
비수(BL20)
의사(BL49)
척중(GV6)
위수(BL21)
위창(BL50)
삼초수(BL22)
현추(GV5)
황문(BL51)
신수(BL23)
명문(GV4)
지실(BL52)

BL53 胞肓(포황, Pohwang)

부위 엉덩이부위, 둘째 뒤엉치뼈구멍(the 2nd posterior sacral foramen)과 같은 높이, 정중엉치뼈능선(median sacral crest)에서 가쪽으로 3촌

취혈 방광수(膀胱兪, BL28), 차료(次髎, BL32)와 같은 높이에 위치

침법 직자: 0.5~1.5촌, 사자: 1~2촌

BL54 秩邊(질변, Jilbyeon)

부위 엉덩이부위, 넷째 뒤엉치뼈구멍(the 4th posterior sacral foramen)과 같은 높이, 뒤정중선에서 가쪽으로 3촌

취혈 백환수(白環兪, BL30), 하료(下髎, BL34)와 같은 높이에 위치, 엎드린 자세에서, 엉치뼈틈새(천골열공, sacral hiatus)에서 가쪽으로 3촌에서 취혈

침법 직자: 0.5~1.5촌, 사자: 2~3촌

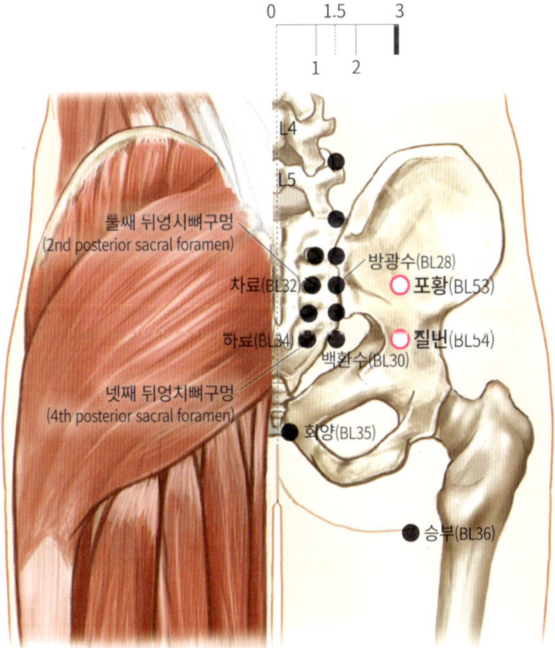
0
1.5
3
1
2
L4
L5
둘째 뒤엉시뼈구멍
(2nd posterior sacral foramen)
방광수(BL28)
차료(BL32)
포황(BL53)
하료(BL34)
질변(BL54)
백환수(BL30)
넷째 뒤엉치뼈구멍
(4th posterior sacral foramen)
회양(BL35)
승부(BL36)

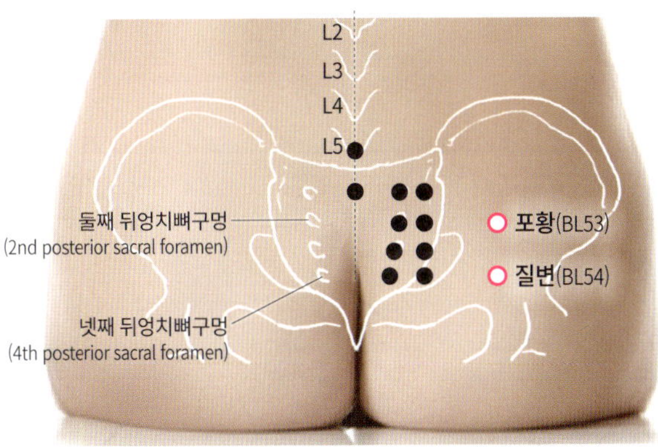
L2
L3
L4
L5
둘째 뒤엉치뼈구멍
(2nd posterior sacral foramen)
포황(BL53)
질변(BL54)
넷째 뒤엉치뼈구멍
(4th posterior sacral foramen)

BL55 合陽(합양, Habyang)

부위 종아리 뒤쪽면, 장딴지근(gastrocnemius) 가쪽갈래(lateral head)와 안쪽갈래(medial head)의 사이, 오금주름(popliteal crease)에서 먼쪽으로 2촌

취혈 위중(委中, BL40)과 승산(承山, BL57)을 연결하는 선 위, 위중(BL40)에서 먼쪽으로 2촌에서 취혈

침법 직자: 0.5~1촌, 사자: 1~2촌

BL56 承筋(승근, Seunggeun)

부위 종아리 뒤쪽면, 장딴지근의 두 힘살들 사이, 오금주름에서 먼쪽으로 5촌

취혈 합양(合陽, BL55)과 승산(承山, BL57)을 연결하는 선의 중점, 장딴지근 힘살의 중앙에 취혈

침법 직자: 0.3~1촌, 사자: 1~2촌

BL57 承山(승산, Seungsan)

부위 종아리 뒤쪽면, 장딴지근의 두 힘살들과 발꿈치힘줄(calcaneal tendon)이 연결되는 오목한 곳

취혈 종아리를 쭉 펴거나 발꿈치를 위로 들 때, 장딴지근의 힘살 아래에 나타나는 예리한 각도의 오목한 곳, 즉 장딴지근의 안쪽 갈래와 가쪽 갈래가 "ㅅ"자 모양으로 갈라지는 곳에서 취혈

침법 직자: 0.5~1.5촌, 사자: 1~2촌

BL58 飛揚(비양, Biyang)

부위 종아리 뒤가쪽면, 장딴지근 가쪽갈래의 아래모서리와 발꿈치힘줄의 사이, 곤륜(崑崙, BL60)에서 몸쪽으로 7촌과 같은 높이

취혈 승산(承山, BL57)에서 가쪽 먼쪽 1촌에서 취혈, 곤륜(崑崙, BL60)의 몸쪽에서 취혈

침법 직자: 0.5~1.2촌, 사자: 1~2촌

특성 족태양방광경의 락혈(絡穴)

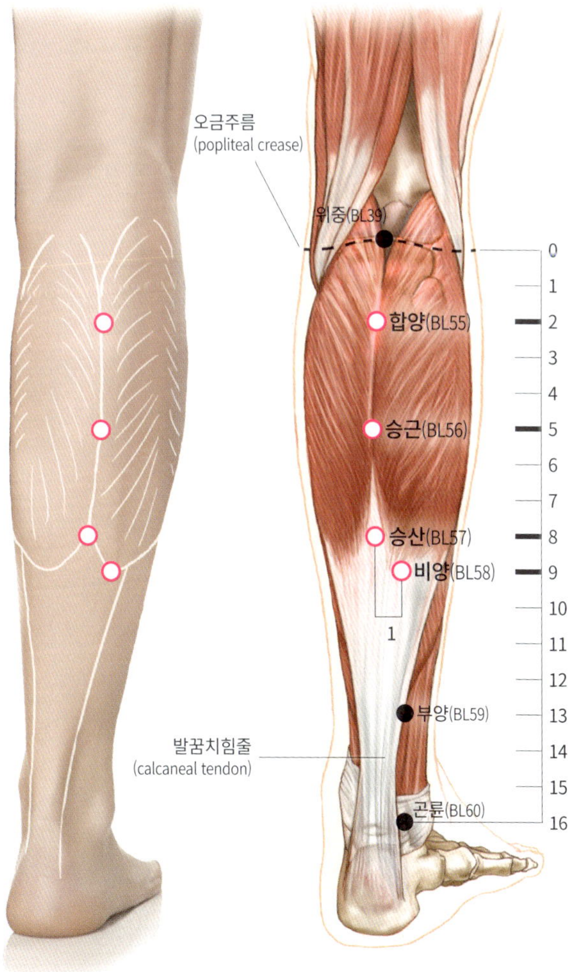
오금주름
(popliteal crease)
위중(BL39)
합양(BL55)
승근(BL56)
승산(BL57)
비양(BL58)
1
부양(BL59)
발꿈치힘줄
(calcaneal tendon)
곤륜(BL60)
0
1
2
3
4
5
6
7
8
9
10
11
12
13
14
15
16

BL59 跗陽(부양, Buyang)

부위 종아리 뒤가쪽면, 종아리뼈(fibula)와 발꿈치힘줄(calcaneal tendon)의 사이, 곤륜(崑崙, BL60)에서 몸쪽으로 3촌

침법 직자: 0.3~1촌, 사자: 1~2촌

특성 양교맥의 극혈(郄穴)

BL60 崑崙(곤륜, Gollyun)

부위 발목 뒤가쪽면, 가쪽 복사 융기(prominence of the lateral malleolus)와 발꿈치힘줄(calcaneal tendon) 사이의 오목한 곳

취혈 발의 가쪽 복사 융기에서 발꿈치힘줄까지 수평하게 그은 연결선 중점에서 취혈

침법 직자: 0.3~0.5촌, 사자: 0.5~0.8촌

특성 경화혈(經火穴)

BL61 僕參(복삼, Boksam)

부위 발 가쪽면, 발꿈치뼈(calcaneus)의 가쪽, 곤륜(崑崙, BL60)에서 먼쪽, 적백육제

침법 직자: 0.3~0.5촌, 사자: 0.3~0.5촌

특성 족태양방광경·양교맥과의 교회혈(交會穴)

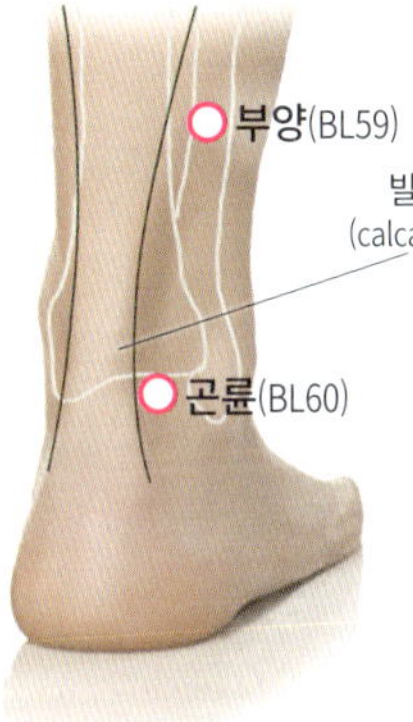
부양(BL59)
발꿈치힘줄
(calcaneal tendon)
곤륜(BL60)

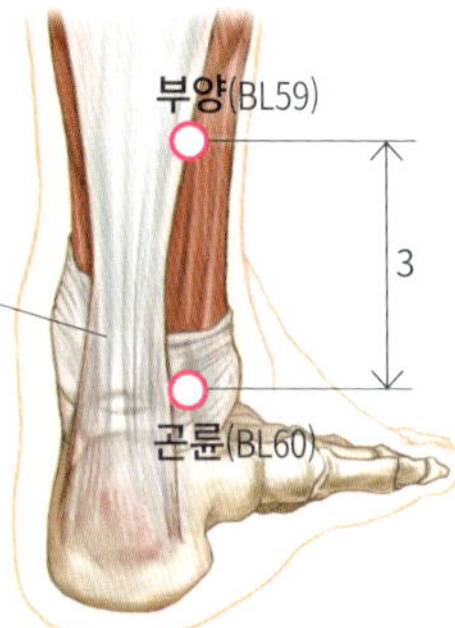
부양(BL59)
3
곤륜(BL60)

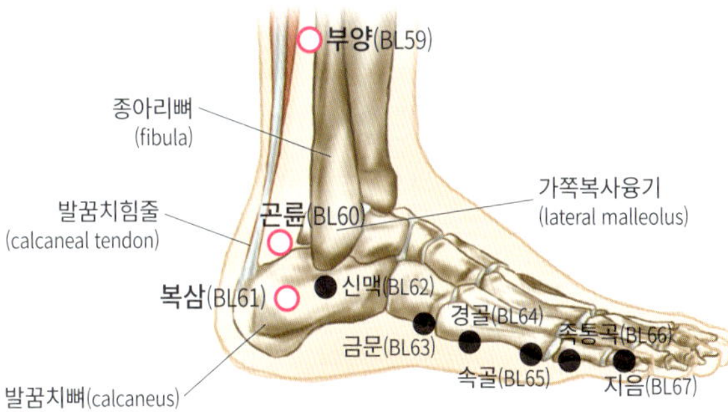
부양(BL59)
종아리뼈
(fibula)
가쪽복사융기
(lateral malleolus)
발꿈치힘줄
(calcaneal tendon)
곤륜(BL60)
복삼(BL61)
신맥(BL62)
경골(BL64)
족통곡(BL66)
금문(BL63)
속골(BL65)
지음(BL67)
발꿈치뼈(calcaneus)

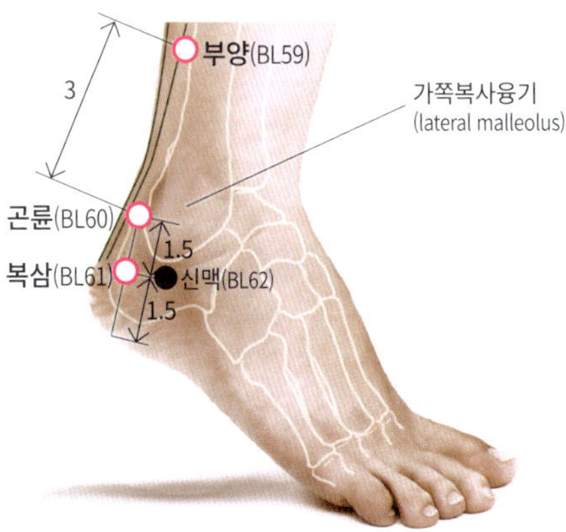
3
부양(BL59)
가쪽복사융기
(lateral malleolus)
곤륜(BL60)
1.5
복삼(BL61)
신맥(BL62)
1.5

BL62 申脈(신맥, Sinmaek)

부위 발 가쪽면, 가쪽복사 융기(prominence of the lateral malleolus)에서 수직으로 아래쪽, 가쪽복사의 아래모서리와 발꿈치뼈(calcaneus) 사이의 오목한 곳

☑ 신맥(申脈, BL62)에 상응하는 안쪽의 경혈은 조해(照海, KI6)임

취혈 가쪽복사 아래모서리의 먼쪽 오목한 곳에서 취혈

침법 직자: 0.2~0.4촌, 사자: 0.3~0.5촌

특성 양교맥이 생(生) 하는 곳, 팔맥교회혈(八脈交會穴; 양교맥), 십삼귀혈(十三鬼穴; 귀로)

BL63 金門(금문, Geummun)

부위 발등, 가쪽복사 앞모서리에서 먼쪽, 다섯째 발허리뼈 거친면(tuberosity of the 5th metatarsal bone) 뒤쪽, 입방뼈(cuboid bone) 아래쪽의 오목한 곳

취혈 다섯째 발허리뼈 거친면은 대개 발꿈치와 다섯째 발허리발가락관절(metatarsophalangeal joint)을 연결하는 선 중간에 위치

침법 직자: 0.3~0.5촌, 사자: 0.5~0.7촌

특성 극혈(郄穴), 양유맥이 생(生) 하는 곳

BL64 京骨(경골, Gyeonggol)

부위 발 가쪽면, 다섯째 발허리뼈 거친면 먼쪽, 적백육제

취혈 다섯째 발허리뼈거친면은 대개 발꿈치와 다섯째 발허리발가락관절을 연결하는선 중간에 위치

침법 직자: 0.3~0.5촌, 사자: 0.3~0.5촌

특성 원혈(原穴)

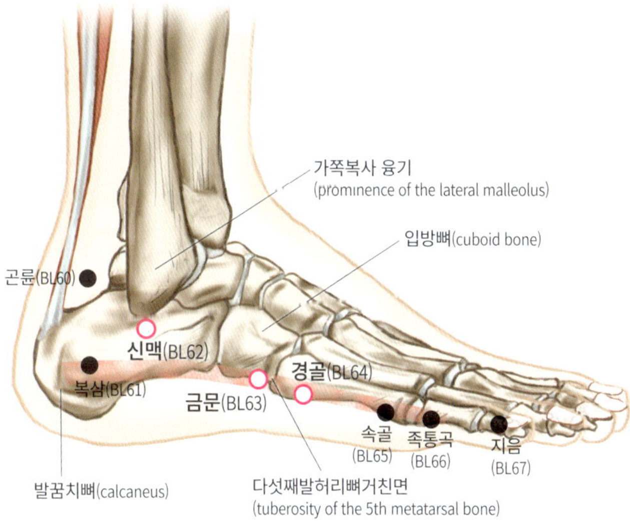
가쪽복사 융기
(prominence of the lateral malleolus)
입방뼈(cuboid bone)
곤륜(BL60)
신맥(BL62)
경골(BL64)
복삼(BL61)
금문(BL63)
속골
(BL65)
족통곡
(BL66)
지음
(BL67)
발꿈치뼈(calcaneus)
다섯째발허리뼈거친면
(tuberosity of the 5th metatarsal bone)

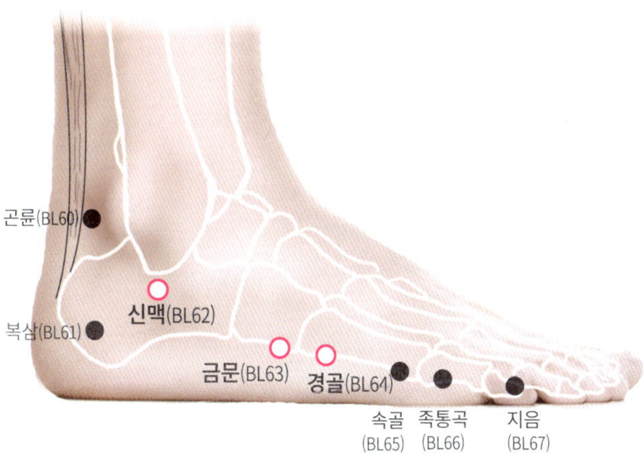
곤륜(BL60)
신맥(BL62)
복삼(BL61)
금문(BL63)
경골(BL64)
속골
(BL65)
족통곡
(BL66)
지음
(BL67)

BL65 束骨(속골, Sokgol)

부위 발 가쪽면, 다섯째 발허리발가락관절(5th metatarsophalangeal joint) 몸쪽 오목한 곳, 적백육제

침법 직자: 0.2~0.3촌, 사자: 0.3~0.5촌

특성 수목혈(兪木穴), 자경사혈(自經瀉穴)

BL66 足通谷(족통곡, Joktonggok)

부위 새끼발가락, 다섯째 발허리발가락관절의 먼쪽 오목한 곳, 적백육제

침법 직자: 0.2~0.3촌, 사자: 0.3~0.5촌

특성 형수혈(滎水穴)

BL67 至陰(지음, Jieum)

부위 새끼발가락, 끝마디뼈(distal phalanx)의 가쪽, 새끼발톱 가쪽 뿌리각에서 몸쪽으로 0.1촌

취혈 새끼발톱의 가쪽모서리를 지나는 수직선과 발톱뿌리를 지나는 수평선이 만나는 지점에서 취혈

침법 직자: 0.1~0.2촌, 사자: 0.2~0.3촌(삼릉침으로 점자출혈)

특성 정금혈(井金穴), 종지혈(終止穴), 자경보혈(自經補穴)

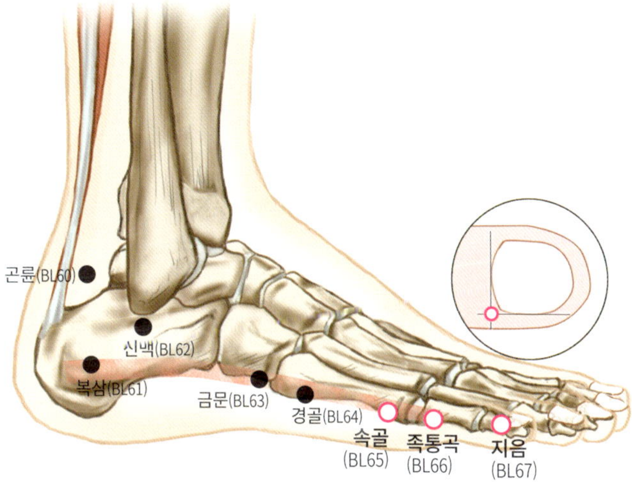
곤륜(BL60)
신맥(BL62)
복삼(BL61)
금문(BL63)
경골(BL64)
속골
(BL65)
족통곡
(BL66)
지음
(BL67)

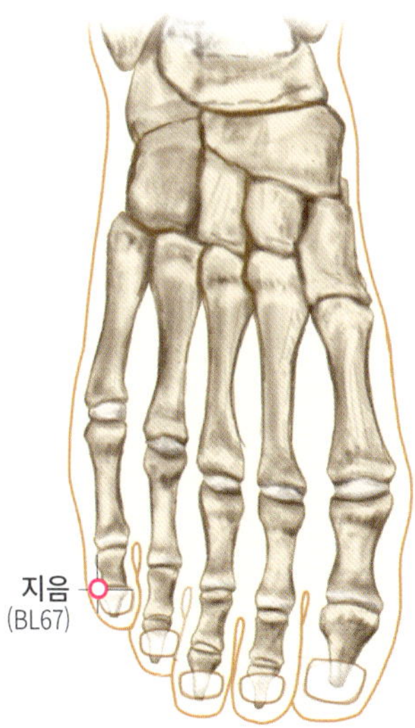
지음
(BL67)

족소음신경(足少陰腎經)

The Kidney(KI) Meridian

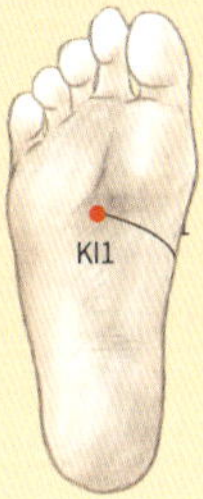

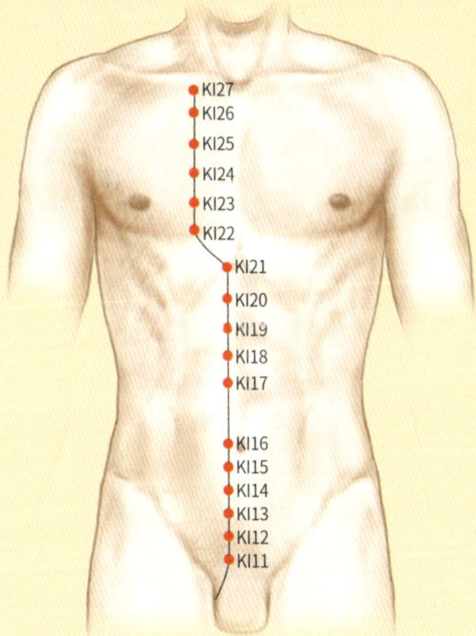

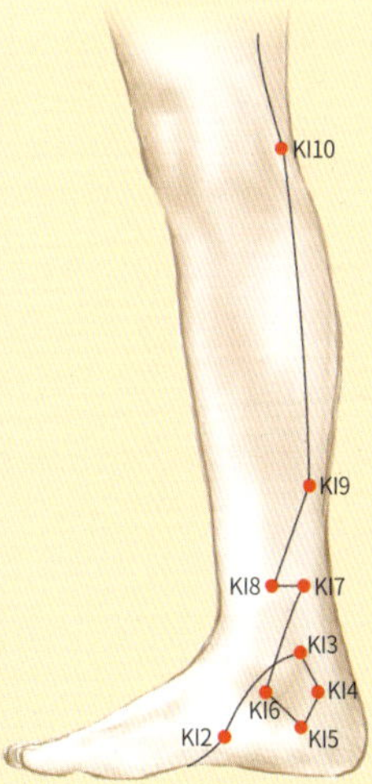

용천	湧泉	Yongcheon	KI1
연곡	然谷	Yeongok	KI2
태계	太谿	Taegye	KI3
대종	大鐘	Daejong	KI4
수천	水泉	Sucheon	KI5
조해	照海	Johae	KI6
부류	復溜	Buryu	KI7
교신	交信	Gyosin	KI8
축빈	築賓	Chukbin	KI9
음곡	陰谷	Eumgok	KI10
횡골	橫骨	Hoenggol	KI11
대혁	大赫	Daehyeok	KI12
기혈	氣穴	Gihyeol	KI13
사만	四滿	Saman	KI14
중주	中注	Jungju	KI15
황수	肓兪	Hwangsu	KI16
상곡	商曲	Sanggok	KI17
석관	石關	Seokgwan	KI18
음도	陰都	Eumdo	KI19
복통곡	腹通谷	Boktonggok	KI20
유문	幽門	Yumun	KI21
보랑	步廊	Borang	KI22
신봉	神封	Sinbong	KI23
영허	靈墟	Yeongheo	KI24
신장	神藏	Sinjang	KI25
욱중	彧中	Ukjung	KI26
수부	兪府	Subu	KI27

KI1 湧泉(용천, Yongcheon)

부위 발바닥, 발가락을 굽혔을 때, 발바닥의 가장 오목한 곳

취혈 발가락을 굽혔을 때, 둘째와 셋째발가락 사이의 발샅(toe web) 가장자리와 발꿈치를 연결하는 선에서 앞쪽으로부터 1/3과 뒤쪽으로부터 2/3가 되는 지점의 오목한 곳에서 취혈

침법 직자: 0.3~0.5촌

특성 정목혈(井木穴), 기시혈(起始穴), 자경사혈(自經瀉穴), 삼재혈(三才穴; 지재), 회양구침혈(回陽九鍼穴)

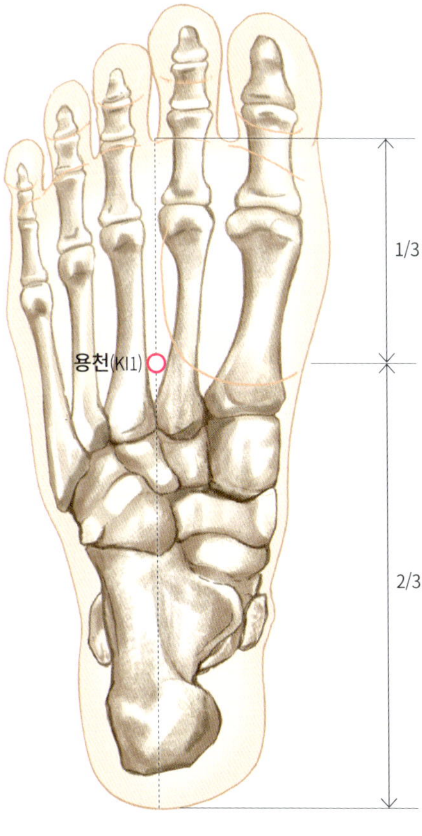
용천(KI1)
1/3
2/3

KI2 然谷(연곡, Yeongok)

부위 발 안쪽면, 발배뼈 거친면(tuberosity of the navicular) 아래쪽, 적백육제

취혈 발 안쪽복사(medial malleolus)의 앞아래, 발배뼈(navicular bone) 아래 오목한 곳에서 취혈

침법 직자: 0.3~0.5촌, 사자: 0.5~1촌

특성 형화혈(滎火穴), 음교맥의 기시혈(起始穴)

KI3 太谿(태계, Taegye)

부위 발목 뒤 안쪽면, 안쪽복사 융기(prominence of the medial malleolus)와 발꿈치힘줄(calcaneal tendon) 사이의 오목한 곳

취혈 발목 뒤 안쪽면, 안쪽복사융기와 발꿈치 힘줄 사이의 오목한 곳에서 취혈. 태계(太谿, KI3)에 상응하는 가쪽의 경혈은 곤륜(崑崙, BL60)임

침법 직자: 0.3~0.5촌, 사자: 0.5~1촌

특성 수토혈(輸土穴), 원혈(原穴), 회양구침혈(回陽九鍼穴)

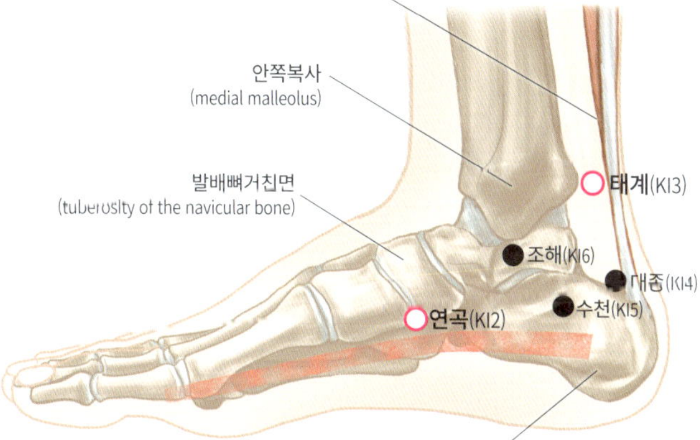
발꿈치힘줄
(calcaneal tendon)
안쪽복사
(medial malleolus)
발배뼈거친면
(tuberosity of the navicular bone)
태계(KI3)
조해(KI6)
대종(KI4)
수천(KI5)
연곡(KI2)
발꿈치뼈융기(calcaneal tuberosity)

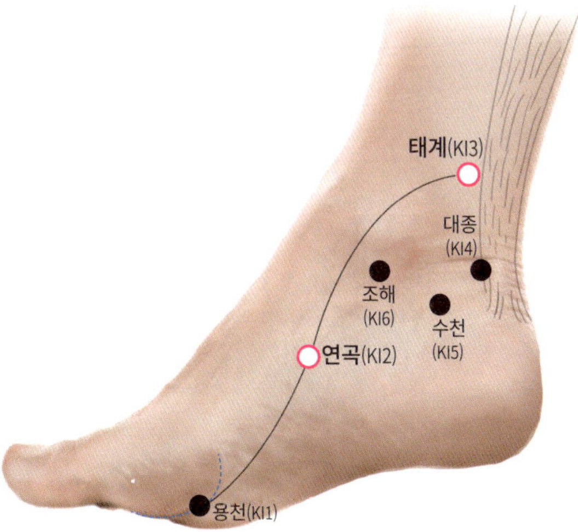
태계(KI3)
대종
(KI4)
조해
(KI6)
수천
(KI5)
연곡(KI2)
용천(KI1)

KI4 大鍾(대종, Daejong)

부위 발 안쪽면, 안쪽 복사(medial malleolus) 뒤쪽 아래, 발꿈치뼈(calcaneus) 위쪽, 발꿈치힘줄(calcaneal tendon) 안쪽 부착부의 앞쪽 오목한 곳

취혈 발 안쪽면, 태계(太谿, KI3)에서 아래쪽 0.5촌, 안쪽복사 아래 뒤쪽, 발꿈치뼈 위쪽, 발꿈치 힘줄 안쪽 부착부의 앞쪽 오목한 곳에서 취혈

침법 직자: 0.2~0.3촌, 사자:0.3~0.5촌

특성 락혈(絡穴)

KI5 水泉(수천, Sucheon)

부위 발 안쪽면, 태계(太谿, KI3)에서 아래쪽 1촌, 발꿈치뼈융기(calcaneal tuberosity) 앞쪽 오목한 곳

취혈 발안쪽면, 태계(太谿, KI3)에서 아래쪽 1촌, 발꿈치뼈융기 앞쪽 오목한 곳에서 취혈

침법 직자: 0.1~0.3촌, 사자: 0.3~0.5촌

특성 극혈(郄穴)

KI6 照海(조해, Johae)

부위 발 안쪽면, 안쪽복사 융기(prominence of the medial malleolus)에서 아래쪽으로 1촌, 안쪽복사 아래쪽 오목한 곳

취혈 발 안쪽면, 안쪽복사융기에서 아래쪽으로 1촌, 안쪽복사 아래쪽 오목한 곳(안쪽복사 아래모서리에서 0.4촌)에서 취혈

☑ 조해(照海, KI6)에 상응하는 가쪽의 경혈은 신맥(申脈, BL62)임

침법 직자: 0.3~0.5촌, 사자: 0.5~1촌

특성 팔맥교회혈(八脈交會穴; 음교맥), 음교맥이 생(生)하는 곳

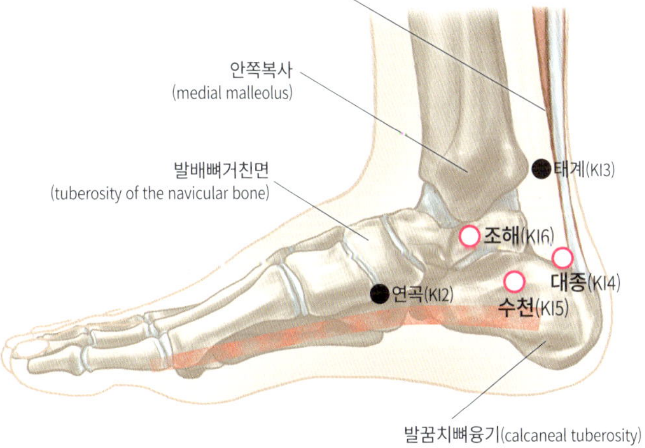
발꿈치힘줄
(calcaneal tendon)
안쪽복사
(medial malleolus)
발배뼈거친면
(tuberosity of the navicular bone)
태계(KI3)
조해(KI6)
대종(KI4)
연곡(KI2)
수천(KI5)
발꿈치뼈융기(calcaneal tuberosity)

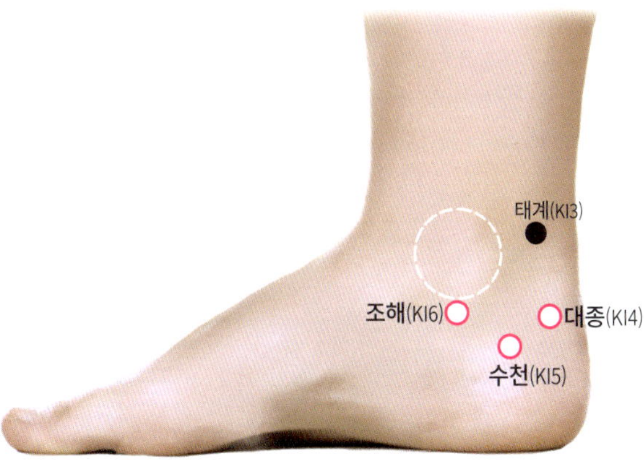
태계(KI3)
조해(KI6)
대종(KI4)
수천(KI5)

KI7 復溜(부류, Buryu)

부위 종아리 뒤안쪽면, 발꿈치힘줄(calcaneal tendon) 앞쪽, 안쪽복사 융기(prominence of the medial malleolus)에서 위쪽으로 2촌

취혈 태계(太谿, KI3)에서 수직으로 위쪽으로 2촌, 교신(交信, KI8)의 뒤쪽, 교신(交信, KI8)과 같은 높이에서 취혈

침법 직자: 0.3~0.5촌, 사자: 1~1.5촌

특성 경금혈(經金穴), 자경보혈(自經補穴)

KI8 交信(교신, Gyosin)

부위 종아리 안쪽면, 정강뼈 안쪽모서리(medial border of the tibia)의 뒤쪽, 안쪽복사 융기에서 위쪽으로 2촌 오목한 곳

취혈 부류(復溜, KI7)에서 앞쪽으로 0.5촌에서 취혈

침법 직자: 0.3~0.5촌, 사자: 0.5~1촌

특성 음교맥의 극혈(郄穴)

KI9 築賓(축빈, Chukbin)

부위 종아리 뒤안쪽면, 가자미근과 발꿈치힘줄 사이, 안쪽복사 융기에서 위쪽으로 5촌

취혈 무릎을 굽히고, 저항을 받으며 종아리를 뻗을 때(발바닥쪽 굽힘), 정강뼈 안쪽 모서리를 따라 가자미근이 현저하게 드러남. 태계(太谿, KI3)와 음곡(陰谷, KI10)을 연결하는 선 위로 태계(太谿, KI3) 상방 5촌, 여구(蠡溝, LR5)와 같은 높이에서 취혈

침법 직자: 0.3~0.8촌, 사자: 1~2촌

특성 음유맥의 극혈(郄穴), 음유맥의 기시혈(起始穴)

KI10 陰谷(음곡, Eumgok)

부위 무릎 뒤안쪽면, 반힘줄근힘줄(semitendinosus tendon)의 바로 가쪽, 오금주름 위

취혈 무릎뒤 안쪽면, 반막근힘줄(semimembranosus tendon) 위에 있는 반힘줄근힘줄 바로 안쪽 , 오금주름 위 안쪽 오목한 곳에서 취혈. 음곡(陰谷, KI10) 앞쪽에 곡천(曲泉, LR8)이 위치

침법 직자: 0.5~1촌, 사자: 1~2촌

특성 합수혈(合水穴), 충맥(衝脈)·음유맥의 교회혈(交會穴), 자성혈(自性穴)

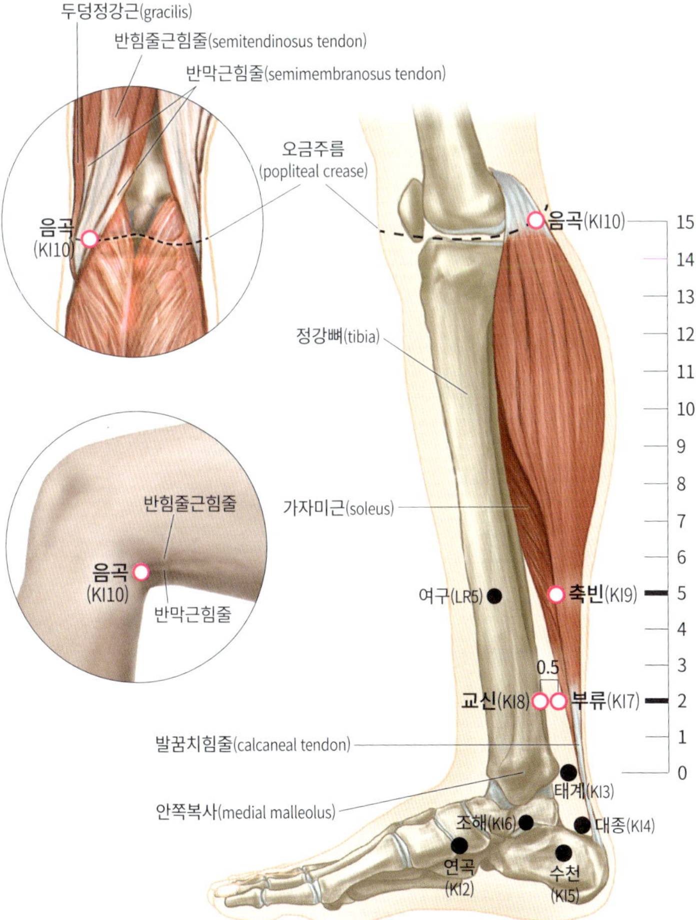
두덩정강근(gracilis)
반힘줄근힘줄(semitendinosus tendon)
반막근힘줄(semimembranosus tendon)
오금주름
(popliteal crease)
음곡
(KI10)
반힘줄근힘줄
음곡
(KI10)
반막근힘줄
음곡(KI10)
15
14
13
12
11
10
9
8
7
6
5
4
3
2
1
0
정강뼈(tibia)
가자미근(soleus)
여구(LR5)
축빈(KI9)
0.5
교신(KI8)
부류(KI7)
발꿈치힘줄(calcaneal tendon)
태계(KI3)
안쪽복사(medial malleolus)
조해(KI6)
대종(KI4)
연곡
(KI2)
수천
(KI5)

KI11 橫骨(횡골, Hoenggol)

부위 아랫배, 배꼽 중심에서 아래쪽으로 5촌, 앞정중선(anterior median line)에서 가쪽으로 0.5촌

취혈 곡골(曲骨, CV2)에서 가쪽(양방)으로 0.5촌에서 취혈

침법 직자: 0.5~0.8촌, 사자: 0.5~1촌, 禁刺(의학입문)

취혈 충맥·족소음신경의 교회혈(交會穴)

KI12 大赫(대혁, Daehyeok)

부위 아랫배, 배꼽중심에서 아래쪽으로 4촌, 앞정중선에서 가쪽으로 0.5촌

취혈 중극(中極, CV3)에서 가쪽(양방)으로 0.5촌에서 취혈

침법 직자: 0.5~0.8촌, 사자: 0.5~1촌

특성 충맥·족소음신경의 교회혈(交會穴)

KI13 氣穴(기혈, Gihyeol)

부위 아랫배, 배꼽중심에서 아래쪽으로 3촌, 앞정중선에서 가쪽으로 0.5촌

취혈 관원(關元, CV4)에서 가쪽(양방)으로 0.5촌에서 취혈

침법 직자: 0.5~1촌, 사자: 0.5~1촌

특성 충맥·족소음신경의 교회혈(交會穴)

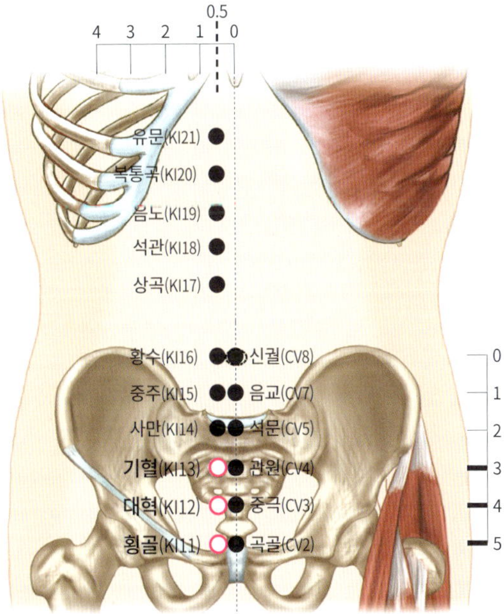
0.5
4 3 2 1 0
유문(KI21)
복통곡(KI20)
음도(KI19)
석관(KI18)
상곡(KI17)
황수(KI16)
신궐(CV8)
중주(KI15)
음교(CV7)
사만(KI14)
석문(CV5)
기혈(KI13)
관원(CV4)
대혁(KI12)
중극(CV3)
횡골(KI11)
곡골(CV2)
0
1
2
3
4
5

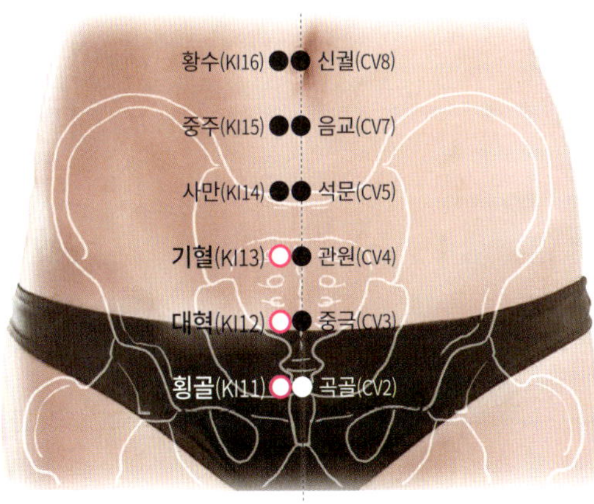
황수(KI16)
신궐(CV8)
중주(KI15)
음교(CV7)
사만(KI14)
석문(CV5)
기혈(KI13)
관원(CV4)
대혁(KI12)
중극(CV3)
횡골(KI11)
곡골(CV2)

KI14 四滿(사만, Saman)

부위 아랫배, 배꼽(umbilicus)의 중심에서 아래쪽으로 2촌, 앞정중선(anterior median line)에서 가쪽으로 0.5촌

취혈 석문(石門, CV5)에서 가쪽(양방)으로 0.5촌에서 취혈

침법 직자: 0.5~1촌, 사자: 0.5~1촌

특성 충맥·족소음신경의 교회혈(交會穴)

KI15 中注(중주, Jungju)

부위 아랫배, 배꼽중심에서 아래쪽으로 1촌, 앞정중선에서 가쪽으로 0.5촌

취혈 음교(陰交, CV7)에서 가쪽(양방)으로 0.5촌에서 취혈

침법 직자: 0.5~1촌, 사자: 0.5~1촌

특성 충맥·족소음신경의 교회혈(交會穴)

KI16 肓兪(황수, Hwangsu)

부위 윗배, 배꼽의 중심에서 가쪽으로 0.5촌

취혈 신궐(神闕, CV8) 가쪽(양방) 0.5촌에서 취혈

침법 직자: 0.5~1촌, 사자: 0.5~1촌

특성 충맥·족소음신경의 교회혈(交會穴)

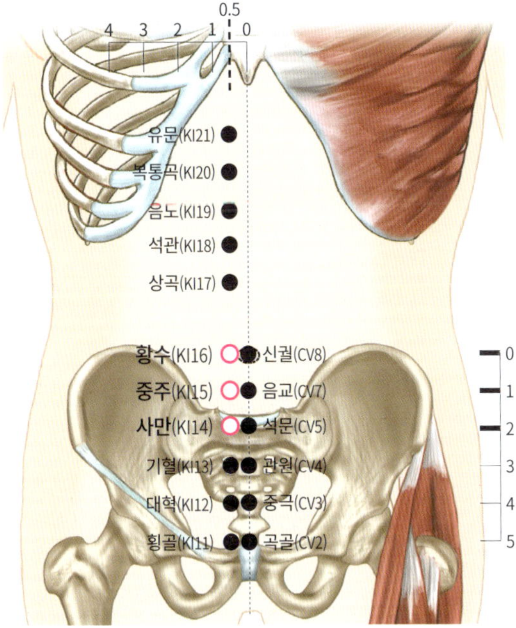
0.5
4 3 2 1 0
유문(KI21)
복통곡(KI20)
음도(KI19)
석관(KI18)
상곡(KI17)
황수(KI16)
신궐(CV8)
중주(KI15)
음교(CV7)
사만(KI14)
석문(CV5)
기혈(KI13)
관원(CV4)
대혁(KI12)
중극(CV3)
횡골(KI11)
곡골(CV2)
0
1
2
3
4
5

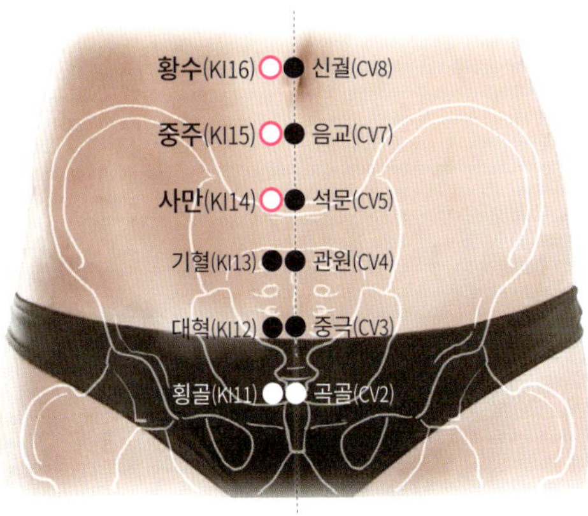
황수(KI16)
신궐(CV8)
중주(KI15)
음교(CV7)
사만(KI14)
석문(CV5)
기혈(KI13)
관원(CV4)
대혁(KI12)
중극(CV3)
횡골(KI11)
곡골(CV2)

KI17 商曲(상곡, Sanggok)

부위 윗배, 배꼽(umbilicus)의 중심에서 위로 2촌, 앞정중선(anterior median line)에서 가쪽으로 0.5촌

취혈 하완(下脘, CV10) 가쪽(양방) 0.5촌에서 취혈

침법 직자: 0.5~1촌, 사자: 0.5~1촌

특성 충맥·족소음신경의 교회혈(交會穴)

KI18 石關(석관, Seokgwan)

부위 윗배, 배꼽의 중심에서 위쪽으로 3촌, 앞정중선에서 가쪽으로 0.5촌

취혈 건리(建里, CV11) 가쪽(양방) 0.5촌에서 취혈

침법 직자: 0.5~1촌, 사자: 0.5~1촌

특성 충맥·족소음신경의 교회혈(交會穴)

KI19 陰都(음도, Eumdo)

부위 윗배, 배꼽중심에서 위쪽으로 4촌, 앞정중선에서 가쪽으로 0.5촌

취혈 중완(中脘, CV12) 가쪽(양방) 0.5촌에서 취혈

침법 직자: 0.5~1촌, 사자: 0.5~1촌

특성 충맥·족소음신경의 교회혈(交會穴)

KI20 腹通谷(복통곡, Boktonggok)

부위 윗배, 배꼽중심에서 위쪽으로 5촌, 앞정중선에서 가쪽으로 0.5촌

취혈 상완(上脘, CV13) 가쪽(양방) 0.5촌에서 취혈

침법 직자: 0.3~0.8촌, 사자: 0.5~1촌

특성 충맥·족소음신경의 교회혈(交會穴)

KI21 幽門(유문, Yumun)

부위 윗배, 배꼽중심에서 위쪽으로 6촌, 앞정중선에서 가쪽으로 0.5촌

취혈 거궐(巨闕, CV14) 가쪽(양방) 0.5촌에서 취혈

침법 직자: 0.3~0.7촌, 사자: 0.3~0.8촌

특성 충맥·족소음신경의 교회혈(交會穴), 충맥의 종지혈(終止穴)

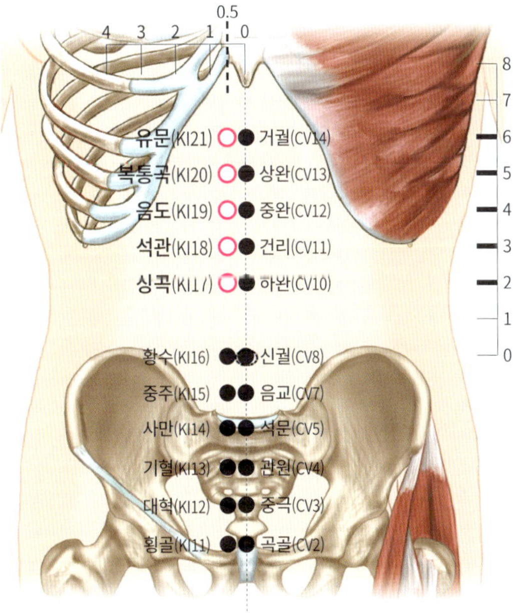
0.5
4 3 2 1 0
8
7
6
5
4
3
2
1
0
유문(KI21)
거궐(CV14)
복통곡(KI20)
상완(CV13)
음도(KI19)
중완(CV12)
석관(KI18)
건리(CV11)
상곡(KI17)
하완(CV10)
황수(KI16)
신궐(CV8)
중주(KI15)
음교(CV7)
사만(KI14)
석문(CV5)
기혈(KI13)
관원(CV4)
대혁(KI12)
중극(CV3)
횡골(KI11)
곡골(CV2)

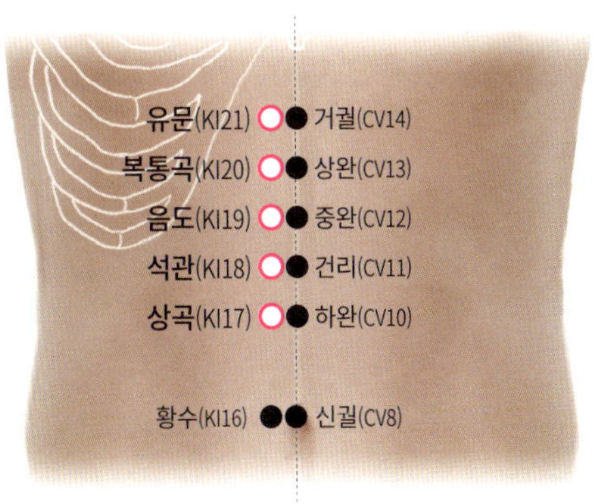
유문(KI21)
거궐(CV14)
복통곡(KI20)
상완(CV13)
음도(KI19)
중완(CV12)
석관(KI18)
건리(CV11)
상곡(KI17)
하완(CV10)
황수(KI16)
신궐(CV8)

KI22 步廊(보랑, Borang)

부위 앞가슴부위, 다섯째 갈비사이 공간, 앞정중선에서 가쪽으로 2촌

취혈 중정(中庭, CV16)과 유근(乳根, ST18)의 연결선 중점, 중정 양방 2촌처로 5~6갈비사이 공간에서 취혈

침법 직자: 0.2~0.3촌, 사자: 0.3~0.5촌
☑ 흉강과 폐를 주의

KI23 神封(신봉, Sinbong)

부위 앞가슴부위, 넷째 갈비사이 공간, 앞정중선에서 가쪽으로 2촌

취혈 유두와 단중(膻中, CV17)의 연결선 중점, 단중 양방 2촌처로 4~5갈비사이 공간에서 취혈

침법 직자: 0.2~0.4촌, 사자: 0.3~0.5촌
☑ 흉강과 폐를 주의

KI24 靈墟(영허, Yeongheo)

부위 앞가슴부위, 셋째 갈비사이 공간, 앞정중선에서 가쪽으로 2촌

취혈 옥당(玉堂, CV18)과 응창(膺窓, ST16)의 연결선 중점, 옥당 양방 2촌처로 3~4갈비사이 공간에서 취혈

침법 직자: 0.2~0.4촌, 사자: 0.3~0.5촌
☑ 흉강과 폐를 주의

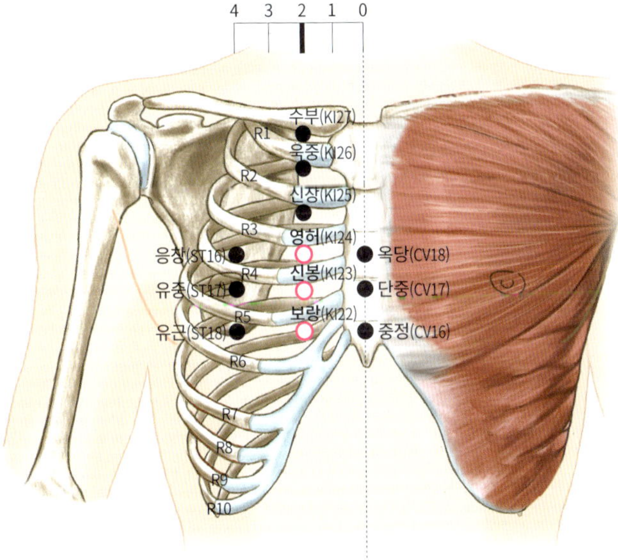
4 3 2 1 0
수부(KI27)
R1
욱중(KI26)
R2
신장(KI25)
R3
영허(KI24)
응창(ST16)
옥당(CV18)
R4
신봉(KI23)
유중(ST17)
단중(CV17)
R5
보랑(KI22)
유근(ST18)
중정(CV16)
R6
R7
R8
R9
R10

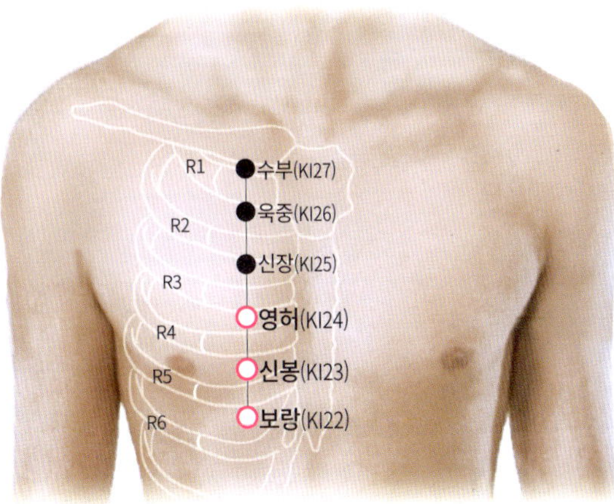
R1
수부(KI27)
욱중(KI26)
R2
신장(KI25)
R3
영허(KI24)
R4
신봉(KI23)
R5
보랑(KI22)
R6

KI25 神藏(신장, Sinjang)

부위 앞가슴부위, 둘째 갈비사이 공간, 앞정중선에서 가쪽으로 2촌

취혈 자궁(紫宮, CV19)과 옥예(屋翳, ST15)의 중간 지점, 자궁 양방 2촌처로 2~3갈비사이 공간에서 취혈

침법 직자: 0.3~0.4촌, 사자: 0.3~0.5촌
☑ 흉강과 폐를 주의

KI26 彧中(욱중, Ukjung)

부위 앞가슴부위, 첫째 갈비사이 공간, 앞정중선에서 가쪽으로 2촌

취혈 화개(華蓋, CV20)와 고방(庫房, ST14)의 중간 지점, 화개 양방 2촌처로 1~2갈비사이 공간에서 취혈

침법 직자: 0.2~0.4촌, 사자: 0.3~0.5촌
☑ 흉강과 폐를 주의

KI27 兪府(수부, Subu)

부위 앞가슴부위, 빗장뼈 바로 아래쪽, 앞정중선에서 가쪽으로 2촌

취혈 선기(璇璣, CV21)와 기호(氣戶, ST13)의 중간 지점, 선기 양방 2촌처로 빗장뼈 아래쪽에서 취혈

침법 직자: 0.2~0.4촌, 사자: 0.3~0.5촌
☑ 흉강과 폐를 주의

특성 종지혈(終止穴)

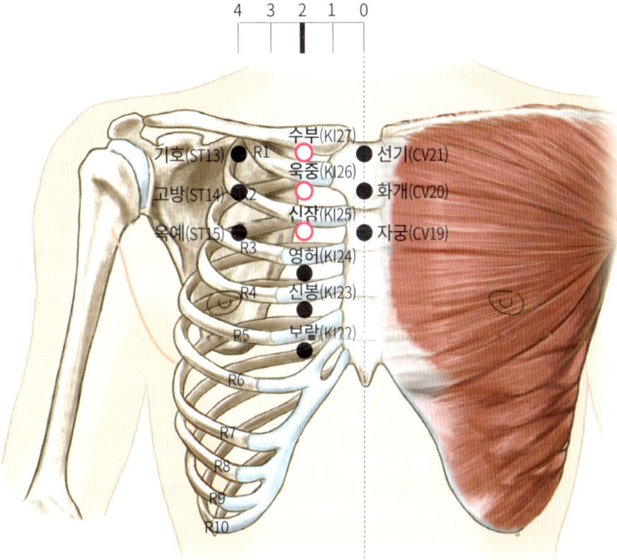
4 3 2 1 0
수부(KI27)
기호(ST13)
R1
선기(CV21)
육중(KI26)
고방(ST14)
화개(CV20)
신장(KI25)
옥예(ST15)
자궁(CV19)
R3
영허(KI24)
R4
신봉(KI23)
R5
R6
R7
R8
R9
R10

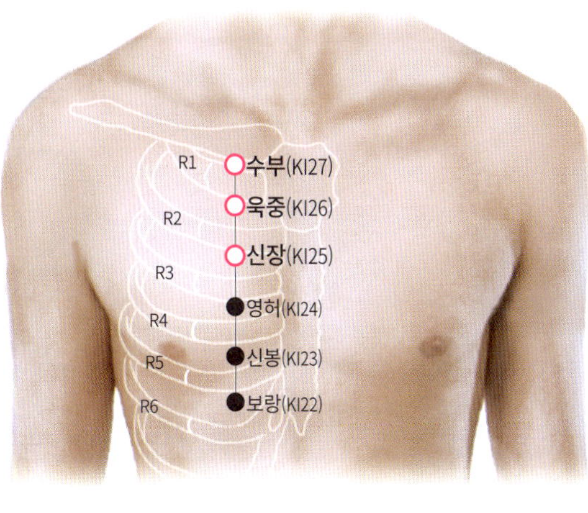
R1
수부(KI27)
육중(KI26)
R2
신장(KI25)
R3
영허(KI24)
R4
R5
신봉(KI23)
R6
보랑(KI22)

수궐음심포경(手厥陰心包經)

The Pericardium(PC) Meridian

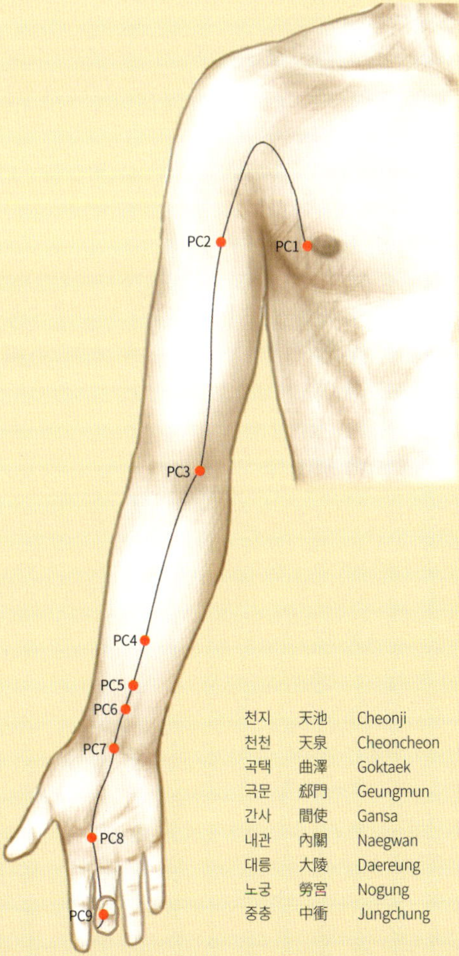

천지	天池	Cheonji	PC1
천천	天泉	Cheoncheon	PC2
곡택	曲澤	Goktaek	PC3
극문	郄門	Geungmun	PC4
간사	間使	Gansa	PC5
내관	內關	Naegwan	PC6
대릉	大陵	Daereung	PC7
노궁	勞宮	Nogung	PC8
중충	中衝	Jungchung	PC9

PC1 天池(천지, Cheonji)

부위 앞가슴부위, 넷째 갈비사이공간(intercostal space), 앞정중선(midsternal line)에서 가쪽으로 5촌

취혈 남성은 유두 가쪽 1촌 부위에서 취혈

침법 직자: 0.2~0.3촌(깊이 자침하지 않음), 사자: 0.3~0.5촌(가쪽 향해 사자)

특성 기시혈(起始穴), 수궐음심포경·족궐음간경·수소양삼초경·족소양담경의 교회혈(交會穴)

PC2 天泉(천천, Cheoncheon)

부위 위팔 앞쪽면, 위팔두갈래근(biceps brachii)의 긴갈래와 짧은갈래 사이, 앞겨드랑주름(anterior axillary fold)에서 먼쪽으로 2촌

침법 직자: 0.3~0.5촌, 사자: 0.5~0.7촌

PC3 曲澤(곡택, Goktaek)

부위 팔꿈치 앞쪽면, 팔오금주름(cubital crease) 위, 위팔두갈래근힘줄의 안쪽 오목한 곳

취혈 팔꿈치를 45°로 굽혔을 때, 위팔두갈래근힘줄의 안쪽에 위치

침법 직자: 0.5~1촌, 사자: 0.5~1촌

특성 합수혈(合水穴), 사만혈(四彎穴)

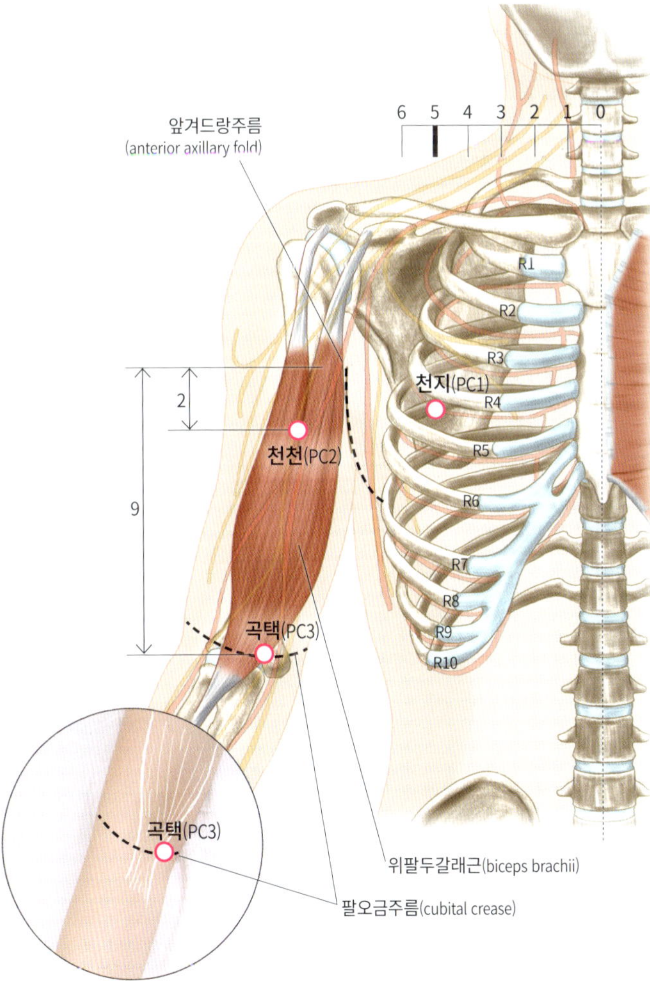

6 5 4 3 2 1 0
앞겨드랑주름
(anterior axillary fold)
R1
R2
R3
R4
R5
R6
R7
R8
R9
R10
천지(PC1)
2
9
천천(PC2)
곡택(PC3)
곡택(PC3)
위팔두갈래근(biceps brachii)
팔오금주름(cubital crease)

PC4 郄門(극문, Geungmun)

부위 아래팔 앞쪽면, 긴손바닥근힘줄(palmaris longus tendon)과 노쪽 손목굽힘근힘줄(flexor carpi radialis tendon)의 사이, 손바닥쪽 손목주름에서 몸쪽으로 5촌

취혈 주먹을 움켜쥐고, 손바닥이 위로 향하도록 손목을 돌린채, 팔꿈치를 약간 굽히면, 이 두 힘줄(긴손바닥근힘줄과 노쪽손목굽힘근힘줄)이 현저하게 나타남. 곡택(曲澤, PC3)과 대릉(大陵, PC7)을 연결하는 선의 중점에서 먼쪽으로 1촌에 위치. 긴손바닥근힘줄이 보이지 않을 때, 노쪽 손목굽힘근힘줄의 안쪽에 위치

침법 직자: 0.5~1촌, 사자: 0.5~1촌

특성 극혈(郄穴)

PC5 間使(간사, Gansa)

부위 아래팔 앞쪽면, 긴손바닥근힘줄과 노쪽 손목굽힘근힘줄의 사이, 손바닥쪽 손목주름에서 몸쪽으로 3촌

침법 직자: 0.5~1촌, 사자: 1~1.5촌

특성 경금혈(經金穴)

PC6 內關(내관, Naegwan)

부위 아래팔 앞쪽면, 긴손바닥근힘줄과 노쪽 손목굽힘근힘줄의 사이, 손바닥쪽 손목주름에서 몸쪽으로 2촌

취혈 내관(內關, PC6)과 상응하는 뒤쪽의 경혈은 외관(外關, TE5)

침법 직자: 0.5~1촌, 사자: 0.3~2촌, 투자: 외관(外關, TE5)을 향해

특성 락혈(絡穴), 팔맥교회혈(八脈交會穴; 음유맥), 육총혈(六總穴; 심흉)

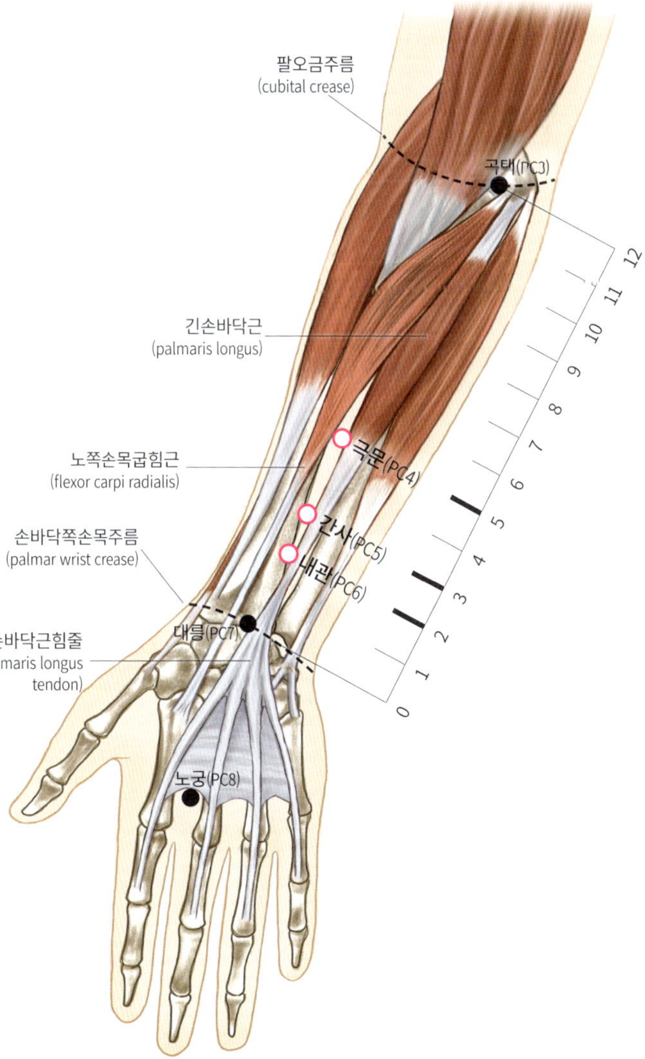
팔오금주름
(cubital crease)
곡택(PC3)
긴손바닥근
(palmaris longus)
극문(PC4)
노쪽손목굽힘근
(flexor carpi radialis)
간사(PC5)
손바닥쪽손목주름
(palmar wrist crease)
내관(PC6)
대릉(PC7)
긴손바닥근힘줄
(palmaris longus
tendon)
노궁(PC8)
0
1
2
3
4
5
6
7
8
9
10
11
12

PC7 大陵(대릉, Daereung)

부위 손목 앞쪽면, 긴손바닥근힘줄(palmaris longus tendon)과 노쪽 손목굽힘근힘줄(flexor carpi radialis tendon)의 사이, 손바닥쪽 손목주름 위

취혈 손가락을 움켜쥐고, 손목을 약간 굴곡하면, 긴손바닥근힘줄과 노쪽손목굽힘근힘줄이 현저하게 나타남. 손바닥쪽 손목주름의 중점, 긴손바닥근힘줄과 노쪽손목굽힘근힘줄의 사이. 신문(神門, HT7)과 같은 높이에 위치

침법 직자: 0.3~0.5촌, 사자: 0.5~0.8촌

특성 수토혈(兪土穴), 원혈(原穴), 자경사혈(自經瀉穴), 십삼귀혈(十三鬼穴)

PC8 勞宮(노궁, Nogung)

부위 손바닥, 둘째·셋째 손허리뼈(metacarpal bone)의 사이의 오목한 곳, 손허리손가락관절(metacarpophalangeal joint)의 몸쪽

☑ 노궁(勞宮, PC8)의 부위가 손바닥, 셋째·넷째 손허리뼈 사이의 오목한 곳, 손허리손가락관절의 몸쪽이라는 의견도 있음

침법 직자: 0.3~0.5촌, 사자: 0.3~0.5촌

특성 형화혈(滎火穴), 십삼귀혈(十三鬼穴), 회양구침혈(回陽九鍼穴), 자성혈(自性 穴)

PC9 中衝(중충, Jungchung)

부위 가운뎃손가락, 가운뎃손가락 끝의 중심

☑ 중충(中衝, PC9)의 부위가 가운뎃손가락, 가운뎃 손톱 노쪽 뿌리각에서 몸쪽으로 0.1촌, 손톱 노쪽모서리를 지나는 수직선과 손톱 뿌리를 지나는 수평선이 만나는 지점이라는 의견도 있음

침법 직자: 0.1~0.2촌, 삼릉침으로 점자출혈

특성 정목혈(井木穴), 종지혈(終止穴), 자경보혈(自經補穴)

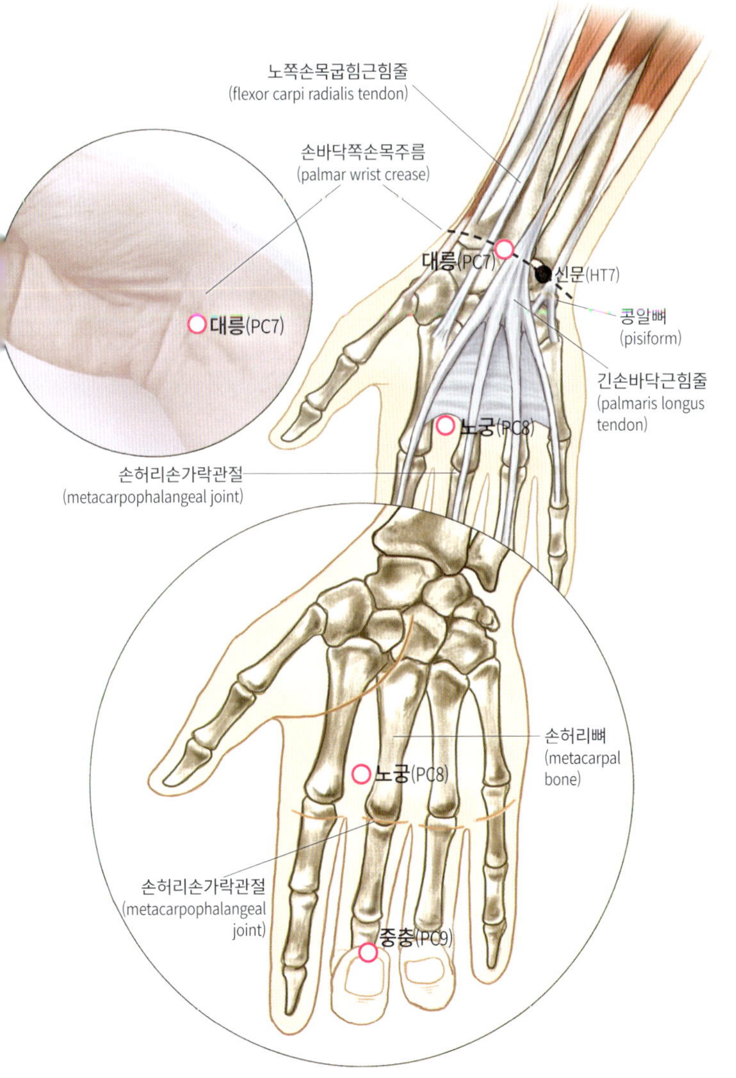
노쪽손목굽힘근힘줄
(flexor carpi radialis tendon)
손바닥쪽손목주름
(palmar wrist crease)
대릉(PC7)
대릉(PC7)
신문(HT7)
콩알뼈
(pisiform)
긴손바닥근힘줄
(palmaris longus tendon)
노궁(PC8)
손허리손가락관절
(metacarpophalangeal joint)
손허리뼈
(metacarpal bone)
노궁(PC8)
손허리손가락관절
(metacarpophalangeal joint)
중충(PC9)

수소양삼초경(手少陽三焦經)

Triple Energizer(TE) Meridian

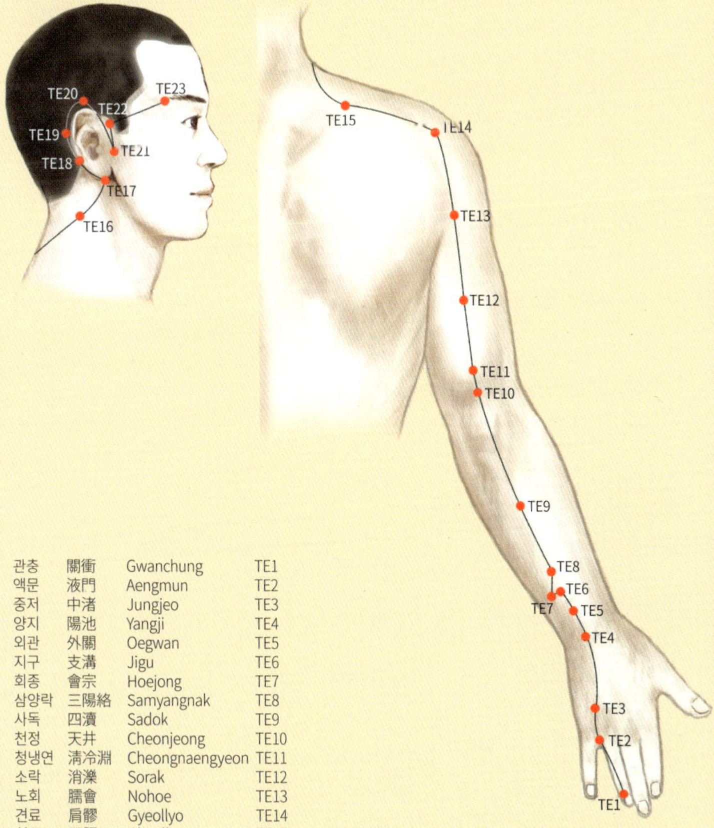

관충	關衝	Gwanchung	TE1
액문	液門	Aengmun	TE2
중저	中渚	Jungjeo	TE3
양지	陽池	Yangji	TE4
외관	外關	Oegwan	TE5
지구	支溝	Jigu	TE6
회종	會宗	Hoejong	TE7
삼양락	三陽絡	Samyangnak	TE8
사독	四瀆	Sadok	TE9
천정	天井	Cheonjeong	TE10
청냉연	淸冷淵	Cheongnaengyeon	TE11
소락	消濼	Sorak	TE12
노회	臑會	Nohoe	TE13
견료	肩髎	Gyeollyo	TE14
천료	天髎	Cheollyo	TE15
천유	天牖	Cheonyu	TE16
예풍	翳風	Yepung	TE17
계맥	瘈脈	Gyemaek	TE18
노식	顱息	Nosik	TE19
각손	角孫	Gakson	TE20
이문	耳門	Imun	TE21
화료	和髎	Hwaryo	TE22
사죽공	絲竹空	Sajukgon	TE23

TE1 關衝(관충, Gwanchung)

부위 약손가락, 끝마디뼈(distal phalanx)의 자쪽, 넷째손톱 자쪽 뿌리각(ulnar corner of the fingernail)에서 몸쪽으로 0.1촌

취혈 넷째손톱의 자쪽모서리를 지나는 수직선과 손톱뿌리를 지나는 수평선이 만나는 지점에서 취혈

침법 직자: 0.1~0.2촌, 사자: 0.2~0.3촌, 삼릉침으로 점자출혈

특성 정금혈(井金穴), 기시혈(起始穴)

TE2 液門(액문, Aengmun)

부위 손등, 약손가락과 새끼손가락 사이, 손샅 가장자리(web margin) 위쪽 오목한 곳, 적백육제

취혈 주먹을 가볍게 쥐고, 손바닥이 아래쪽을 향하게 한 자세에서, 약손가락과 새끼손가락이 만나는 지점의 위쪽 오목한 곳으로 적백육제에서 취혈

침법 직자: 0.3~0.5촌, 사자: 0.3~0.5촌

특성 형수혈(滎水穴)

TE3 中渚(중저, Jungjeo)

부위 손등, 넷째와 다섯째 손허리뼈(metacarpal bone) 사이, 넷째손허리손가락관절(metacarpophalangeal joint) 몸쪽 오목한 곳

취혈 가볍게 주먹을 쥐고 취혈

침법 직자: 0.3~0.5촌, 사자: 0.5~1촌

특성 수목혈(兪木穴), 자경보혈(自經補穴)

TE4 陽池(양지, Yangji)

부위 손목 뒤쪽면, 손등쪽 손목주름 위, 손가락폄근힘줄 자쪽 오목한 곳.

취혈 손바닥을 아래로 하고, 저항을 주면서 손목을 손등쪽으로 굽히면 손가락폄근힘줄을 더욱 쉽게 촉지할 수 있다. 손가락을 넷째와 다섯째 손허리뼈 사이를 따라서 몸쪽으로 움직이다가 손등쪽 손목주름과 만나는 오목한 곳에서 취혈. 양계(陽谿, LI5), 양곡(陽谷, SI5)과 같은 높이에 위치

침법 직자: 0.3~0.5촌, 사자: 0.3~0.5촌

특성 원혈(原穴)

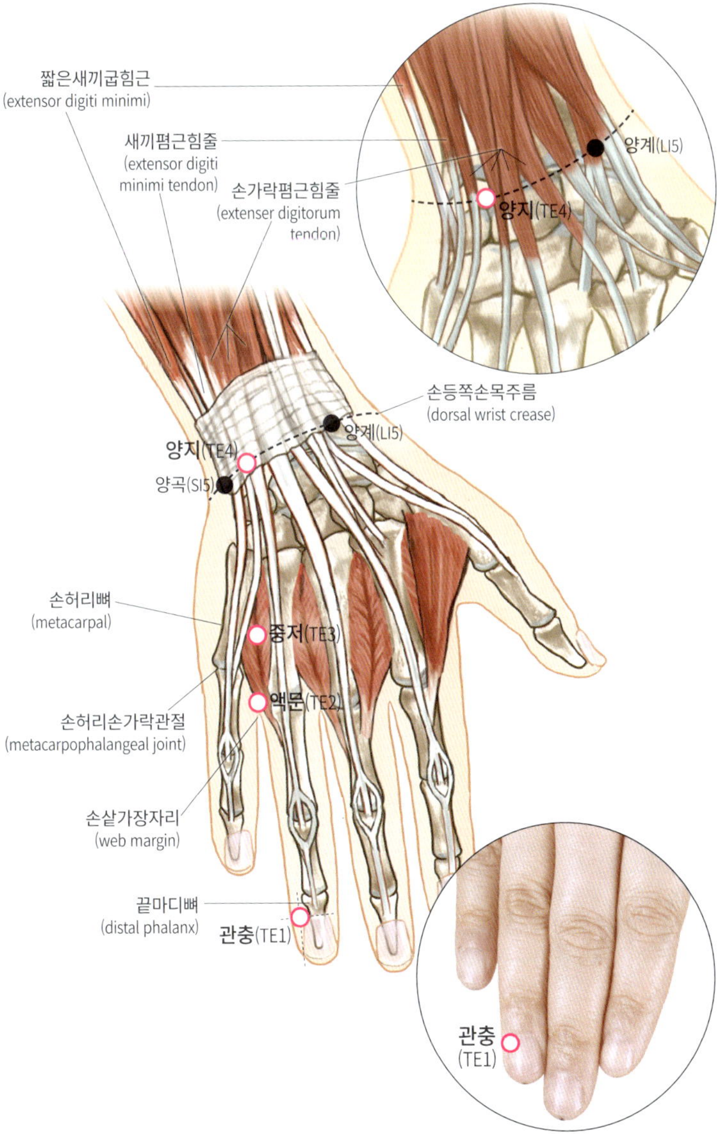
짧은새끼굽힘근
(extensor digiti minimi)
새끼폄근힘줄
(extensor digiti minimi tendon)
손가락폄근힘줄
(extenser digitorum tendon)
양계(LI5)
양지(TE4)
손등쪽손목주름
(dorsal wrist crease)
양계(LI5)
양지(TE4)
양곡(SI5)
손허리뼈
(metacarpal)
중저(TE3)
액문(TE2)
손허리손가락관절
(metacarpophalangeal joint)
손샅가장자리
(web margin)
끝마디뼈
(distal phalanx)
관충(TE1)
관충
(TE1)

TE5 外關(외관, Oegwan)

부위 아래팔 뒤쪽면, 자뼈(ulna)와 노뼈(radius) 뼈사이공간(interosseous space)의 중점, 손등쪽 손목주름(dorsal wrist crease)에서 몸쪽으로 2촌

취혈 양지(陽池, TE4)에서 몸쪽으로 2촌, 자뼈와 노뼈 사이의 오목한 곳에서 취혈. 외관(外關, TE5)에 상응하는 앞쪽 혈은 내관(內關, PC6)임

침법 직자: 0.5~1촌(혹은 내관(PC6)을 향해 투자), 사자: 1~1.5촌

특성 팔맥교회혈(八脈交會穴), 락혈(絡穴)

TE6 支溝(지구, Jigu)

부위 아래팔 뒤쪽면, 자뼈와 노뼈 뼈사이공간 중점, 손등쪽 손목주름에서 몸쪽으로 3촌

취혈 외관(外關, TE5)에서 몸쪽으로 1촌, 회종(會宗, TE7)과 같은 높이, 자뼈와 노뼈 사이에서 취혈

침법 직자: 0.5~1촌, 사자: 1~1.5촌

특성 경화혈(經火穴), 자성혈(自性穴), 육총혈(六總穴)

TE7 會宗(회종, Hoejong)

부위 아래팔 뒤쪽면, 자뼈의 바로 노쪽, 손등쪽 손목주름에서 몸쪽으로 3촌

취혈 지구(支溝, TE6)의 자쪽에서 취혈, 편력(偏歷, LI6)과 같은 높이

침법 직자: 0.5~0.9촌, 사자: 0.5~1촌

특성 극혈(郄穴)

TE8 三陽絡(삼양락, Samyangnak)

부위 아래팔 뒤쪽면, 자뼈와 노뼈 뼈사이공간 중점, 손등쪽 손목주름에서 몸쪽으로 4촌

취혈 양지(陽池, TE4)와 팔꿈치 끝을 연결하는 선에서 위쪽으로부터 2/3와 아래쪽으로부터 1/3이 되는 지점에서 취혈

침법 직자: 0.5~1촌, 사자: 0.8~1.5촌(심자할 때에는 극문을 향해 2~3촌 자입)

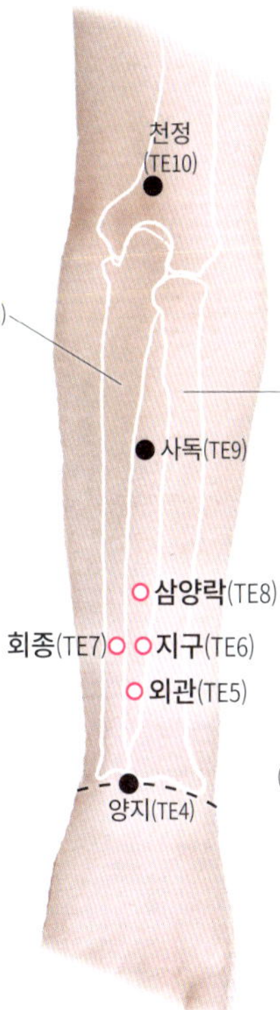
천정
(TE10)
자뼈(ulna)
노뼈(radius)
사독(TE9)
삼양락(TE8)
회종(TE7)
지구(TE6)
외관(TE5)
양지(TE4)

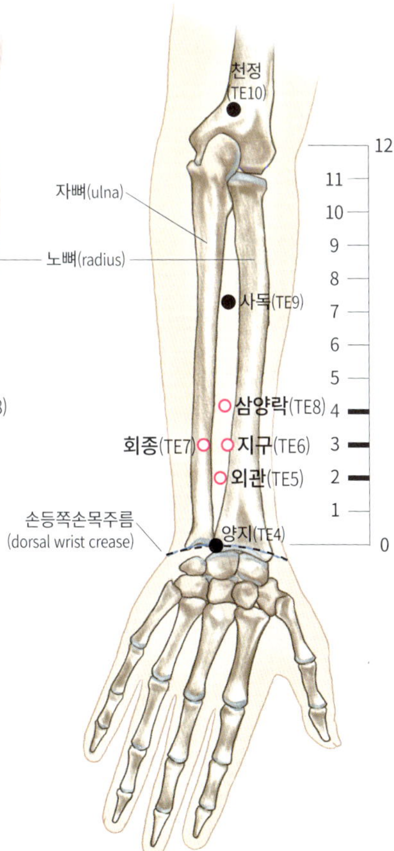
천정
(TE10)
자뼈(ulna)
사독(TE9)
삼양락(TE8)
회종(TE7)
지구(TE6)
외관(TE5)
손등쪽손목주름
(dorsal wrist crease)
양지(TE4)
12
11
10
9
8
7
6
5
4
3
2
1
0

TE9 四瀆(사독, Sadok)

부위 아래팔 뒤쪽면, 자뼈(ulna)와 노뼈(radius) 뼈사이공간(interosseous space)의 중점, 팔꿈치머리 융기(prominence of olecranon)에서 먼쪽으로 5촌

취혈 양지(陽池, TE4)와 팔꿈치머리 융기를 연결하는 선의 중점에서 몸쪽으로 1촌 지점에서 취혈

침법 직자: 0.5~1촌, 사자: 0.5~1촌

TE10 天井(천정, Cheonjeong)

부위 팔꿈치 뒤쪽면, 팔꿈치머리 융기에서 몸쪽으로 1촌이 되는 오목한 곳

취혈 팔꿈치를 굽혔을 때, 팔꿈치머리 오목에서 취혈

침법 직자: 0.3~0.5촌, 사자: 0.5~1촌

특성 합토혈(合土穴), 자경사혈(自經瀉穴)

TE11 淸冷淵(청냉연, Cheongnaengyeon)

부위 위팔 뒤쪽면, 팔꿈치머리 융기(prominence of the olecranon)와 봉우리각(acromial angle)을 연결하는 선 위, 팔꿈치머리 융기에서 몸쪽으로 2촌

취혈 팔꿈치를 펴고, 팔꿈치머리 융기로부터 위쪽으로 2촌에서 취혈

침법 직자: 0.3~0.5촌, 사자: 0.5~1촌

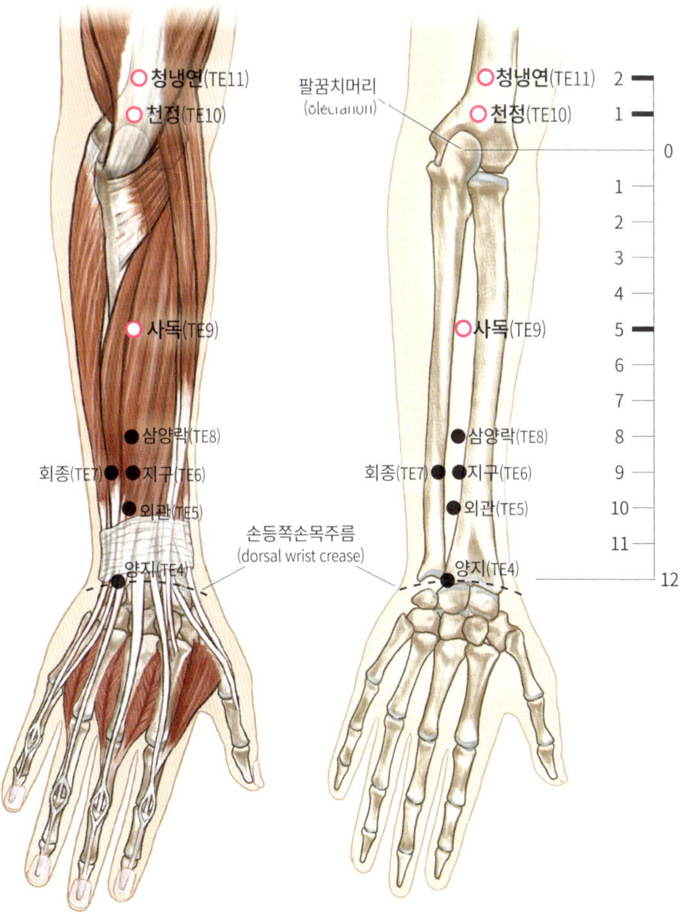
청냉연(TE11)
천정(TE10)
사독(TE9)
삼양락(TE8)
회종(TE7)
지구(TE6)
외관(TE5)
양지(TE4)
손등쪽손목주름
(dorsal wrist crease)
팔꿈치머리
(olecranon)
청냉연(TE11)
천정(TE10)
사독(TE9)
삼양락(TE8)
회종(TE7)
지구(TE6)
외관(TE5)
양지(TE4)
2
1
0
1
2
3
4
5
6
7
8
9
10
11
12

TE12 消濼(소락, Sorak)

부위 위팔 뒤쪽면, 팔꿈치머리 융기(prominence of the olecranon)와 봉우리각(acromial angle)을 연결하는 선 위, 팔꿈치머리융기에서 몸쪽으로 5촌

침법 직자: 0.3~0.7촌, 사자: 0.5~1촌

TE13 臑會(노회, Nohoe)

부위 위팔 뒤쪽면, 어깨세모근(deltoid)의 뒤모서리 아래뒤쪽, 봉우리각(acromial angle)에서 아래쪽으로 3촌

침법 직자: 0.5~1촌, 사자: 0.5~1촌

특성 수소양삼초경·양유맥의 교회혈(交會穴)

TE14 肩髎(견료, Gyeollyo)

부위 팔이음뼈(shoulder girdle), 봉우리각(acromial angle)과 위팔뼈 큰결절(greater tubercle of the humerus) 사이의 오목한 곳

취혈 팔꿈치를 굽히고 위팔을 외전시키면, 어깨뼈봉우리(acromion) 앞뒤로 각각 두개의 오목한 곳이 나타남. 견료(肩髎, TE14)는 뒤쪽에 위치하며, 앞쪽에 위치한 견우(肩髃, LI15)보다 덜 오목함

침법 직자: 0.5~1촌, 사자: 1~2촌

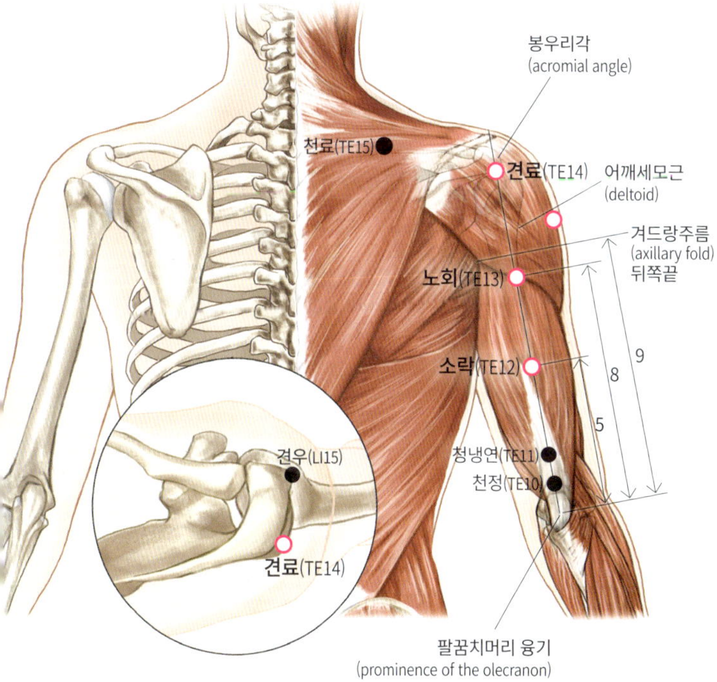
봉우리각
(acromial angle)
천료(TE15)
견료(TE14)
어깨세모근
(deltoid)
겨드랑주름
(axillary fold)
뒤쪽끝
노회(TE13)
9
소락(TE12)
8
5
청냉연(TE11)
천정(TE10)
견우(LI15)
견료(TE14)
팔꿈치머리 융기
(prominence of the olecranon)

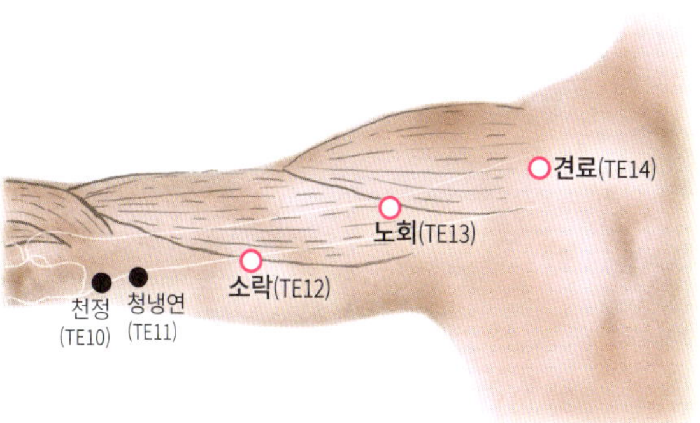
견료(TE14)
노회(TE13)
소락(TE12)
천정
(TE10)
청냉연
(TE11)

TE15 天髎(천료, Cheollyo)

부위 어깨뼈 부위, 어깨뼈 위각(superior angle of the scapula)에서 위쪽 오목한 곳

취혈 바르게 앉아 팔을 몸통 옆으로 늘어뜨리고, 견정(肩井, GB21)과 곡원(曲垣, SI13)의 중간에서 취혈

침법 직자: 0.3~0.5촌(어깨뼈가시 방향으로 치우치게 자입, 심자하지 않음)
사자: 0.5~0.8촌

특성 수소양삼초경·족소양담경·양유맥의 교회혈(交會穴)

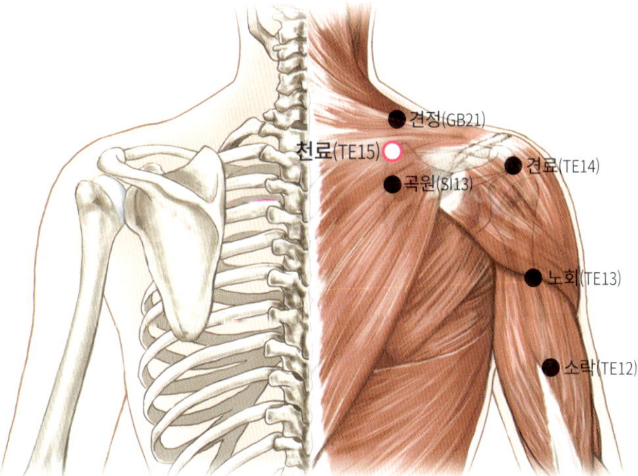
견정(GB21)
천료(TE15)
견료(TE14)
곡원(SI13)
노회(TE13)
소락(TE12)

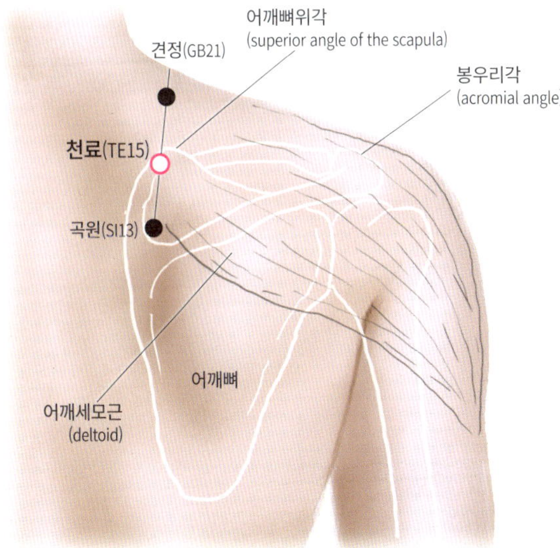
어깨뼈위각
(superior angle of the scapula)
견정(GB21)
봉우리각
(acromial angle)
천료(TE15)
곡원(SI13)
어깨뼈
어깨세모근
(deltoid)

TE16 天牖(천유, Cheonyu)

부위 목앞 부위, 턱뼈각(mandibular angle)과 같은 높이, 목빗근(sternocleido mastoid)의 뒤쪽 오목한 곳

취혈 목빗근 앞쪽의 천용(天容, SI17)과 같은 높이에 위치

침법 직자: 0.3~0.5촌(깊이 자침하지 않음), 사자: 0.5~0.8촌

TE17 翳風(예풍, Yepung)

부위 목앞 부위, 귓불(ear lobe)의 뒤쪽, 꼭지돌기(mastoid process) 아래끝의 앞쪽 오목한 곳

침법 직자: 0.5~1촌, 사자: 1~1.5촌

특성 수소양삼초경·족소양담경과의 교회혈(交會穴)

TE18 瘈脈(계맥, Gyemaek)

부위 머리, 꼭지돌기 중심, 예풍(翳風, TE17)에서 각손(角孫, TE20)을 연결하는 곡선에서 위쪽으로부터 2/3와 아래쪽으로부터 1/3이 되는 지점

침법 직자: 0.1~0.2촌, 사자: 0.5~1촌, 삼릉침으로 점자출혈

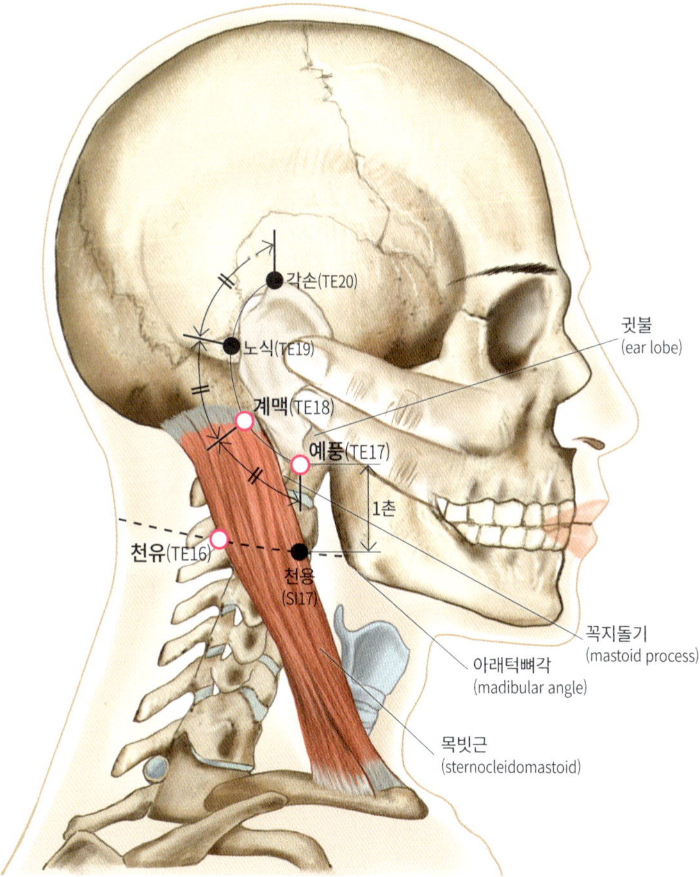
각손(TE20)
노식(TE19)
계맥(TE18)
예풍(TE17)
1촌
천유(TE16)
천용
(SI17)
귓불
(ear lobe)
꼭지돌기
(mastoid process)
아래턱뼈각
(madibular angle)
목빗근
(sternocleidomastoid)

TE19 顱息(노식, Nosik)

부위 머리, 예풍(翳風, TE17)에서 각손(角孫, TE20)을 연결하는 곡선에서 위쪽으로부터 1/3과 아래쪽으로부터 2/3가 되는 지점

침법 직자: 0.1~0.2촌
사자: 0.1~0.3촌(0.1촌 자입한 후 뒤쪽을 향해 0.5촌 사자하기도 함)

TE20 角孫(각손, Gakson)

부위 머리, 귓바퀴 꼭대기(auricular apex)의 바로 위쪽 지점

취혈 귓바퀴를 앞으로 접어 머리에 눌러 붙일 때, 귓바퀴 꼭대기가 머리에 닿는 지점에서 취혈

침법 직자: 0.1~0.2촌, 사자: 0.1~0.3촌

특성 수소양삼초경·족소양담경·수태양소장경과의 교회혈(交會穴)

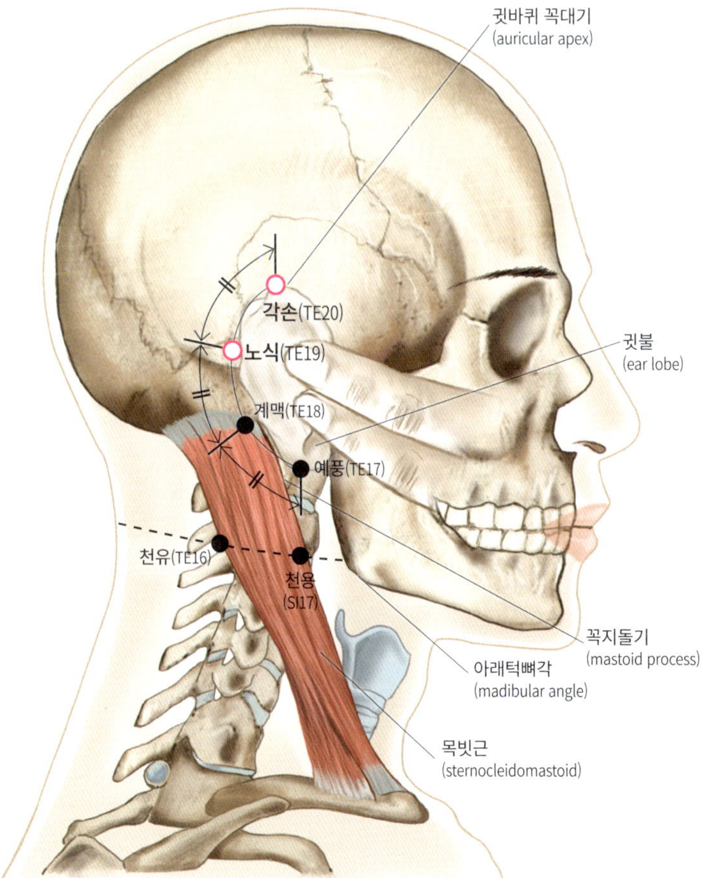
귓바퀴 꼭대기
(auricular apex)
각손(TE20)
노식(TE19)
귓불
(ear lobe)
계맥(TE18)
예풍(TE17)
천유(TE16)
천용
(SI17)
꼭지돌기
(mastoid process)
아래턱뼈각
(madibular angle)
목빗근
(sternocleidomastoid)

TE21 耳門(이문, Imun)

부위 얼굴, 귀구슬위패임(supratragic notch)과 아래턱뼈 관절돌기(condylar process of the mandible) 사이의 오목한 곳

취혈 입을 약간 벌리고, 귀구슬위패임 앞쪽의 오목한 곳, 청궁(聽宮, SI19)에서 수직으로 위쪽에서 취혈

침법 직자: 0.3~0.5촌, 사자: 0.3~0.5촌, 0.5~1.5촌(입을 벌리고 침을 아래로 향하여 청궁(聽宮, SI19) 및 청회(聽會, GB2)로 자입)

TE22 和髎(화료, Hwaryo)

부위 머리, 관자놀이 머리카락경계선의 뒤쪽, 귓바퀴뿌리의 앞쪽, 얕은관자동맥(superficial temporal artery)의 뒤쪽

침법 직자: 0.1~0.2촌, 사자: 0.3~0.5촌

특성 족소양담경·수태양소장경과의 교회혈(交會穴)

TE23 絲竹空(사죽공, Sajukgong)

부위 머리, 눈썹 가쪽끝의 오목한 곳

취혈 동자료(瞳子髎, GB1) 위쪽에 위치

침법 직자: 0.2~0.3촌, 사자: 0.3~1촌(피하를 따라서 뒤쪽 방향으로)
횡자: 0.5~1촌(뒤쪽 방향 또는 어요(魚腰, EX-HN4)를 향해 피하를 따라)
/ 점자출혈

특성 종지혈(終止穴), 족소양담경과의 교회혈(交會穴)

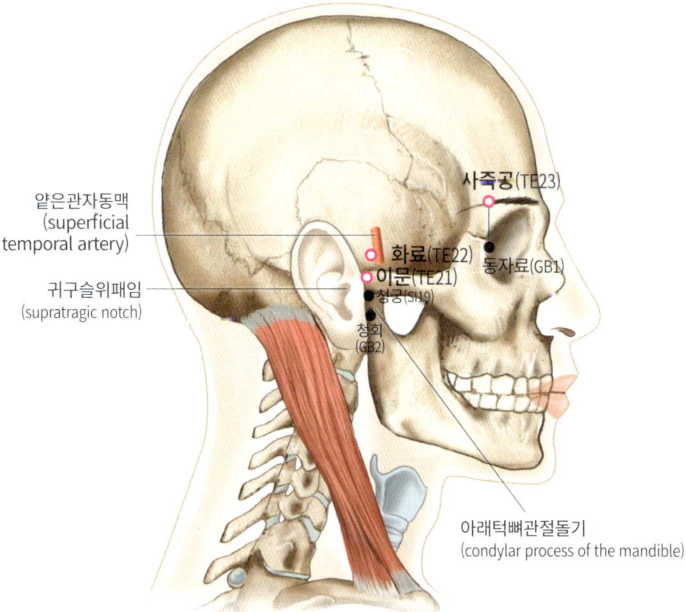
사죽공(TE23)
얕은관자동맥
(superficial
temporal artery)
화료(TE22)
동자료(GB1)
이문(TE21)
귀구슬위패임
(supratragic notch)
청궁(SI19)
청회
(GB2)
아래턱뼈관절돌기
(condylar process of the mandible)

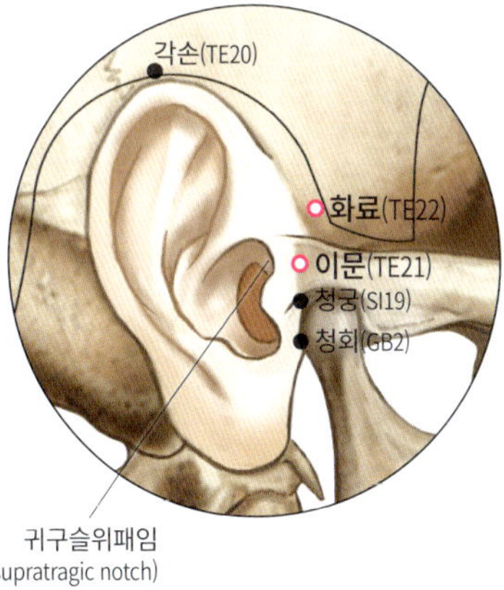
각손(TE20)
화료(TE22)
이문(TE21)
청궁(SI19)
청회(GB2)
귀구슬위패임
(supratragic notch)

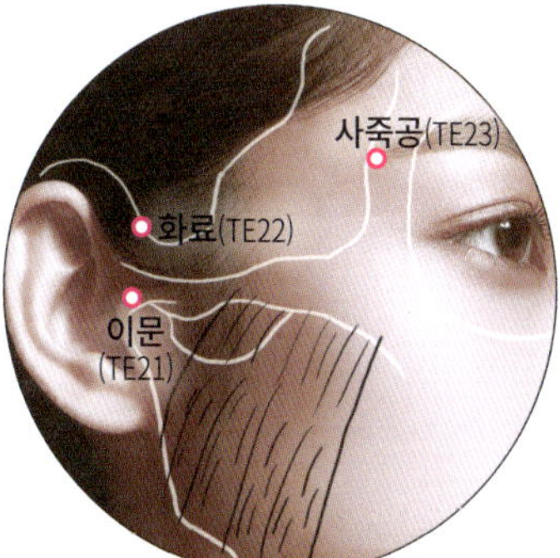
사죽공(TE23)
화료(TE22)
이문
(TE21)

족소양담경(足少陽膽經)

The Gallbladder(GB) Meridian

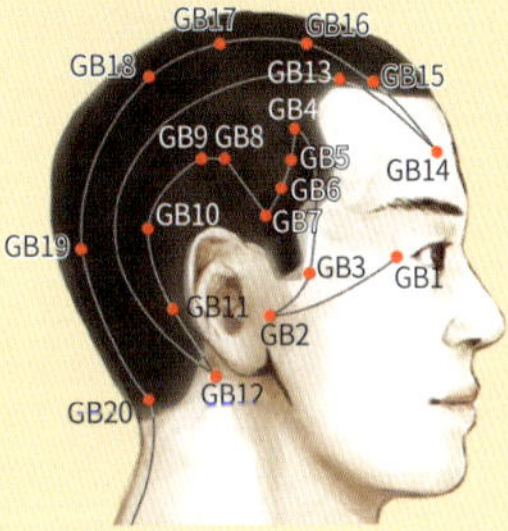

동자료	瞳子髎	Dongjaryo	GB1
청회	聽會	Cheonghoe	GB2
상관	上關	Sanggwan	GB3
함염	頷厭	Hamyeom	GB4
현로	懸顱	Hyeollo	GB5
현리	懸釐	Hyeonri	GB6
곡빈	曲鬢	Gokbin	GB7
솔곡	率谷	Solgok	GB8
천충	天衝	Cheonchung	GB9
부백	浮白	Bubaek	GB10
두규음	頭竅陰	Dugyueum	GB11
완골	完骨	Wangol	GB12
본신	本神	Bonsin	GB13
양백	陽白	Yangbaek	GB14
두임읍	頭臨泣	Duimeup	GB15
목창	目窓	Mokchang	GB16
정영	正營	Jeongyeong	GB17
승령	承靈	Seungnyeong	GB18
뇌공	腦空	Noegong	GB19
풍지	風池	Pungji	GB20
견정	肩井	Gyeonjeong	GB21
연액	淵腋	Yeonaek	GB22
첩근	輒筋	Cheopgeu	GB23
일월	日月	Irwol	GB24
경문	京門	Gyeongmun	GB25
대맥	帶脈	Daemaek	GB26
오추	五樞	Ochu	GB27
유도	維道	Yudo	GB28
거료	居髎	Georyo	GB29
환도	環跳	Hwando	GB30
풍시	風市	Pungsi	GB31
중독	中瀆	Jungdok	GB32
슬양관	膝陽關	Seuryanggwan	GB33
양릉천	陽陵泉	Yangneungcheon	GB34
양교	陽交	Yanggyo	GB35
외구	外丘	Oegu	GB36
광명	光明	Gwangmyeong	GB37
양보	陽輔	Yangbo	GB38
현종	懸鍾	Hyeonjong	GB39
구허	丘墟	Guheo	GB40
족임읍	足臨泣	Jogimeup	GB41
지오회	地五會	Jiohoe	GB42
협계	俠谿	Hyeopgye	GB43
족규음	足竅陰	Jokgyueum	GB44

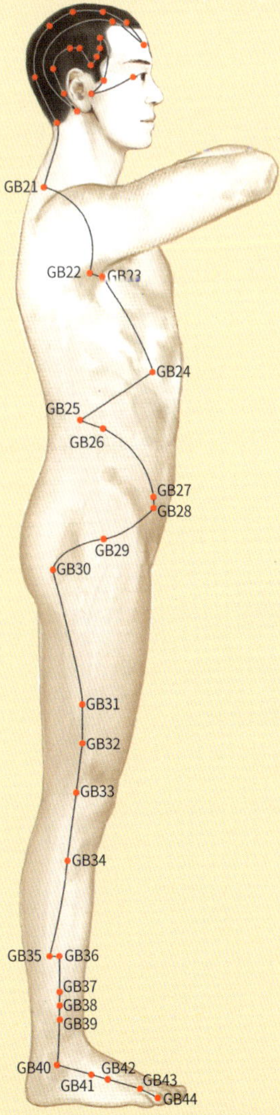

GB1 瞳子髎(동자료, Dongjaryo)

부위 머리, 가쪽눈구석(outer canthus)에서 가쪽으로 0.5촌 오목한 곳

취혈 눈초리(目外眥) 가쪽 약 0.5촌으로, 눈확가쪽모서리 오목한 곳에서 취혈

침법 직자: 0.2~0.3촌, 사자: 0.3~0.5촌 횡자: 0.5~1촌(太陽을 향해 자입)

특성 기시혈(起始穴), 수태양소장경·수소양삼초경·족소양담경의 교회혈(交會穴)

GB2 聽會(청회, Cheonghoe)

부위 얼굴, 귀구슬사이패임(intertragic notch)과 아래턱뼈 관절돌기(condylar process of mandible) 사이의 오목한 곳

취혈 입을 벌리고, 귀구슬사이패임 앞쪽의 오목한 곳에서 취혈. 청궁(聽宮, SI19)에서 수직으로 아래쪽에 위치

침법 직자: 0.3~0.5촌, 사자: 0.5~0.7촌
입을 벌리고 약간 비스듬히 뒤쪽으로 1~1.5촌 자입

GB3 上關(상관, Sanggwan)

부위 머리, 광대활(zygomatic arch) 중점 위쪽의 오목한 곳

취혈 광대활 위쪽, 하관(下關, ST7) 위쪽의 오목한 곳에서 취혈

침법 직자: 0.2~0.3촌, 사자: 0.3~0.5촌(깊게 자침하지 않음)

특성 수소양삼초경·족소양담경·족양명위경의 교회혈(交會穴)

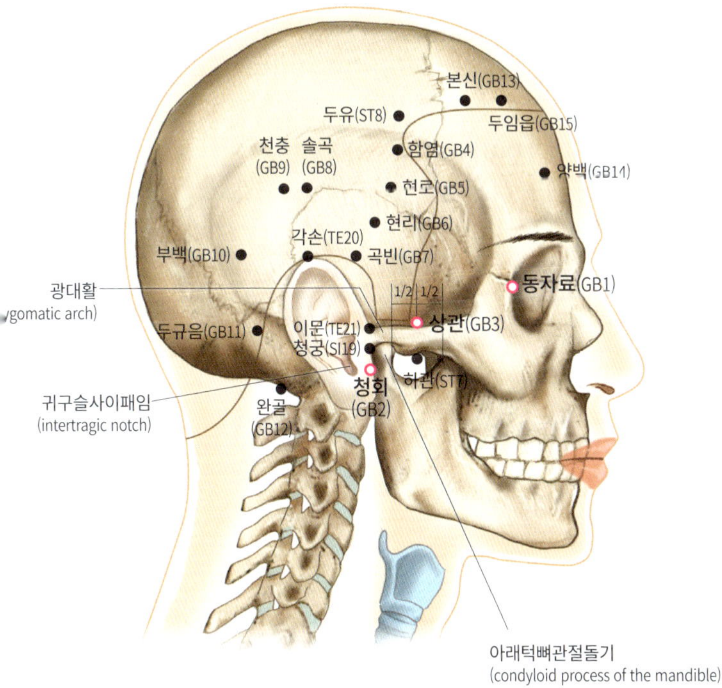
본신(GB13)
두유(ST8)
두임읍(GB15)
천충 (GB9)
솔곡 (GB8)
함염(GB4)
양백(GB14)
현로(GB5)
현리(GB6)
각손(TE20)
부백(GB10)
곡빈(GB7)
광대활
(zygomatic arch)
동자료(GB1)
1/2 1/2
두규음(GB11)
이문(TE21)
상관(GB3)
청궁(SI19)
청회 (GB2)
하관(ST7)
귀구슬사이패임
(intertragic notch)
완골 (GB12)
아래턱뼈관절돌기
(condyloid process of the mandible)

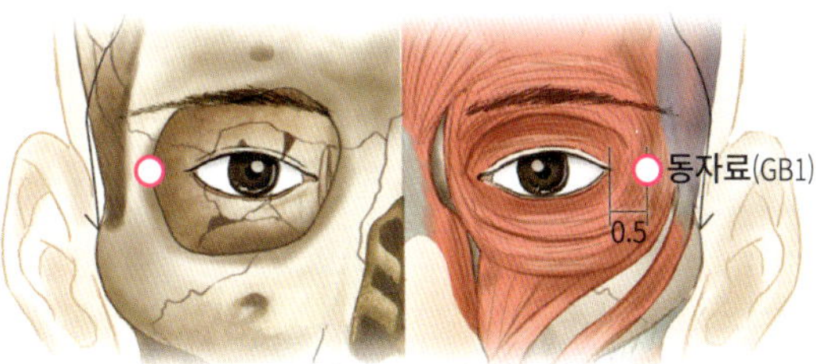
동자료(GB1)
0.5

GB4 頷厭(함염, Hamyeom)

부위 머리, 두유(頭維, ST8)와 곡빈(曲鬢, GB7)을 연결하는 곡선에서 위쪽으로부터 1/4과 아래쪽으로부터 3/4이 되는 지점

침법 직자: 0.2~0.3촌, 사자: 0.3~0.5촌 (아래를 향하여 연피자)

특성 수소양삼초경·족소양담경·수양명대장경·족양명위경의 교회혈(交會穴).

GB5 懸顱(현로, Hyeollo)

부위 머리, 두유(頭維, ST8)와 곡빈(曲鬢, GB7)을 연결하는 곡선의 중점

침법 직자: 0.2~0.3촌, 사자: 0.3~0.5촌 (뒤를 향하여 연피자)

특성 수소양삼초경·족소양담경·수양명대장경의 교회혈(交會穴)

GB6 懸釐(현리, Hyeonri)

부위 머리, 두유(頭維, ST8)와 곡빈(曲鬢, GB7)을 연결하는 곡선에서 위쪽으로부터 3/4과 아래쪽으로부터 1/4이 되는 지점

침법 직자: 0.2~0.3촌, 사자: 0.3~0.5촌 (뒤를 향하여 연피자)

특성 수소양삼초경·족소양담경·수양명대장경·족양명위경의 교회혈(交會穴)

GB7 曲鬢(곡빈, Gokbin)

부위 머리, 귓바퀴 꼭대기(auricular apex)를 지나는 수평선과 관자놀이 머리카락경계선(temporal hairline)의 뒤모서리를 지나는 수직선이 만나는 지점

침법 직자: 0.2~0.3촌, 사자: 0.3~0.5촌

특성 중풍칠처혈(中風七處穴), 족소양담경·족태양방광경의 교회혈(交會穴)

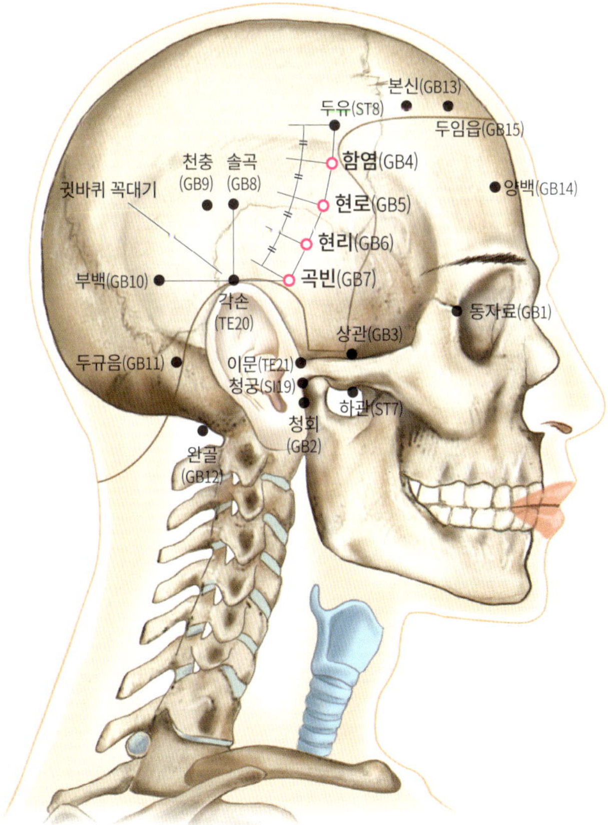
본신(GB13)
두유(ST8)
두임읍(GB15)
함염(GB4)
천충 (GB9)
솔곡 (GB8)
양백(GB14)
귓바퀴 꼭대기
현로(GB5)
현리(GB6)
곡빈(GB7)
부백(GB10)
각손 (TE20)
동자료(GB1)
상관(GB3)
두규음(GB11)
이문(TE21)
청궁(SI19)
하관(ST7)
청회 (GB2)
완골 (GB12)

GB8 率谷(솔곡, Solgok)

부위 머리, 귓바퀴 꼭대기(auricular apex)에서 수직으로 위쪽, 관자놀이 머리카락경계선(temporal hairline)에서 위쪽으로 1.5촌

취혈 각손(角孫, TE20) 위쪽, 발제(hairline)에서 머리 안쪽으로 1.5촌 지점으로, 음식을 씹을 때 쉽게 촉지

침법 직자: 0.2~0.3촌, 사자: 0.3~0.5촌 (연피자 = 피부를 따라 얕게 자침)

특성 족소양담경·족태양방광경의 교회혈(交會穴)

GB9 天衝(천충, Cheonchung)

부위 머리, 귓바퀴뿌리(auricular root) 뒤모서리에서 수직으로 위쪽, 발제(hairline)에서 위쪽으로 2촌

침법 직자: 0.2~0.3촌, 사자: 0.3~0.5촌 (연피자 = 피부를 따라 얕게 자침)

특성 족소양담경·족태양방광경의 교회혈(交會穴)

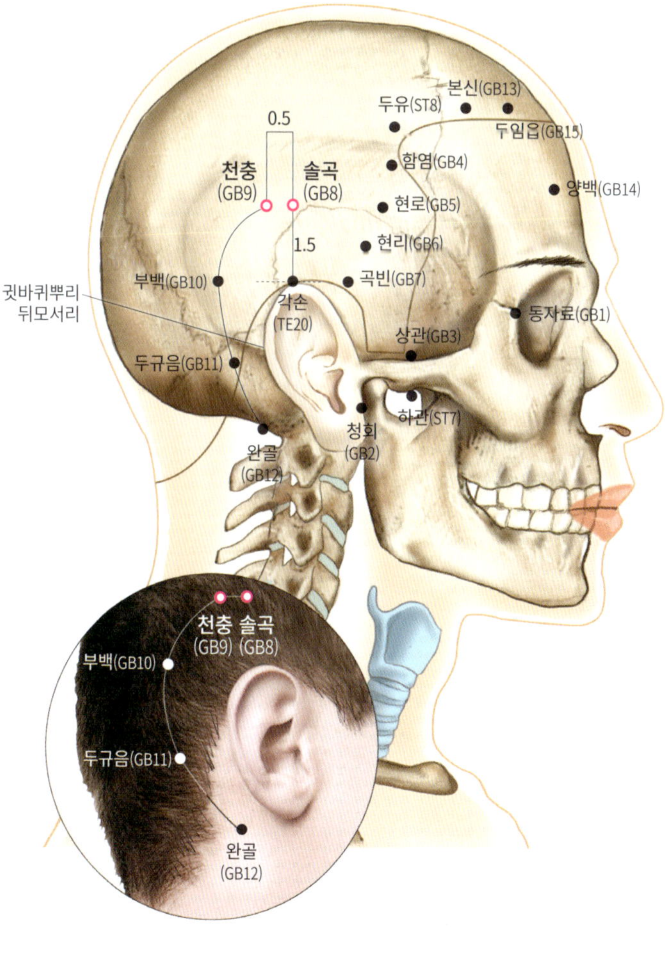
본신(GB13)
두유(ST8)
0.5
두임읍(GB15)
천충
(GB9)
솔곡
(GB8)
함염(GB4)
양백(GB14)
현로(GB5)
1.5
현리(GB6)
부백(GB10)
곡빈(GB7)
귓바퀴뿌리
뒤모서리
각손
(TE20)
동자료(GB1)
상관(GB3)
두규음(GB11)
하관(ST7)
청회
(GB2)
완골
(GB12)
천충 솔곡
(GB9) (GB8)
부백(GB10)
두규음(GB11)
완골
(GB12)

GB10 浮白(부백, Bubaek)

부위 머리, 꼭지돌기(mastoid process)의 위뒤쪽, 천충(天衝, GB9)에서 완골(完骨, GB12)을 연결하는 곡선에서 위로부터 1/3과 아래로부터 2/3가 되는 지점

취혈 귓바퀴 꼭대기(auricular apex)의 뒤쪽, 髮際(hairline)에서 위쪽으로 1촌이 되는 지점에서 취혈

침법 직자: 0.2~0.3촌, 사자: 0.3~0.5촌 (연피자 = 피부를 따라 얕게 자침)

특성 족소양담경·족태양방광경의 교회혈(交會穴)

GB11 頭竅陰(두규음, Dugyueum)

부위 머리, 꼭지돌기 위 뒤쪽, 천충(天衝, GB9)에서 완골(完骨, GB12)을 연결하는 곡선에서 위쪽으로부터 2/3과 아래쪽으로부터 1/3이 되는 지점

침법 직자: 0.2~0.3촌, 사자: 0.3~0.5촌 (연피자 = 피부를 따라 얕게 자침)

특성 족소양담경·족태양방광경·수소양삼초경의 교회혈(交會穴)

GB12 完骨(완골, Wangol)

부위 목 앞부위, 꼭지돌기 아래 뒤쪽의 오목한 곳

침법 직자: 0.2~0.3촌, 사자: 0.3~0.5촌 (연피자 = 피부를 따라 얕게 자침)

특성 족소양담경·족태양방광경의 교회혈(交會穴)

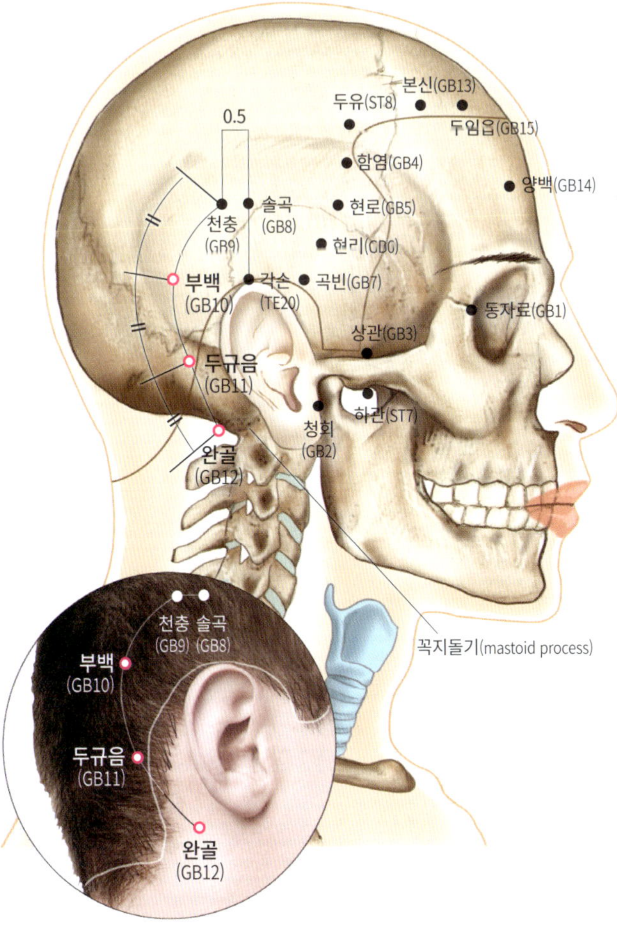
본신(GB13)
두유(ST8)
0.5
두임읍(GB15)
함염(GB4)
양백(GB14)
천충
(GB9)
솔곡
(GB8)
현로(GB5)
현리(GB6)
부백
(GB10)
각손
(TE20)
곡빈(GB7)
동자료(GB1)
상관(GB3)
두규음
(GB11)
하관(ST7)
청회
(GB2)
완골
(GB12)
천충 솔곡
(GB9) (GB8)
부백
(GB10)
두규음
(GB11)
완골
(GB12)
꼭지돌기(mastoid process)

GB13 本神(본신, Bonsin)

부위 머리, 전발제(anterior hairline)에서 머리 안쪽으로 0.5촌, 앞정중선(anterior median line)에서 가쪽으로 3촌

취혈 신정(神庭, GV24)에서 두유(頭維, ST8)를 연결하는 곡선에서 안쪽으로부터 2/3와 가쪽으로부터 1/3이 되는 지점에서 취혈

침법 직자: 0.2~0.3촌, 사자: 0.3~0.5촌 (뒤를 향하여 연피자)

특성 족소양담경·양유맥의 교회혈(交會穴)

GB14 陽白(양백, Yangbaek)

부위 머리, 동공(pupil) 중심에서 수직으로 위쪽, 눈썹 위쪽으로 1촌

침법 직자: 0.2~0.3촌, 사자: 0.3~0.5촌 (뒤를 향하여 연피자)
횡자하여 어요(魚腰, EX HN4)로 투자 0.3~0.5촌

특성 수소양삼초경·수양명대장경·족소양담경·족양명위경·양유맥의 교회혈(交會穴)

GB15 頭臨泣(두임읍, Duimeup)

부위 머리, 동공 중심에서 수직으로 위쪽, 전발제에서 머리 안쪽으로 0.5촌

취혈 정면을 바라볼 때, 동공 중심에서 위쪽, 신정(神庭, GV24)에서 두유(頭維, ST8)를 연결하는 곡선의 중점에서 취혈

침법 직자: 0.2~0.3촌, 사자: 0.3~0.5촌 (위를 향하여 연피자)
삼릉침으로 점자출혈

특성 족소양담경·족태양방광경·양유맥의 교회혈(交會穴)

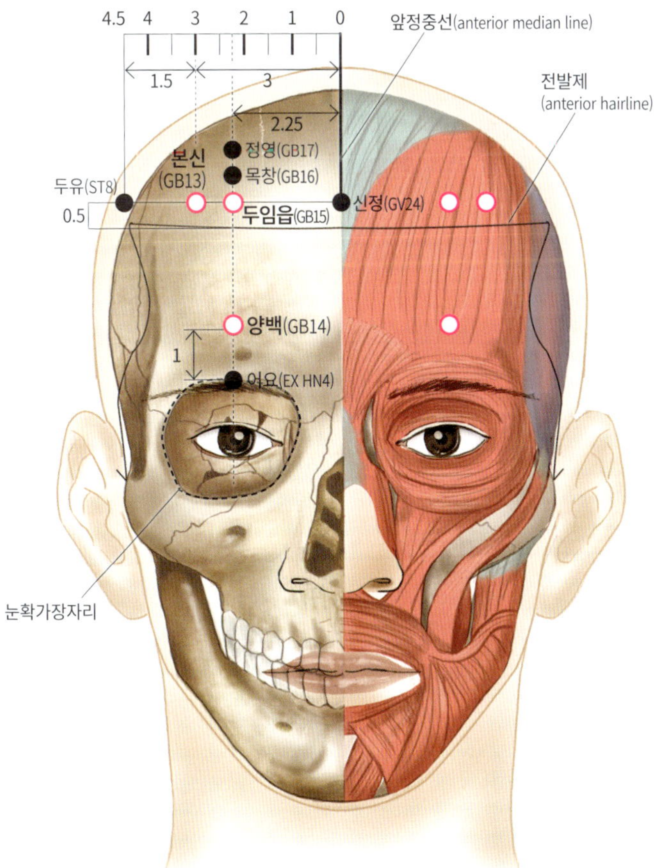
4.5
4
3
2
1
0
1.5
3
2.25
앞정중선(anterior median line)
전발제
(anterior hairline)
정영(GB17)
본신
(GB13)
목창(GB16)
두유(ST8)
0.5
신정(GV24)
두임읍(GB15)
양백(GB14)
1
어요(EX HN4)
눈확가장자리

GB16 目窓(목창, Mokchang)

부위 머리, 동공(pupil) 중심에서 수직으로 위쪽, 전발제(anterior hairline)에서 머리 안쪽으로 1.5촌

취혈 두임읍(頭臨泣, GB15)에서 위쪽으로 1촌에 위치

침법 직자: 0.2~0.3촌, 사자: 0.3~0.5촌 (뒤를 향하여 연피자)
삼릉침으로 점자출혈

특성 족소양담경·양유맥의 교회혈(交會穴)

GB17 正營(정영, Jeongyeong)

부위 머리, 동공 중앙에서 수직으로 위쪽, 전발제에서 머리 안쪽으로 2.5촌

취혈 두임읍(頭臨泣, GB15)에서 위쪽으로 2촌에 위치. 승광(承光, BL6)과 같은 높이에 위치

침법 직자: 0.2~0.3촌, 사자: 0.3~0.5촌 (뒤를 향하여 연피자)

특성 족소양담경·양유맥의 교회혈(交會穴)

GB18 承靈(승령, Seungnyeong)

부위 머리, 동공 중심에서 수직으로 위쪽, 전발제에서 머리 안쪽으로 4촌

취혈 정영(正營, GB17)에서 뒤쪽으로 1.5촌, 통천(通天, BL7)과 같은 높이에 위치

침법 직자: 0.2~0.3촌, 사자: 0.3~0.5촌 (뒤를 향하여 연피자)

특성 족소양담경·양유맥의 교회혈(交會穴)

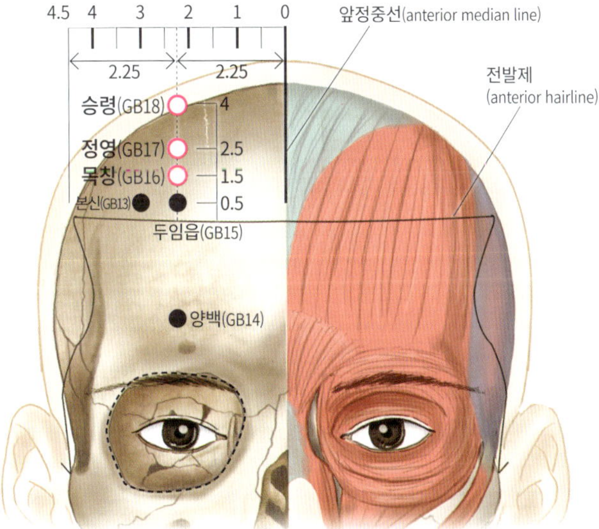
4.5 4 3 2 1 0
앞정중선(anterior median line)
2.25
2.25
전발제
(anterior hairline)
승령(GB18)
4
정영(GB17)
2.5
목창(GB16)
1.5
본신(GB13)
0.5
두임읍(GB15)
양백(GB14)

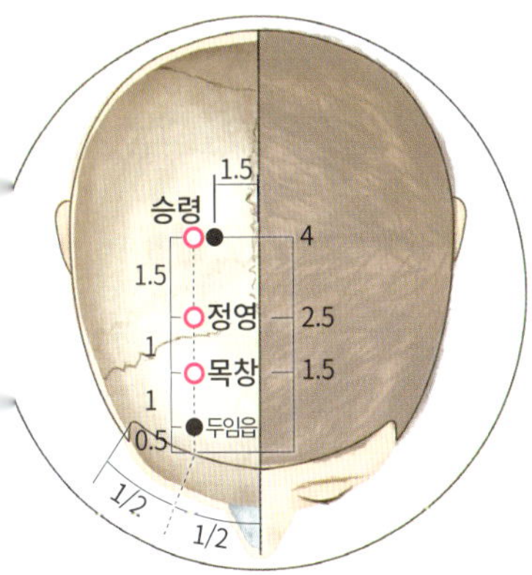
1.5
승령
4
1.5
정영
2.5
1
목창
1.5
1
두임읍
0.5
1/2
1/2

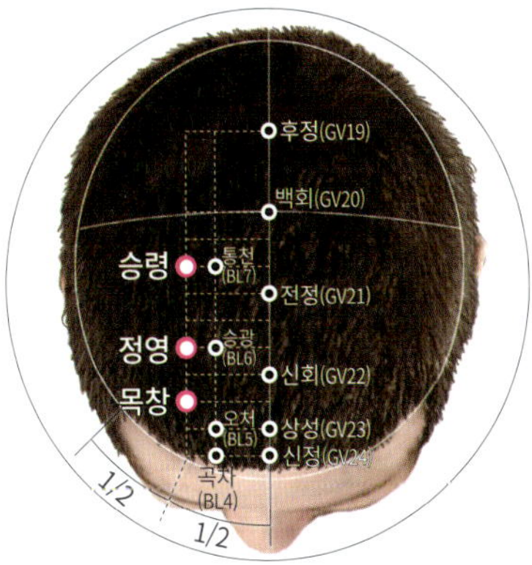
후정(GV19)
백회(GV20)
승령
통천
(BL7)
전정(GV21)
정영
승광
(BL6)
신회(GV22)
목창
오처
(BL5)
상성(GV23)
신정(GV24)
곡차
(BL4)
1/2
1/2

GB19 腦空(뇌공, Noegong)

부위 머리, 풍지(風池, GB20)에서 수직으로 위쪽, 바깥뒤통수뼈융기(external occipital protuberance) 위모서리와 같은 높이

취혈 뇌호(腦戶, GV17), 옥침(玉枕, BL9)과 같은 높이에 위치

침법 직자: 0.2~0.3촌, 사자: 0.3~0.5촌 (뒤를 향하여 연피자)

특성 족소양담경·양유맥의 교회혈(交會穴)

GB20 風池(풍지, Pungji)

부위 목 뒤부위, 뒤통수뼈(occipital bone)의 아래쪽, 목빗근(sternocleidomastoid muscle)이 시작하는 곳과 등세모근(trapezius muscle) 사이의 오목한 곳

취혈 풍부(風府, GV16)와 같은 높이에 위치

침법 직자: 0.3~1촌(반대쪽 안구 방향으로 자입)
사자: 0.5~1.5촌(약간 아래쪽으로 귓불과 수평으로 자입)

특성 양교맥의 종지혈(終止穴), 수소양삼초경·족소양담경·양유맥·양교맥의 교회혈(交會穴)

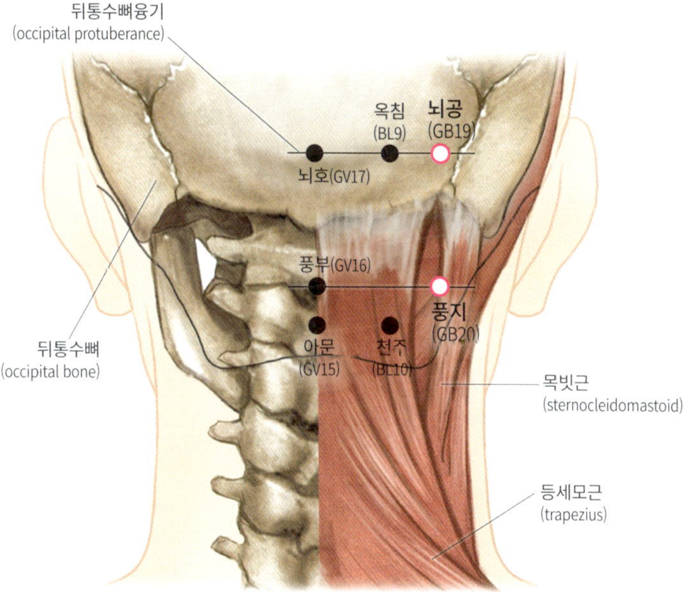
뒤통수뼈융기
(occipital protuberance)
옥침
(BL9)
뇌공
(GB19)
뇌호(GV17)
풍부(GV16)
풍지
(GB20)
아문
(GV15)
천주
(BL10)
뒤통수뼈
(occipital bone)
목빗근
(sternocleidomastoid)
등세모근
(trapezius)

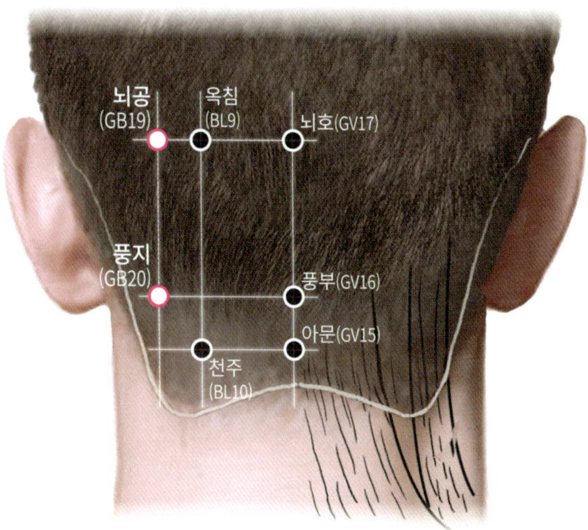
뇌공
(GB19)
옥침
(BL9)
뇌호(GV17)
풍지
(GB20)
풍부(GV16)
아문(GV15)
천주
(BL10)

GB21 肩井(견정, Gyeonjeong)

부위 목 뒤부위, 일곱째 목뼈 가시돌기(spinous process of the seventh cervical vertebra(C7))와 어깨뼈봉우리(acromion) 가쪽끝을 연결하는 선의 중점

취혈 직자: 0.3~0.5촌, 사자: 0.5~1촌
침감이 비교적 강하고 아래에는 폐가 있으므로 신중히 자침

특성 중풍칠처혈(中風七處穴), 수소양삼초경·족소양담경·족양명위경·양유맥의 교회혈(交會穴)

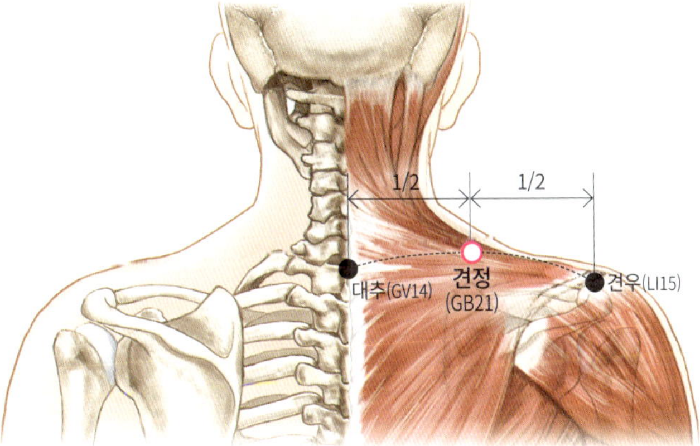
1/2
1/2
대추(GV14)
견정
(GB21)
견우(LI15)

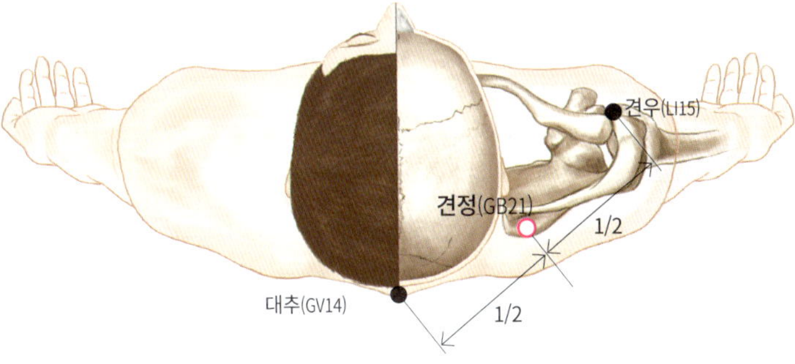
견우(LI15)
견정(GB21)
1/2
대추(GV14)
1/2

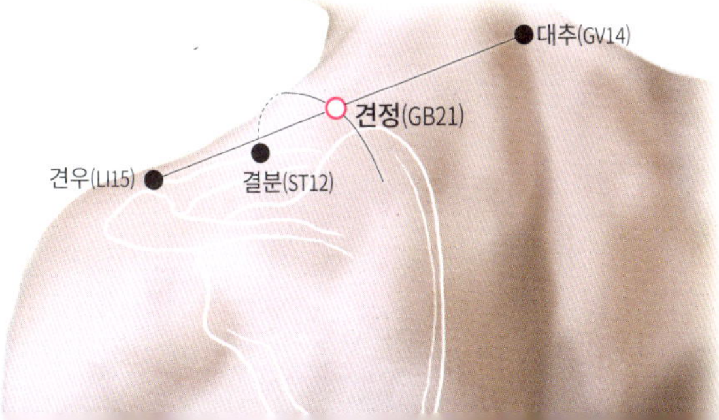
대추(GV14)
견정(GB21)
견우(LI15)
결분(ST12)

GB22 淵腋(연액, Yeonaek)

부위 가쪽가슴부위, 넷째 갈비사이공간(the 4th intercostal space), 중간겨드랑선(midaxillary line) 위

취혈 직자: 0.2~0.3촌(깊게 자침하지 않음), 사자: 0.3~0.5촌

GB23 輒筋(첩근, Cheopgeun)

부위 가쪽가슴부위, 넷째 갈비사이공간, 중간겨드랑선에서 앞쪽으로 1촌

취혈 연액(淵腋, GB22) 앞쪽 1촌에서 취혈

침법 직자: 0.2~0.3촌(깊게 자침하지 않음), 사자: 0.3~0.5촌

특성 족태양방광경·족소양담경의 교회혈(交會穴)

GB24 日月(일월, Irwol)

부위 앞가슴부위, 일곱째 갈비사이공간(the seventh intercostal space), 앞정중선(midsternal line)에서 가쪽으로 4촌

취혈 젖꼭지(nipple) 중심의 아래쪽, 기문(期門, LR14)으로부터 갈비뼈 하나 아래에서 취혈. 여성의 경우에는 빗장중간선과 일곱째 갈비사이공간이 만나는 지점에서 취혈

침법 직자: 0.3~0.5촌(깊게 자침하지 않음), 사자: 0.3~0.5촌

특성 膽의 복모혈(腹募穴), 족소양담경·족태음비경·양유맥의 교회혈(交會穴)

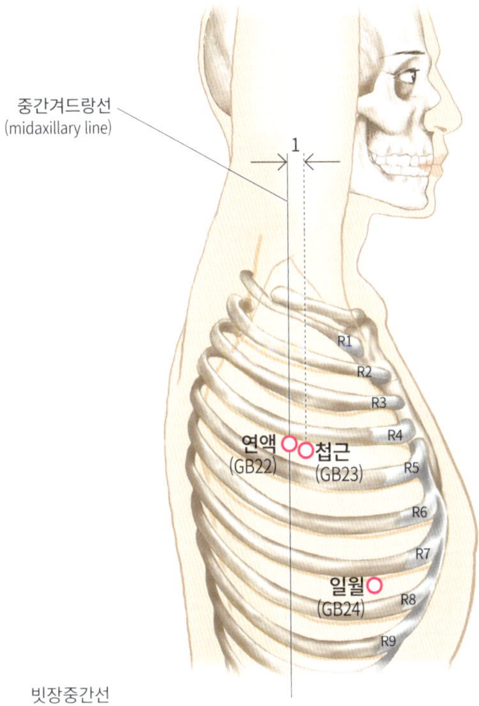
중간겨드랑선
(midaxillary line)
1
R1
R2
R3
R4
연액
(GB22)
첩근
(GB23)
R5
R6
R7
일월
(GB24)
R8
R9

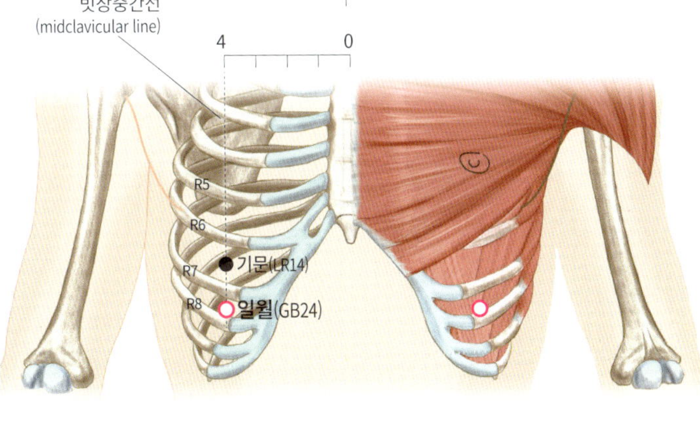
빗장중간선
(midclavicular line)
4
0
R5
R6
기문(LR14)
R7
R8
일월(GB24)

GB25 京門(경문, Gyeongmun)

부위 옆배, 열두째 갈비뼈끝(free extremity of the 12th rib)의 아래쪽

취혈 옆으로 누워 팔을 머리 위쪽으로 올리고 취혈. 열두째 갈비뼈끝은 뒤겨드랑선으로부터 뒤쪽의 갈비뼈활 아래쪽 모서리에서 촉지

침법 직자: 0.3~0.5촌(깊게 자침하지 않음), 사자: 0.5~1촌

특성 腎의 복모혈(腹募穴)

GB26 帶脈(대맥, Daemaek)

부위 옆배, 열한째 갈비뼈끝(free extremity of the 11th rib)의 아래쪽, 배꼽(umbilicus) 중심과 같은 높이

취혈 먼저 열째 갈비뼈를 찾은 후, 갈비뼈활의 아래모서리 바로 밑에서 열한째 갈비뼈끝을 찾아 그 아래에서 취혈. 장문(章門, LR13)의 아래쪽, 신궐(神闕, CV8)과 같은 높이에서 취혈

침법 직자: 0.5~0.8촌, 사자: 0.5~1촌

특성 대맥의 기시혈(起始穴), 족소양담경·대맥의 교회혈(交會穴)

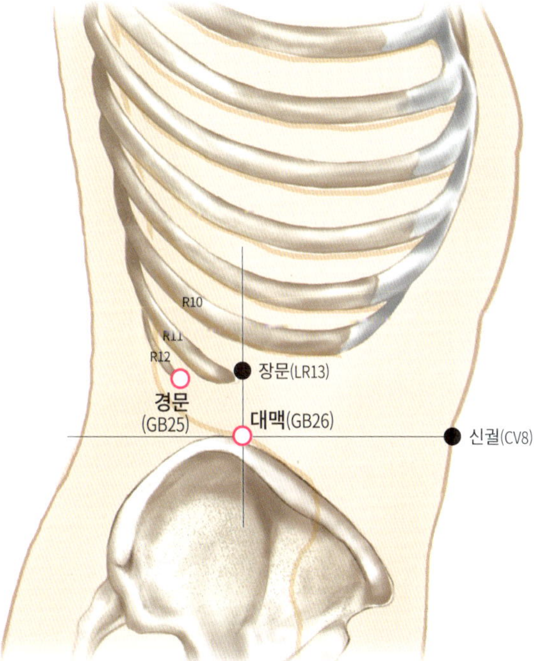
R10
R11
R12
장문(LR13)
경문
(GB25)
대맥(GB26)
신궐(CV8)

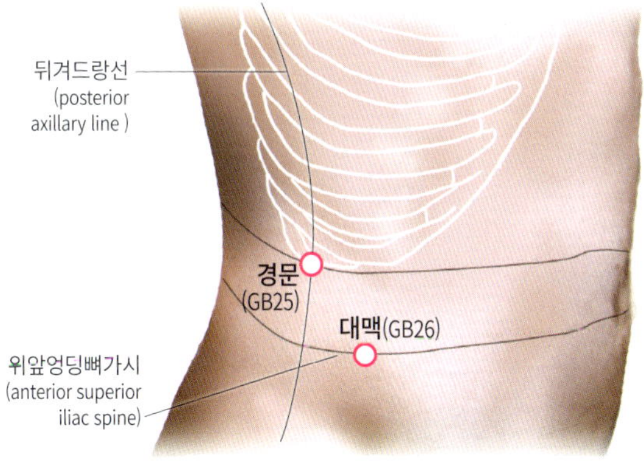
뒤겨드랑선
(posterior
axillary line)
경문
(GB25)
대맥(GB26)
위앞엉덩뼈가시
(anterior superior
iliac spine)

GB27 五樞(오추, Ochu)

부위 아랫배, 배꼽 중심에서 아래쪽으로 3촌, 위앞엉덩뼈가시(anterior superior iliac spine)의 안쪽

취혈 대맥(帶脈, GB26)에서 아래쪽으로 3촌, 관원(關元, CV4)과 같은 높이에 위치

침법 직자: 0.5~0.8촌, 사자: 0.5~1촌

특성 족소양담경·대맥의 교회혈(交會穴)

GB28 維道(유도, Yudo)

부위 아랫배, 위앞엉덩뼈가시에서 아래안쪽으로 0.5촌

취혈 오추(五樞, GB27)에서 안쪽 아래로 0.5촌에 위치

침법 직자: 0.5~0.8촌, 사자: 0.5~1촌

특성 대맥의 종지혈(終止穴), 족소양담경·대맥의 교회혈(交會穴)

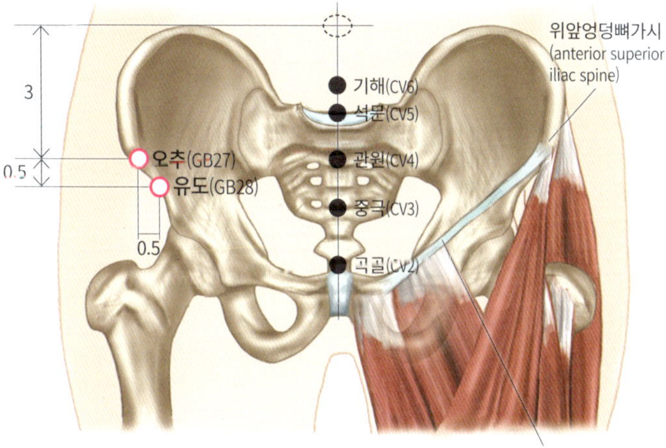

3
0.5
0.5
기해(CV6)
석문(CV5)
관원(CV4)
중극(CV3)
곡골(CV2)
오추(GB27)
유도(GB28)
위앞엉덩뼈가시
(anterior superior
iliac spine)
서혜인대(inguinal ligament)

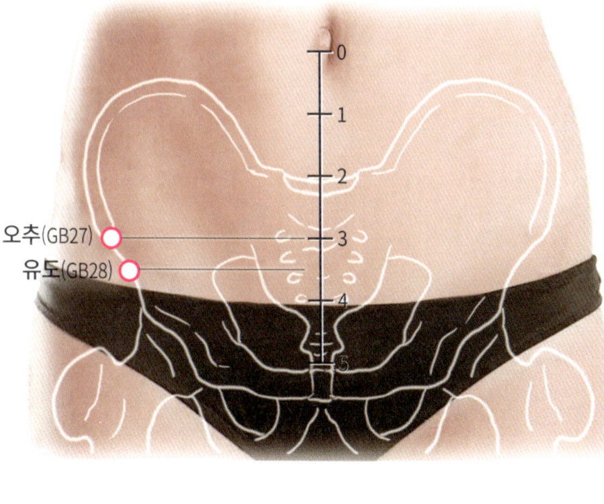

0
1
2
3
4
5
오추(GB27)
유도(GB28)

GB29 居髎(거료, Georyo)

부위 엉덩이부위, 위앞엉덩뼈가시(anterior superior iliac spine)와 큰돌기 융기(prominence of the greater trochanter)를 연결하는 선의 중점

침법 직자: 0.5~1촌, 사자: 2~3촌(엉덩관절을 향해 자입)

특성 족소양담경·양교맥의 교회혈(交會穴)

GB30 環跳(환도, Hwando)

부위 엉덩이부위, 큰돌기 융기(prominence of the greater trochanter)와 엉치뼈 틈새(sacral hiatus)를 연결하는 선에서 가쪽으로부터 1/3과 안쪽으로부터 2/3가 되는 지점

☑ 환도(環跳, GB30)의 부위가 엉덩이부위, 위앞엉덩뼈가시와 큰돌기 융기를 연결하는 선에서 가쪽으로부터 1/3과 안쪽으로부터 2/3가 되는 지점이라는 의견도 있음

취혈 옆으로 누워 넓적다리를 올려 엉덩관절을 굽혔을 때 쉽게 촉지됨

침법 직자: 1~3촌 또는 2~3촌, 사자: 1~3촌

특성 회양구침혈(回陽九鍼穴), 족소양담경·족태양방광경의 교회혈(交會穴)

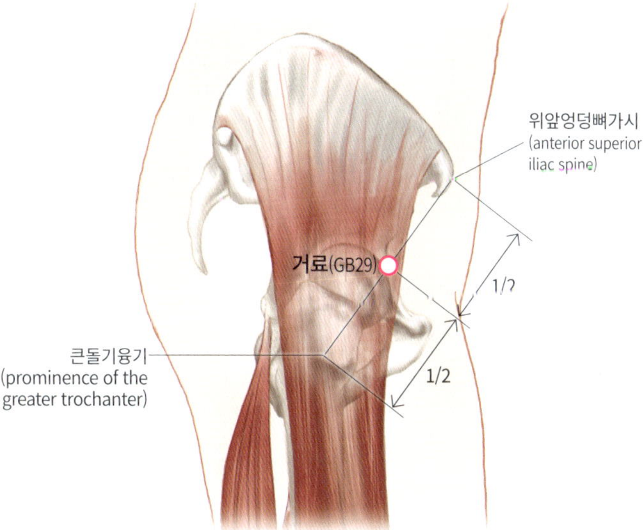
위앞엉덩뼈가시
(anterior superior
iliac spine)
거료(GB29)
1/2
큰돌기융기
(prominence of the
greater trochanter)
1/2

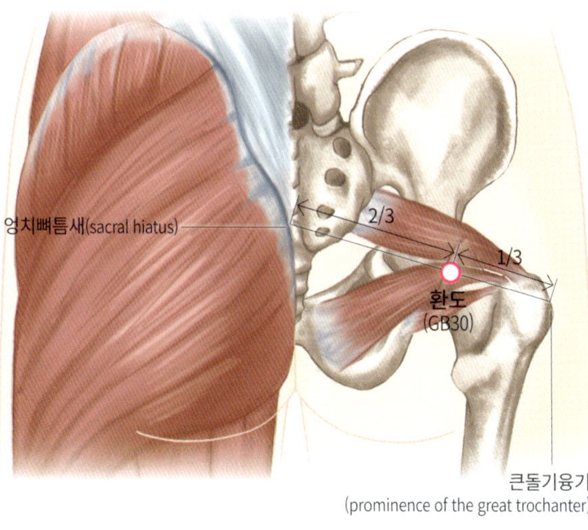
엉치뼈틈새(sacral hiatus)
2/3
1/3
환도
(GB30)
큰돌기융기
(prominence of the great trochanter)

GB31 風市(풍시, Pungsi)

부위 넓적다리 가쪽면, 양팔을 넓적다리에 나란히 늘어뜨리고 똑바로 섰을 때, 가운데 손가락 끝이 닿는 엉덩정강근막띠(iliotibial band) 뒤쪽의 오목한 곳

취혈 무릎을 약간 굽히고, 저항에 대항하며 엉덩이를 외전시켜, 먼저 엉덩정강근막띠를 찾아 취혈

침법 직자: 0.5~1.5촌, 사자: 0.7~1.5촌

특성 각기팔처혈(脚氣八處穴), 중풍칠처혈(中風七處穴)

GB32 中瀆(중독, Jungdok)

부위 넓적다리 가쪽면, 엉덩정강근막띠의 뒤쪽, 오금주름(popliteal crease)에서 위쪽으로 7촌

침법 직자: 0.5~1촌, 사자: 0.5~1촌

GB33 膝陽關(슬양관, Seuryanggwan)

부위 무릎 가쪽면, 넙다리두갈래근힘줄(biceps femoris tendon)과 엉덩정강근막띠의 사이, 넙다리뼈가쪽위관절융기(lateral epicondyle of the femur) 위 뒤쪽 오목한 곳

침법 직자: 0.3~0.5촌, 사자: 0.3~0.8촌

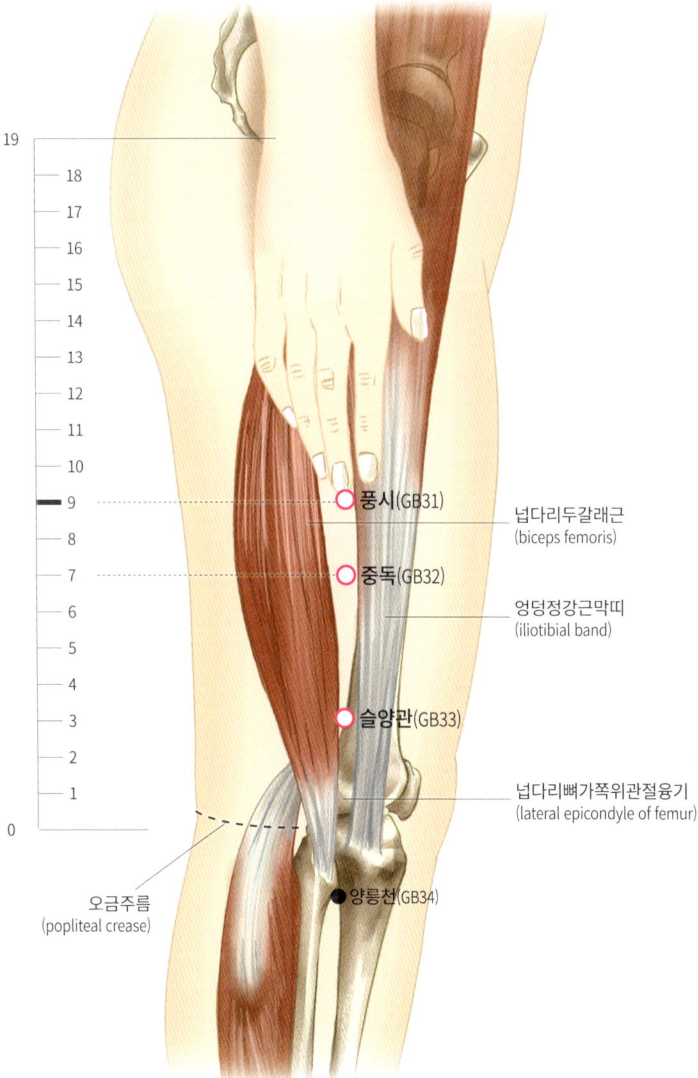
19
18
17
16
15
14
13
12
11
10
9
8
7
6
5
4
3
2
1
0
풍시(GB31)
중독(GB32)
슬양관(GB33)
양릉천(GB34)
넙다리두갈래근
(biceps femoris)
엉덩정강근막띠
(iliotibial band)
넙다리뼈가쪽위관절융기
(lateral epicondyle of femur)
오금주름
(popliteal crease)

GB34 陽陵泉(양릉천, Yangneungcheon)

부위 종아리 종아리뼈쪽면, 종아리뼈 머리(head of the fibula)에서 앞먼쪽 오목한 곳

침법 직자: 0.8~1.2촌, 사자: 1~2촌 (경골 뒷모서리를 향해 자입)

특성 합토혈(合土穴), 팔회혈(八會穴; 근회),육부하합혈(六腑下合穴; 담)

GB35 陽交(양교, Yanggyo)

부위 종아리 종아리뼈쪽면, 종아리뼈 뒤, 가쪽복사 융기(prominence of the lateral malleolus)에서 몸쪽으로 7촌

취혈 오금주름(popliteal crease)의 가쪽끝과 가쪽복사 융기를 연결하는 선의 중점에서 먼쪽으로 1촌과 같은 높이, 외구(外丘, GB36)의 뒤쪽에서 취혈

침법 직자: 0.3~0.8촌, 사자: 0.5~1촌

특성 양유맥의 극혈(郄穴), 족소양담경·양유맥의 교회혈(交會穴)

GB36 外丘(외구, Oegu)

부위 종아리 종아리뼈쪽면, 종아리뼈 앞, 가쪽복사 융기에서 몸쪽으로 7촌

취혈 오금주름의 가쪽끝과 가쪽복사 융기를 연결하는 선의 중점에서 먼쪽으로 1촌과 같은 높이, 양교(陽交, GB35)의 앞쪽에서 취혈

침법 직자: 0.3~0.8촌, 사자: 0.5~1.5촌

특성 극혈(郄穴)

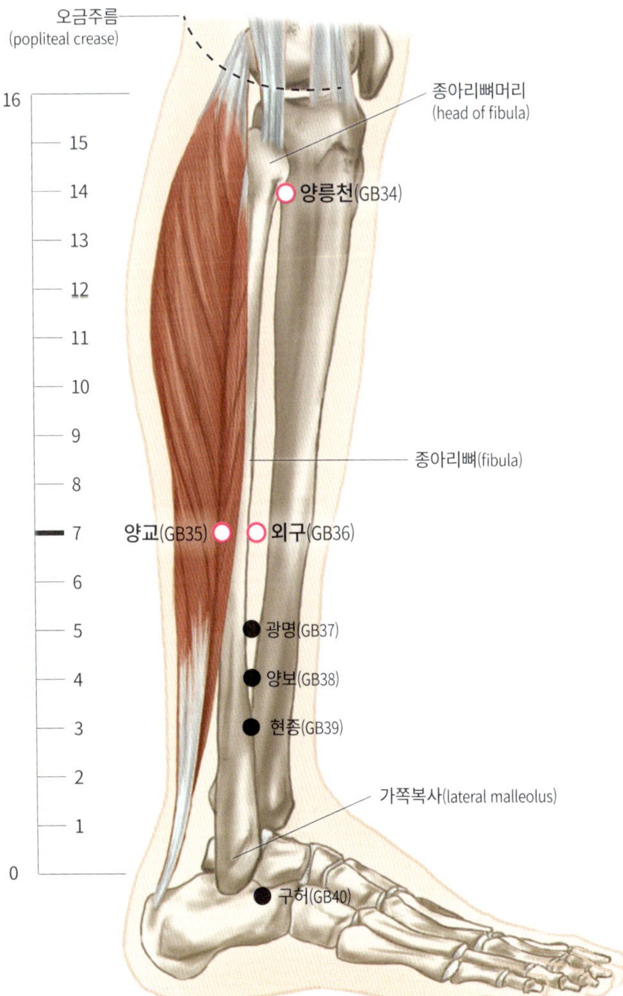

오금주름
(popliteal crease)
16
15
14
13
12
11
10
9
8
7
6
5
4
3
2
1
0
종아리뼈머리
(head of fibula)
양릉천(GB34)
종아리뼈(fibula)
양교(GB35)
외구(GB36)
광명(GB37)
양보(GB38)
현종(GB39)
가쪽복사(lateral malleolus)
구허(GB40)

GB37 光明(광명, Gwangmyeong)

부위 종아리 종아리뼈쪽면, 종아리뼈의 앞, 가쪽복사 융기(prominence of the lateral malleolus)에서 몸쪽으로 5촌

침법 직자: 0.5~0.9촌, 사자: 0.7~1촌

특성 락혈(絡穴)

GB38 陽輔(양보, Yangbo)

부위 종아리 종아리뼈쪽면, 종아리뼈의 앞, 가쪽복사 융기에서 몸쪽으로 4촌

침법 직자: 0.3~0.7촌, 사자: 0.5~1촌

특성 경화혈(經火穴), 자경사자혈(自經瀉子穴)

GB39 懸鍾(현종, Hyeonjong)

부위 종아리 종아리뼈쪽면, 종아리뼈의 앞, 가쪽복사 융기에서 몸쪽으로 3촌

침법 직자: 0.3~0.5촌, 사자: 0.5~1촌,
투자: 삼음교(三陰交, SP6)로 향해 0.5~1.5촌

특성 팔회혈(八會穴; 수회), 중풍칠처혈(中風七處穴), 각기팔처혈(脚氣八處穴)

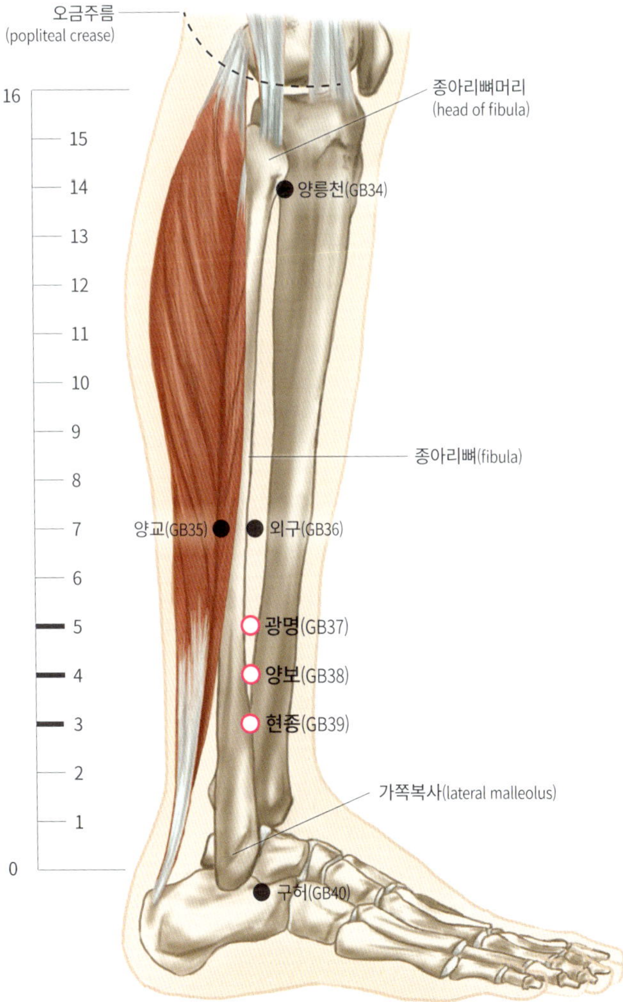
오금주름
(popliteal crease)
16
15
14
13
12
11
10
9
8
7
6
5
4
3
2
1
0
종아리뼈머리
(head of fibula)
양릉천(GB34)
종아리뼈(fibula)
양교(GB35)
외구(GB36)
광명(GB37)
양보(GB38)
현종(GB39)
가쪽복사(lateral malleolus)
구허(GB40)

GB40 丘墟(구허, Guheo)

부위 발목 앞가쪽면, 긴발가락폄근힘줄(extensor digitorum longus tendon)의 가쪽, 가쪽복사(lateral malleolus)의 앞먼쪽(anterior and distal) 오목한 곳

취혈 둘째부터 다섯째발가락까지를 저항에 대항하면서 펴서, 먼저 긴발가락폄근힘줄을 찾고, 구허(丘墟, GB40)를 취혈

침법 직자: 0.3~0.5촌, 사자: 0.5~1촌(안쪽복사 아래 모서리를 향해 자입)

특성 원혈(原穴)

GB41 足臨泣(족임읍, Jogimeup)

부위 발등, 넷째와 다섯째 발허리뼈(the 4th and 5th metatarsal bones) 바닥의 연접부에서 먼쪽, 다섯째 긴발가락폄근힘줄의 가쪽 오목한 곳

침법 직자: 0.3~0.5촌, 사자: 0.3~0.5촌

특성 수목혈(兪木穴), 팔맥교회혈(八脈交會穴; 대맥), 자성혈(自性穴)

GB42 地五會(지오회, Jiohoe)

부위 발등, 넷째와 다섯째 발허리뼈 사이, 넷째 발허리발가락관절(the 4th metatarsophalangeal joints) 몸쪽 오목한 곳

침법 직자: 0.1~0.4촌, 사자: 0.3~0.5촌

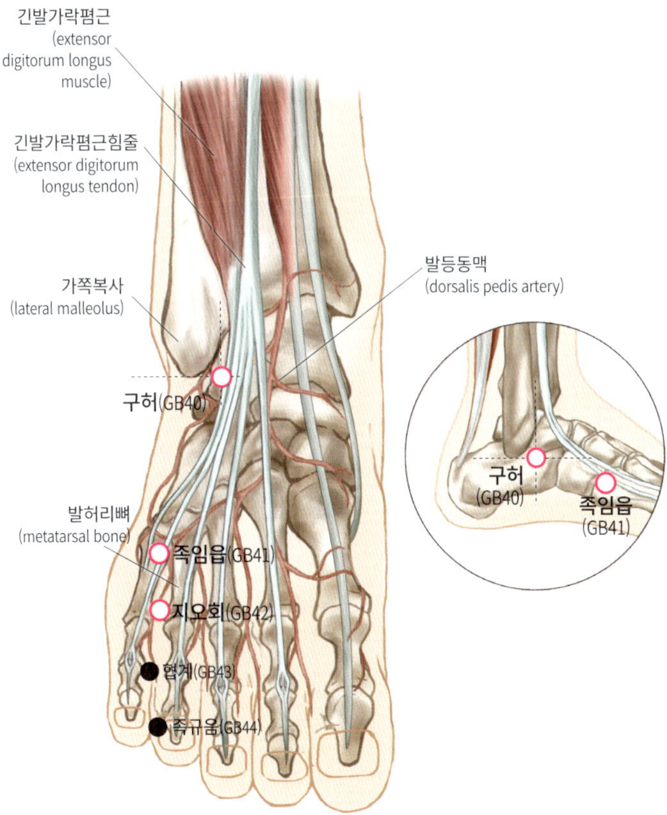

긴발가락폄근
(extensor digitorum longus muscle)
긴발가락폄근힘줄
(extensor digitorum longus tendon)
가쪽복사
(lateral malleolus)
구허(GB40)
발허리뼈
(metatarsal bone)
족임읍(GB41)
지오회(GB42)
협계(GB43)
족규음(GB44)
발등동맥
(dorsalis pedis artery)
구허
(GB40)
족임읍
(GB41)

GB43 俠谿(협계, Hyeopgye)

부위 발등, 넷째와 다섯째 발가락 사이, 발샅 가장자리(web margin) 몸쪽, 적백육제

침법 직자: 0.2~0.3촌, 사자: 0.3~0.5촌

특성 형수혈(滎水穴), 자경보혈(自經補穴)

GB44 足竅陰(족규음, Jokgyueum)

부위 넷째발가락, 끝마디뼈(distal phalanx)의 가쪽, 넷째발톱 가쪽 뿌리각(lateral corner of the toenail)에서 몸쪽으로 0.1촌

취혈 넷째발톱의 가쪽모서리를 지나는 수직선과 발톱뿌리를 지나는 수평선이 만나는 지점에서 취혈

침법 직자: 0.1~0.2촌, 사자: 0.1~0.2촌

특성 정금혈(井金穴), 종지혈(終止穴)

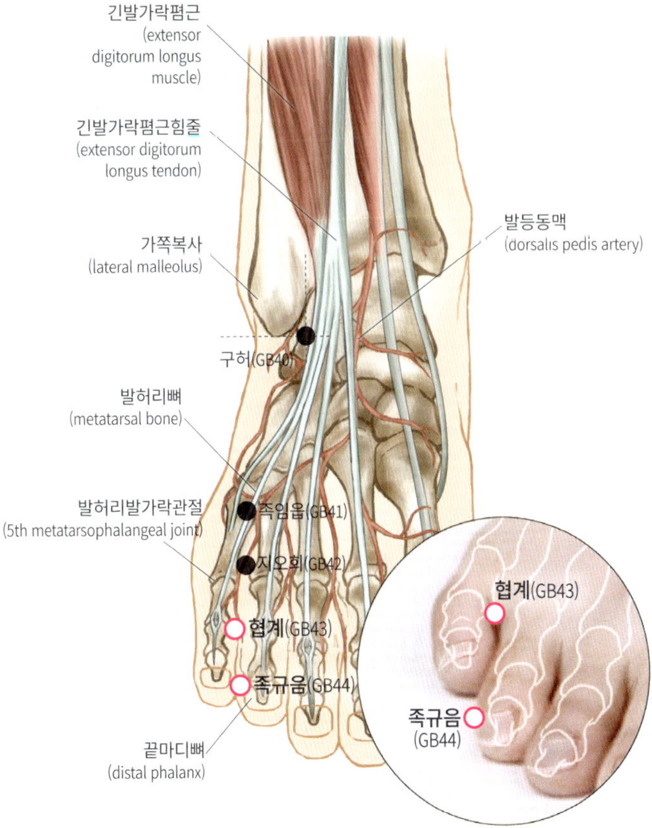
긴발가락폄근
(extensor digitorum longus muscle)
긴발가락폄근힘줄
(extensor digitorum longus tendon)
가쪽복사
(lateral malleolus)
구허(GB40)
발허리뼈
(metatarsal bone)
발허리발가락관절
(5th metatarsophalangeal joint)
족임읍(GB41)
지오회(GB42)
협계(GB43)
족규음(GB44)
끝마디뼈
(distal phalanx)
발등동맥
(dorsalis pedis artery)
협계(GB43)
족규음
(GB44)

족궐음간경(足厥陰肝經)

The Liver(LR) Meridian

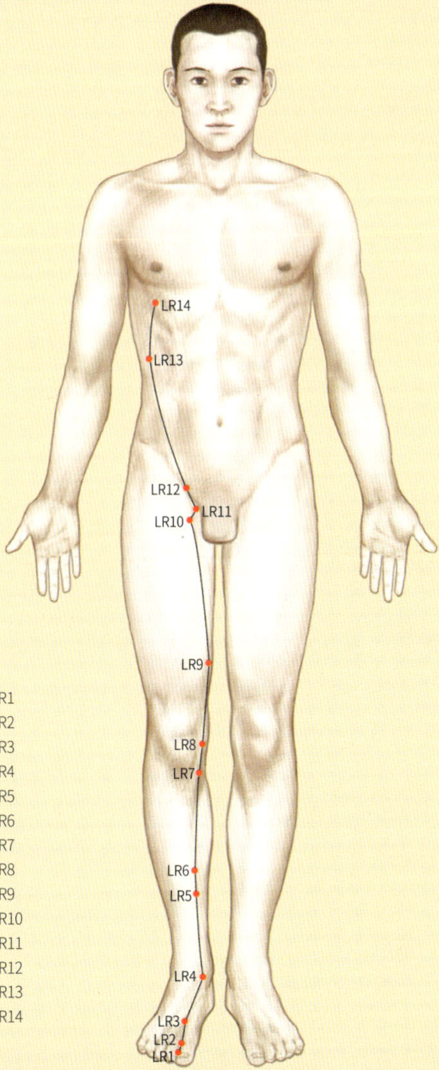

대돈	大敦	Daedon	LR1
행간	行間	Haenggan	LR2
태충	太衝	Taechung	LR3
중봉	中封	Jungbong	LR4
여구	蠡溝	Yeogu	LR5
중도	中都	Jungdo	LR6
슬관	膝關	Seulgwan	LR7
곡천	曲泉	Gokcheon	LR8
음포	陰包	Eumpo	LR9
족오리	足五里	Jogori	LR10
음렴	陰廉	Eumnyeom	LR11
급맥	急脈	Geummaek	LR12
장문	章門	Jangmun	LR13
기문	期門	Gimun	LR14

LR1 大敦(대돈, Daedon)

부위 엄지발가락, 끝마디뼈(distal phalanx)의 가쪽, 엄지발톱 가쪽 뿌리각(lateral corner of the toe nail)에서 몸쪽으로 0.1촌

취혈 엄지발톱의 가쪽모서리를 지나는 수직선과 발톱뿌리를 지나는 수평선이 만나는 지점에서 취혈

침법 직자: 0.1~0.2촌, 사자: 0.1~0.2촌, 삼릉침으로 점자출혈

특성 기시혈(起始穴), 정목혈(井木穴), 자성혈(自性穴)

LR2 行間(행간, Haenggan)

부위 발등, 첫째와 둘째 발가락 사이, 발샅 가장자리(web margin)에서 몸쪽, 적백육제

침법 직자: 0.2~0.3촌, 사자: 0.5~1촌

특성 형화혈(滎火穴), 자경사혈(自經瀉穴)

LR3 太衝(태충, Taechung)

부위 발등, 첫째와 둘째 발허리뼈(metatarsal bone) 사이, 두 발허리뼈의 바닥 연접부에서 먼쪽 오목한 곳, 발등동맥(dorsalis pedis artery)이 뛰는 곳

취혈 손가락을 행간(行間, LR2)에서부터 첫째와 둘째발허리뼈 사이를 따라 그 바닥을 향하여 몸쪽으로 움직일 때 촉지되는 오목한 곳에서 취혈

침법 직자: 0.3~0.5촌, 사자: 1~1.5촌, 용천(涌泉, KI1)으로 투자하기도 함

특성 수토혈(兪土穴), 원혈(原穴)

LR4 中封(중봉, Jungbong)

부위 발목 앞안쪽면, 앞정강근 힘줄(tibialis anterior tendon) 안쪽, 안쪽복사 앞쪽의 오목한 곳

☑ 해계(解谿, ST41)와 상구(商丘, SP5)의 중간에 위치

침법 직자: 0.3~0.5촌, 사자: 0.5~1촌

특성 경금혈(經金穴)

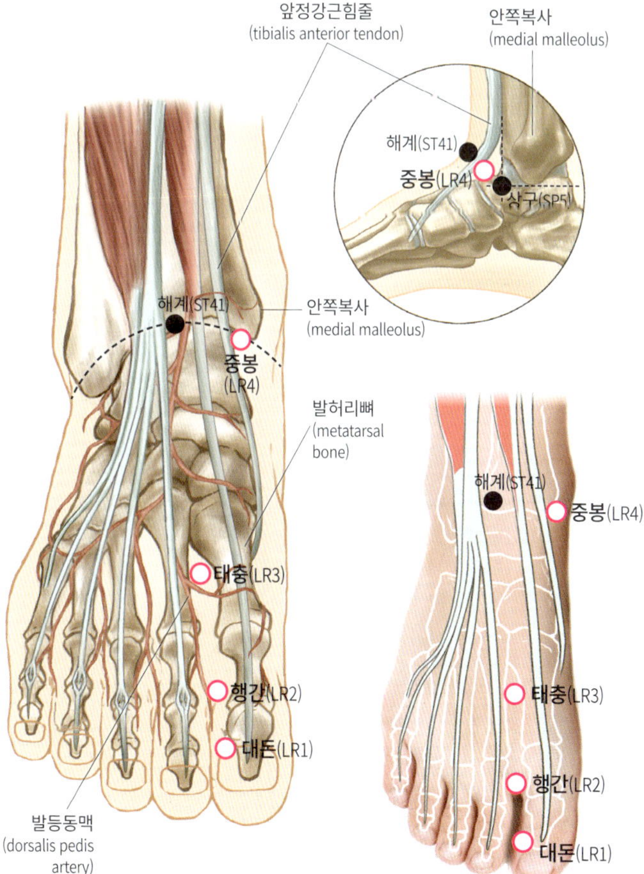
앞정강근힘줄
(tibialis anterior tendon)
안쪽복사
(medial malleolus)
해계(ST41)
중봉(LR4)
상구(SP5)
해계(ST41)
안쪽복사
(medial malleolus)
중봉
(LR4)
발허리뼈
(metatarsal
bone)
태충(LR3)
행간(LR2)
대돈(LR1)
발등동맥
(dorsalis pedis
artery)
해계(ST41)
중봉(LR4)
태충(LR3)
행간(LR2)
대돈(LR1)

LR5 蠡溝(여구, Yeogu)

부위 종아리 앞안쪽면, 정강뼈 안쪽모서리(medial border of tibia)의 중앙, 안쪽복사 융기(prominence of the medial malleolus)에서 몸쪽으로 5촌

☑ 축빈(築賓, KI9)과 같은 높이에 위치

취혈 정강뼈 안쪽모서리 중앙, 무릎뼈꼭지(apex of patella)와 안쪽복사 융기를 연결하는 선에서 위쪽으로부터 2/3와 아래쪽으로부터 1/3이 되는 높이에서 취혈

침법 직자: 0.3~0.5촌, 사자: 0.5~2촌(정강뼈 뒤모서리를 향하여 자입)

특성 락혈(絡穴)

LR6 中都(중도, Jungdo)

부위 종아리 앞안쪽면, 정강뼈 안쪽모서리의 중앙, 안쪽복사융기에서 몸쪽으로 7촌

취혈 정강뼈 안쪽모서리 중앙, 무릎뼈꼭지(apex of patella)와 안쪽복사융기를 연결하는 선의 중점에서 아래쪽으로 0.5촌에서 취혈

침법 직자 0.3~0.5촌, 사자: 1~1.5촌(뒤를 향하여 횡자)

특성 극혈(郄穴)

LR7 膝關(슬관, Seulgwan)

부위 종아리 정강뼈쪽면, 정강뼈 안쪽관절융기(medial condyle of the tibia) 아래쪽, 음릉천(陰陵泉, SP9)에서 뒤쪽으로 1촌

침법 직자: 0.3~0.6촌, 사자: 1~1.5촌

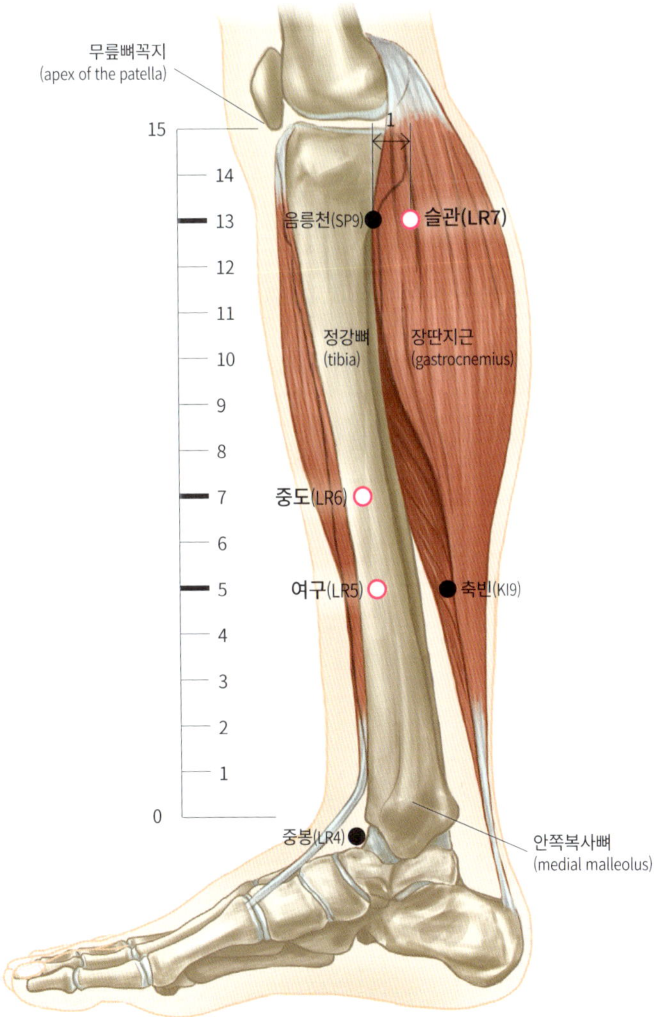
무릎뼈꼭지
(apex of the patella)
15
14
13
12
11
10
9
8
7
6
5
4
3
2
1
0
1
음릉천(SP9)
슬관(LR7)
정강뼈
(tibia)
장딴지근
(gastrocnemius)
중도(LR6)
여구(LR5)
축빈(KI9)
중봉(LR4)
안쪽복사뼈
(medial malleolus)

LR8 曲泉(곡천, Gokcheon)

부위 무릎 안쪽면, 반힘줄근힘줄(semitendinosus tendon)과 반막근힘줄(semimembranosus tendon)의 안쪽 오목한 곳, 다리오금주름(popliteal crease) 안쪽 끝

취혈 무릎을 굽혔을 때, 다리오금주름 안쪽 끝에서 가장 두드러지는 반힘줄근과 반막근 안쪽의 오목한 곳에서 취혈

침법 직자: 0.3~0.8촌, 사자: 1~1.5촌

특성 합수혈(合水穴),자경보혈(自經補穴)

LR9 陰包(음포, Eumpo)

부위 넓적다리 안쪽면, 두덩정강근(gracilis)과 넙다리빗근(sartorius)의 사이, 무릎뼈 바닥(base of the patella)에서 몸쪽으로 4촌

취혈 근육에 긴장을 준 상태에서 엉덩이를 살짝 굽혀 외전하면, 넙다리빗근이 현저하게 드러남. 넙다리빗근 뒤쪽에서 취혈

침법 직자: 0.5~0.7촌, 사자: 1.5~2촌

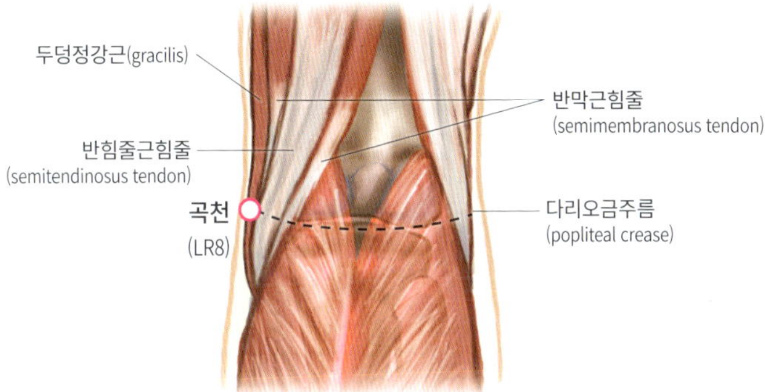
두덩정강근(gracilis)
반막근힘줄
(semimembranosus tendon)
반힘줄근힘줄
(semitendinosus tendon)
곡천
(LR8)
다리오금주름
(popliteal crease)

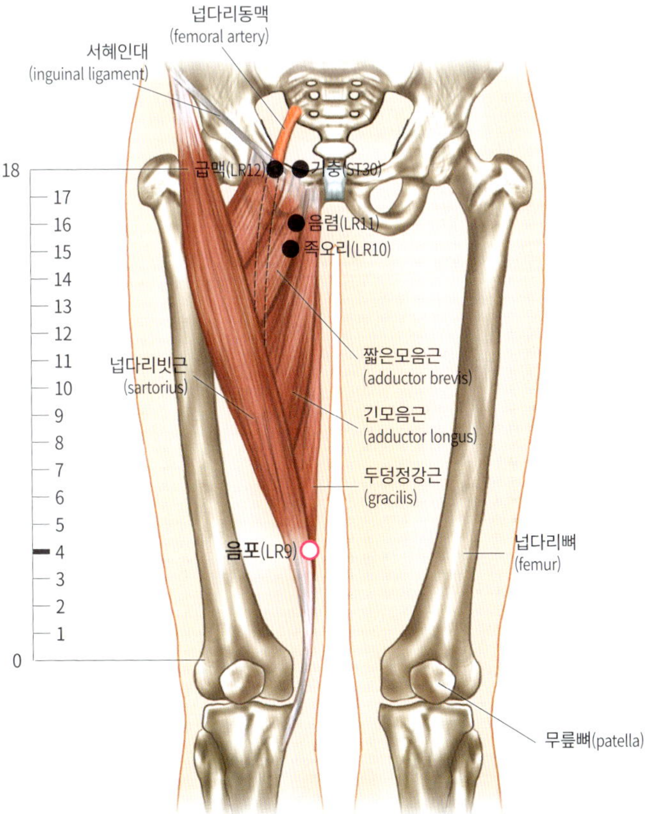
넙다리동맥
(femoral artery)
서혜인대
(inguinal ligament)
18
17
16
15
14
13
12
11
10
9
8
7
6
5
4
3
2
1
0
급맥(LR12)
기충(ST30)
음렴(LR11)
족오리(LR10)
짧은모음근
(adductor brevis)
넙다리빗근
(sartorius)
긴모음근
(adductor longus)
두덩정강근
(gracilis)
음포(LR9)
넙다리뼈
(femur)
무릎뼈(patella)

LR10 足五里(족오리, Jogori)

부위 넓적다리 안쪽면, 기충(氣衝, ST30)에서 먼쪽으로 3촌, 넙다리동맥(femoral artery)이 뛰는 곳

침법 직자: 0.5~1촌, 사자: 0.5~1.5촌

LR11 陰廉(음렴, Eumnyeom)

부위 넓적다리 안쪽면, 기충(氣衝, ST30)에서 먼쪽으로 2촌

취혈 엉덩이를 약간 굽혀 외전 하고, 무릎을 굽힌 상태에서 저항에 대항하여 넓적다리를 내전시키면 긴모음근(adductor longus)이 현저하게 드러나는데, 그 가쪽에서 취혈

침법 직자: 0.3~0.7촌, 사자: 0.5~1촌

LR12 急脈(급맥, Geummaek)

부위 샅부위(groin region), 두덩결합(pubic symphysis) 위모서리와 같은 높이, 앞정중선(anterior median line)에서 가쪽으로 2.5촌

침법 직자: 0.3~0.5촌, 사자: 0.5~1촌
☑ 혈관을 피하여 신중히 자입

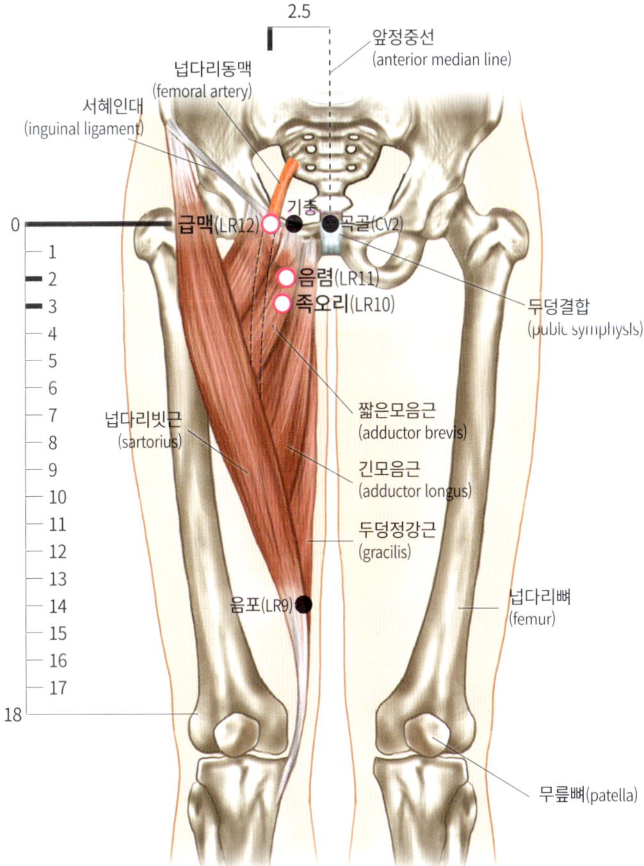
2.5
앞정중선
(anterior median line)
넙다리동맥
(femoral artery)
서혜인대
(inguinal ligament)
기충
급맥(LR12)
곡골(CV2)
음렴(LR11)
족오리(LR10)
두덩결합
(pubic symphysis)
0
1
2
3
4
5
6
7
8
9
10
11
12
13
14
15
16
17
18
짧은모음근
(adductor brevis)
넙다리빗근
(sartorius)
긴모음근
(adductor longus)
두덩정강근
(gracilis)
음포(LR9)
넙다리뼈
(femur)
무릎뼈(patella)

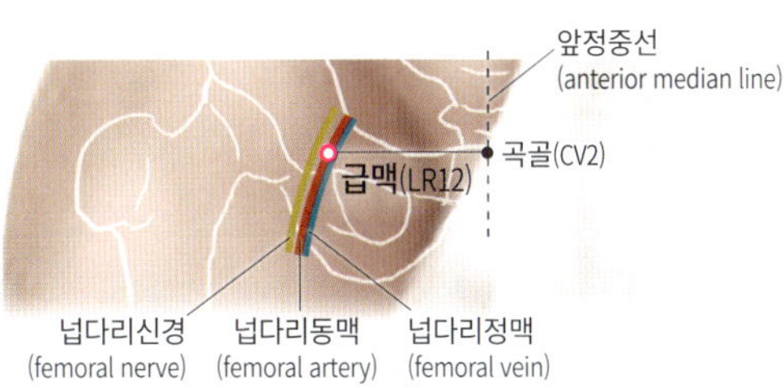
앞정중선
(anterior median line)
곡골(CV2)
급맥(LR12)
넙다리신경
(femoral nerve)
넙다리동맥
(femoral artery)
넙다리정맥
(femoral vein)

LR13 章門(장문, Jangmun)

부위 옆배, 열한째 갈비뼈끝(free extremity of the 11th rib)의 아래쪽

취혈 옆으로 누워 팔을 머리 위쪽으로 올린 자세에서 취혈. 먼저 열째 갈비뼈를 찾은 후, 갈비뼈활(costal arch) 아래모서리 바로 밑에서 열한째 갈비뼈끝을 찾아 취혈

침법 직자: 0.5~0.8촌(깊게 자침하지 않음), 사자: 0.8~1촌

특성 비의 복모혈(腹募穴), 팔회혈(八會穴; 장회), 족궐음간경·족소양담경과의 교회혈(交會穴)

LR14 期門(기문, Gimun)

부위 앞가슴부위, 여섯째 갈비사이공간, 앞정중선(anterior median line)에서 가쪽으로 4촌

취혈 젖꼭지(nipple) 중심에서 아래쪽, 불용(不容, ST19)에서 가쪽으로 2촌에서 취혈. 여성의 경우, 빗장중간선(midclavicular line)과 여섯째 갈비사이공간이 만나는 지점에서 취혈

침법 직자: 0.2~0.3촌(깊게 자침하지 않음), 사자: 0.5~0.8촌

특성 간의 복모혈(腹募穴)

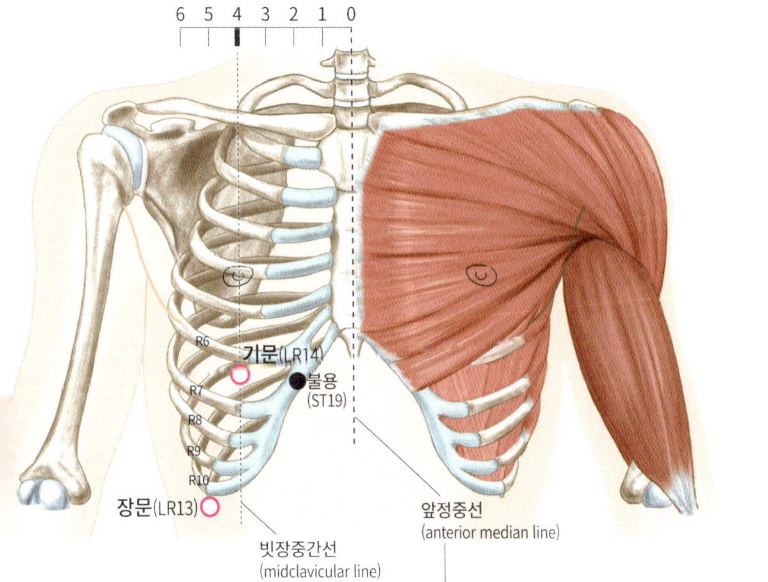
6 5 4 3 2 1 0
R6
기문(LR14)
불용
(ST19)
R7
R8
R9
R10
장문(LR13)
앞정중선
(anterior median line)
빗장중간선
(midclavicular line)

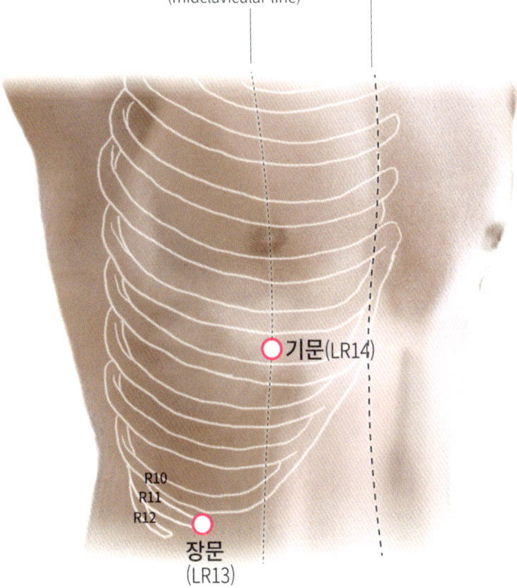
기문(LR14)
R10
R11
R12
장문
(LR13)

독맥(督脈)

The Governor Vessel(GV) Meridian

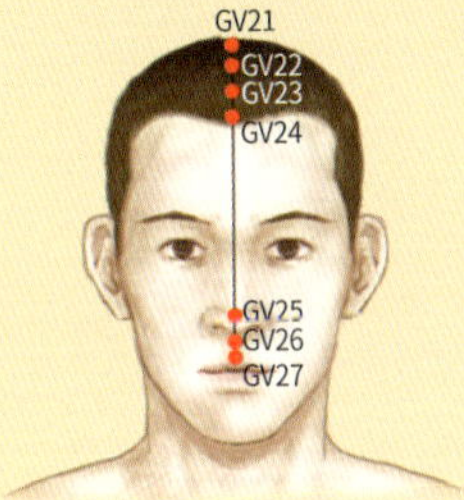

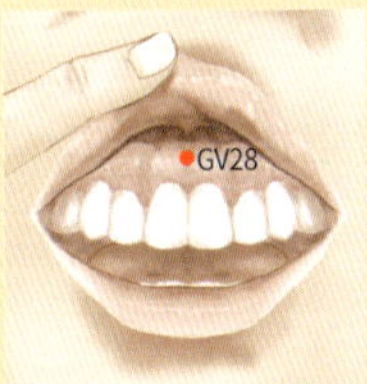

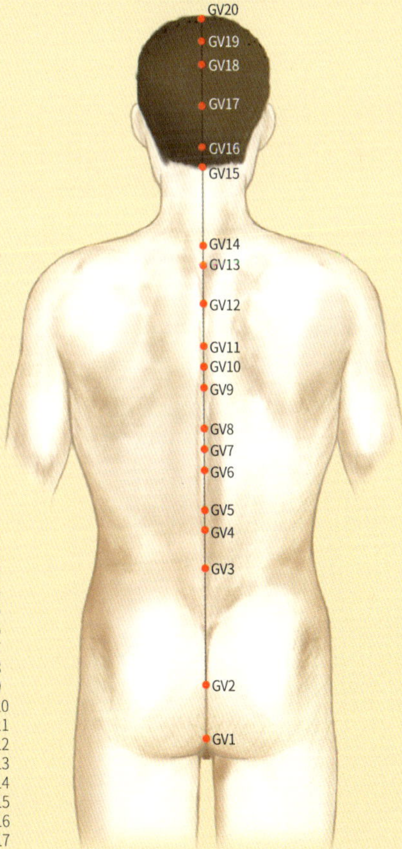

장강	長强	Janggang	GV1
요수	腰兪	Yosu	GV2
요양관	腰陽關	Yoyanggwan	GV3
명문	命門	Myeongmun	GV4
현추	懸樞	Hyeonchu	GV5
척중	脊中	Cheokjung	GV6
중추	中樞	Jungchu	GV7
근축	筋縮	Geunchuk	GV8
지양	至陽	Jiyang	GV9
영대	靈臺	Yeongdae	GV10
신도	神道	Sindo	GV11
신주	身柱	Sinju	GV12
도도	陶道	Dodo	GV13
대추	大椎	Daechu	GV14
아문	瘂門	Amun	GV15
풍부	風府	Pungbu	GV16
뇌호	腦戶	Noeho	GV17
강간	强間	Ganggan	GV18
후정	後頂	Hujeong	GV19
백회	百會	Baekhoe	GV20
전정	前頂	Jeonjeong	GV21
신회	顖會	Sinhoe	GV22
상성	上星	Sangseong	GV23
신정	神庭	Sinjeong	GV24
소료	素髎	Soryo	GV25
수구	水溝	Sugu	GV26
태단	兌端	Taedan	GV27
은교	齦交	Eungyo	GV28

GV1 長强(장강, Janggang)

부위 회음부위(perineal region), 꼬리뼈(coccyx) 아래쪽, 꼬리뼈 끝과 항문(anus)을 연결하는 선의 중점

취혈 무릎을 꿇고 엎드리거나 혹은 무릎을 가슴에 댄 자세에서 취혈

침법 직자: 0.3~0.5촌
사자: 1~1.5촌(꼬리뼈와 직장 사이를 따라 평행하게, 직장이 손상되지 않도록 주의)

특성 락혈(絡穴), 기시혈(起始穴), 족소음신경·족소양담경·독맥의 교회혈(交會穴)

GV2 腰兪(요수, Yosu)

부위 엉치부위, 뒤정중선(posterior median line) 위, 엉치뼈틈새(sacral hiatus)

취혈 엉치뼈틈새는 항문 바로 위쪽에서 작고 오목하게 촉지 됨
백환수(白環兪, BL30), 하료(下髎, BL34), 질변(秩邊, BL54)과 같은 높이에 위치

침법 직자: 0.3~0.5촌, 사자: 0.5~1촌 (위로 향해)

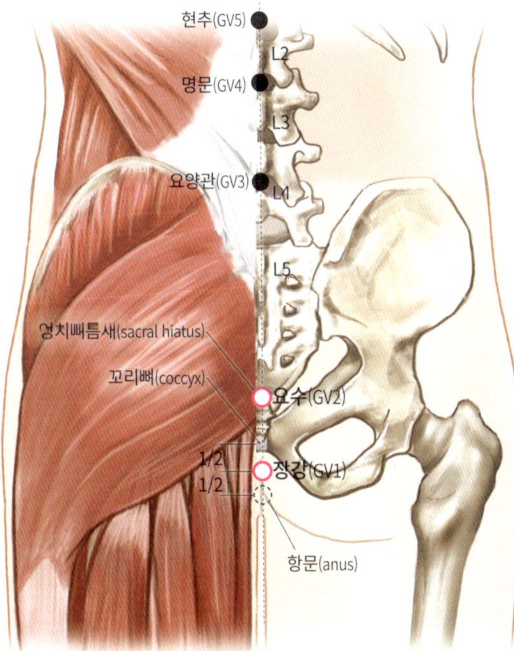
현추(GV5)
L2
명문(GV4)
L3
요양관(GV3)
L4
L5
엉치뼈틈새(sacral hiatus)
꼬리뼈(coccyx)
요수(GV2)
1/2
장강(GV1)
1/2
항문(anus)

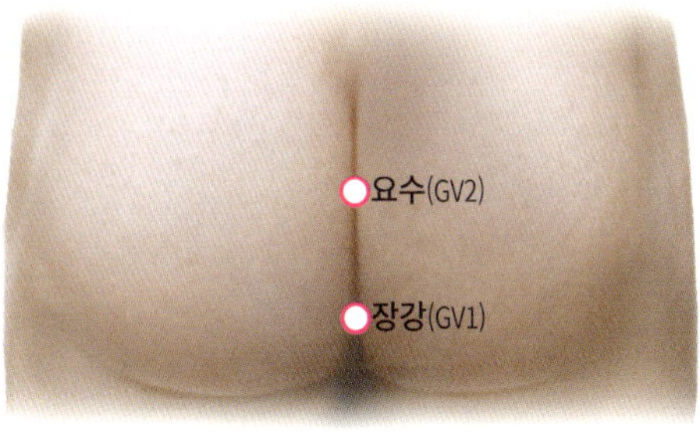
요수(GV2)
장강(GV1)

GV3 腰陽關(요양관, Yoyanggwan)

부위 허리부위, 뒤정중선 위, 넷째 허리뼈 가시돌기(spinous process of the 4th lumbar vertebra) 아래쪽 오목한 곳

취혈 먼저 양쪽 엉덩뼈능선(iliac crest)의 가장 높은 지점을 연결하는 선의 중점에서 넷째 허리뼈 가시돌기를 찾고, 그 아래쪽 오목한 곳에서 취혈. 대장수(大腸兪, BL25)와 같은 높이에 위치

침법 직자: 0.3~0.5촌, 사자: 0.5~1촌(약간 위로 향해)

GV4 命門(명문, Myeongmun)

부위 허리부위, 뒤정중선 위, 둘째 허리뼈 가시돌기(spinous process of the 2nd lumbar vertebra) 아래쪽 오목한 곳

취혈 신수(腎兪, BL23), 지실(志室, BL52)과 같은 높이에 위치

침법 직자: 0.3-0.5촌, 사자: 1~1.5촌(약간 위로 향해)

GV5 懸樞(현추, Hyeonchu)

부위 허리부위, 뒤정중선 위, 첫째 허리뼈 가시돌기(spinous process of the 1st lumbar vertebra) 아래쪽 오목한 곳

취혈 삼초수(三焦兪, BL22), 황문(肓門, BL51)과 같은 높이에 위치

침법 직자: 0.3~0.5촌, 사자: 0.5~1.5촌(약간 위로 향해)

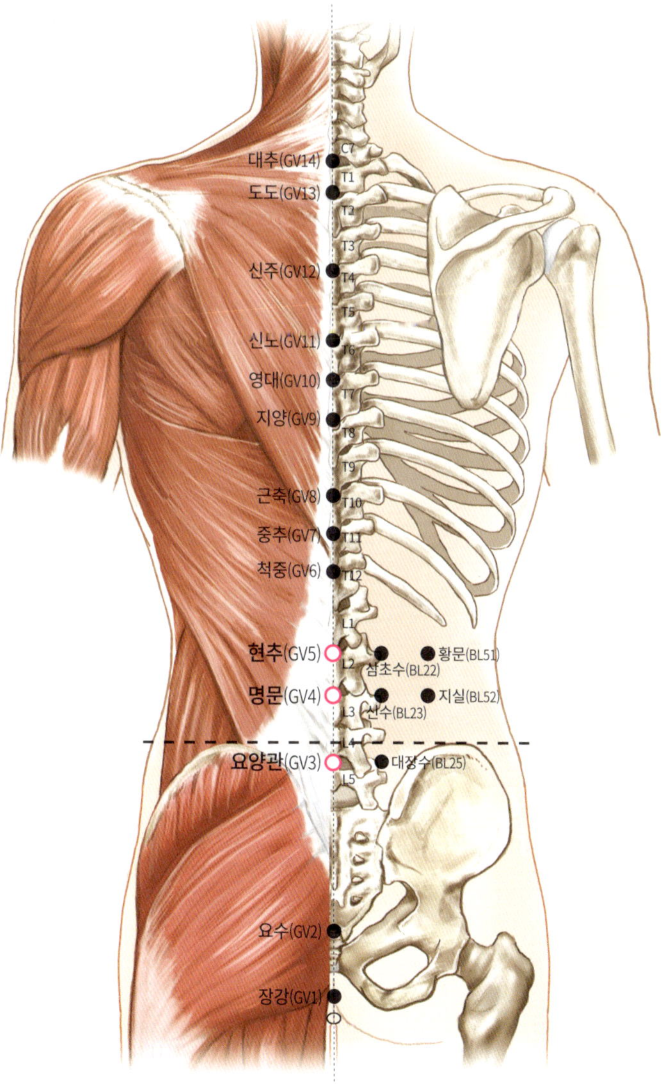
대추(GV14)
C7
T1
도도(GV13)
T2
T3
신주(GV12)
T4
T5
신노(GV11)
T6
영대(GV10)
T7
지양(GV9)
T8
T9
근축(GV8)
T10
중추(GV7)
T11
척중(GV6)
T12
L1
현추(GV5)
L2
삼초수(BL22)
황문(BL51)
명문(GV4)
L3
신수(BL23)
지실(BL52)
L4
요양관(GV3)
대장수(BL25)
L5
요수(GV2)
장강(GV1)

GV6 脊中(척중, Cheokjung)

부위 위쪽 등부위, 뒤정중선(posterior median line) 위, 열한번째 등뼈 가시돌기(spinous process of the 11th thoracic vertebra) 아래쪽 오목한 곳

취혈 비수(脾兪, BL20), 의사(意舍, BL49)과 같은 높이에 위치

침법 직자: 0.3~0.5촌, 사자: 0.5~1촌(약간 위로 향해).

GV7 中樞(중추, Jungchu)

부위 위쪽 등부위, 뒤정중선 위, 열번째 등뼈 가시돌기(spinous process of the 10th thoracic vertebra) 아래쪽 오목한 곳

취혈 담수(膽兪, BL19), 양강(陽綱, BL48)과 같은 높이에 위치

침법 직자: 0.3~0.5촌, 사자: 0.5~1촌(약간 위로 향해).

GV8 筋縮(근축, Geunchuk)

부위 위쪽 등부위, 뒤정중선 위, 아홉번째 등뼈 가시돌기(spinous process of the 9th thoracic vertebra) 아래쪽 오목한 곳

취혈 간수(肝兪, BL18), 혼문(魂門, BL47)과 같은 높이에 위치

침법 직자: 0.3~0.5촌, 사자: 0.5~1촌(약간 위로 향해)

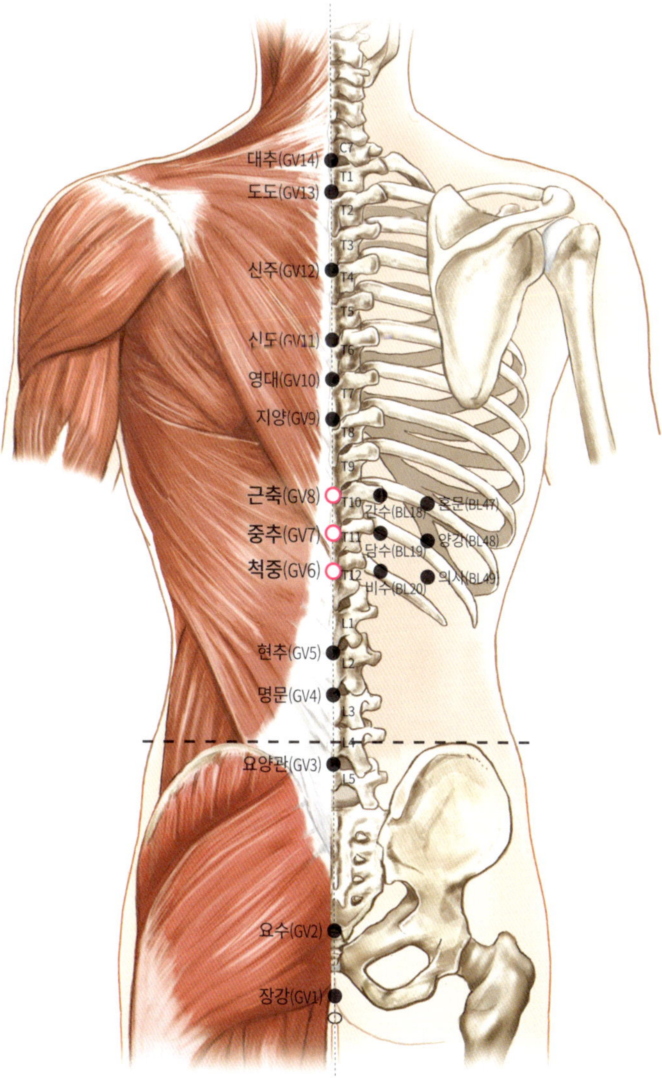
대추(GV14)
C7
T1
도도(GV13)
T2
T3
신주(GV12)
T4
T5
신도(GV11)
T6
영대(GV10)
T7
지양(GV9)
T8
T9
근축(GV8)
T10
간수(BL18)
혼문(BL47)
중추(GV7)
T11
담수(BL19)
양강(BL48)
척중(GV6)
T12
비수(BL20)
의사(BL49)
L1
현추(GV5)
L2
명문(GV4)
L3
L4
요양관(GV3)
L5
요수(GV2)
장강(GV1)

GV9 至陽(지양, Jiyang)

부위 위쪽 등부위, 뒤정중선(posterior median line) 위, 일곱번째 등뼈 가시돌기(spinous process of the 7th thoracic vertebra) 아래쪽 오목한 곳

취혈 양쪽 어깨뼈 아래각(inferior angle of the scapula) 아래모서리를 지나는 수평선과 뒤정중선이 만나는 지점이 일곱째 등뼈. 그 가시돌기 아래쪽 오목한 곳에서 취혈. 격수(膈兪, BL17), 격관(膈關, BL46)과 같은 높이에 위치

침법 직자: 0.3~0.5촌, 사자: 0.7-1촌(약간 위로 향해)

GV10 靈臺(영대, Yeongdae)

부위 위쪽 등부위, 뒤정중선 위, 여섯번째 등뼈 가시돌기(spinous process of the 6th thoracic vertebra) 아래쪽 오목한 곳

취혈 독수(督兪, BL16), 의희(譩譆, BL45)와 같은 높이에 위치

침법 직자: 0.3~0.5촌, 사자: 0.5~1촌(약간 위로 향해)

GV11 神道(신도, Sindo)

부위 위쪽 등부위, 뒤정중선 위, 다섯번째 등뼈 가시돌기(spinous process of the 5th thoracic vertebra) 아래쪽 오목한 곳

취혈 심수(心兪, BL15), 신당(神堂, BL44)과 같은 높이에 위치

침법 직자: 0.3~0.5촌, 사자: 0.5~1촌(약간 위로 향해)

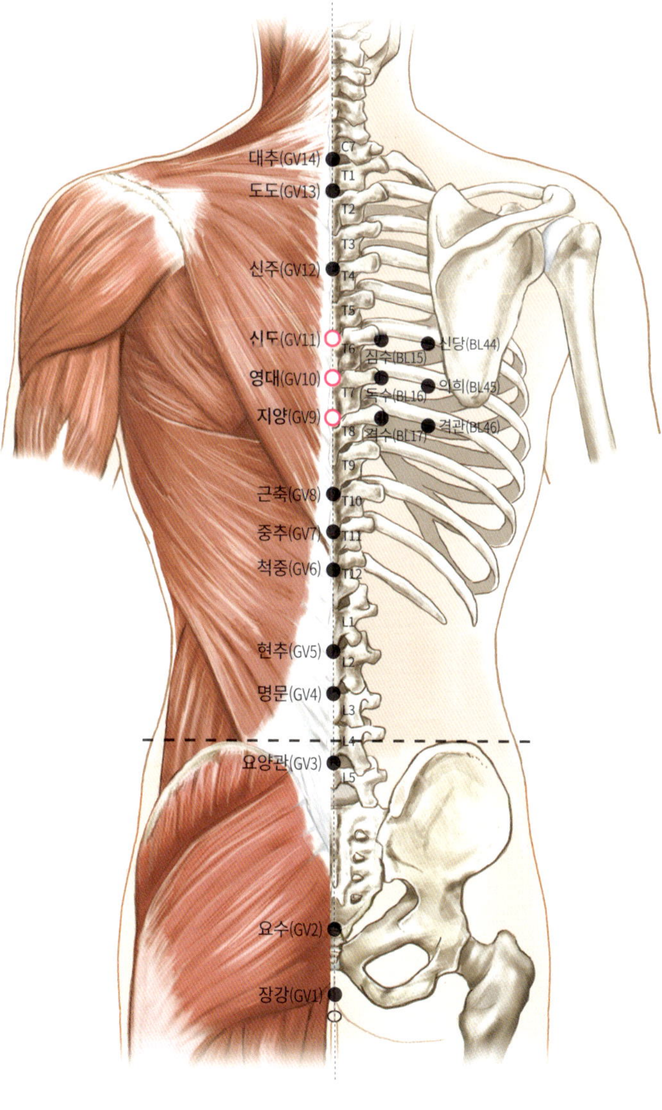
대추(GV14)
C7
T1
도도(GV13)
T2
T3
신주(GV12)
T4
T5
신도(GV11)
T6
심수(BL15)
신당(BL44)
영대(GV10)
T7
독수(BL16)
의희(BL45)
지양(GV9)
T8
격수(BL17)
격관(BL46)
T9
근축(GV8)
T10
중추(GV7)
T11
척중(GV6)
T12
L1
현추(GV5)
L2
명문(GV4)
L3
L4
요양관(GV3)
L5
요수(GV2)
장강(GV1)

GV12 身柱(신주, Sinju)

부위 위쪽 등부위, 뒤정중선 위, 세번째 등뼈 가시돌기(spinous process of the 3rd thoracic vertebra) 아래쪽 오목한 곳

취혈 어깨뼈가시 안쪽 끝을 지나는 수평선과 뒤정중선이 만나는 지점이 셋째 등뼈가 됨. 그 가시돌기 아래쪽 오목한 곳에서 취혈. 폐수(肺兪, BL13), 백호(魄戶, BL42)와 같은 높이에 위치

침법 직자: 0.3~0.5촌, 사자: 0.5~1촌(약간 위로 향해)

GV13 陶道(도도, Dodo)

부위 위쪽 등부위, 뒤정중선 위, 첫번째 등뼈 가시돌기(spinous process of the 1st thoracic vertebra) 아래쪽 오목한 곳

취혈 대저(大杼, BL11), 견외수(肩外兪, SI14)와 같은 높이에 위치

침법 직자: 0.3~0.5촌, 사자: 0.5~1촌(약간 위로 향해)

특성 족태양방광경·독맥의 교회혈(交會穴)

GV14 大椎(대추, Daechu)

부위 뒤쪽목 부위, 뒤정중선 위, 일곱째 목뼈 가시돌기(spinous process of the 7th cervical vertebra) 아래쪽 오목한 곳

취혈 앉은 상태에서 목에 힘을 빼고 고개를 숙이면, 목 뒤쪽면에서 가장 높이 튀어 나온 곳이 일곱째 목뼈 가시돌기이며, 목을 약간 숙인 상태에서 머리를 좌우로 돌리면 등뼈는 움직이지 않고, 목뼈는 움직이며, 일곱째 목뼈가시돌기 아래쪽 오목한 곳에서 취혈. 견중수(肩中兪, SI15)와 같은 높이에 위치

침법 직자: 0.3~0.5촌, 사자: 0.5~1촌(약간 위로 향해)

특성 수삼양경·족삼양경·독맥의 교회혈(交會穴)

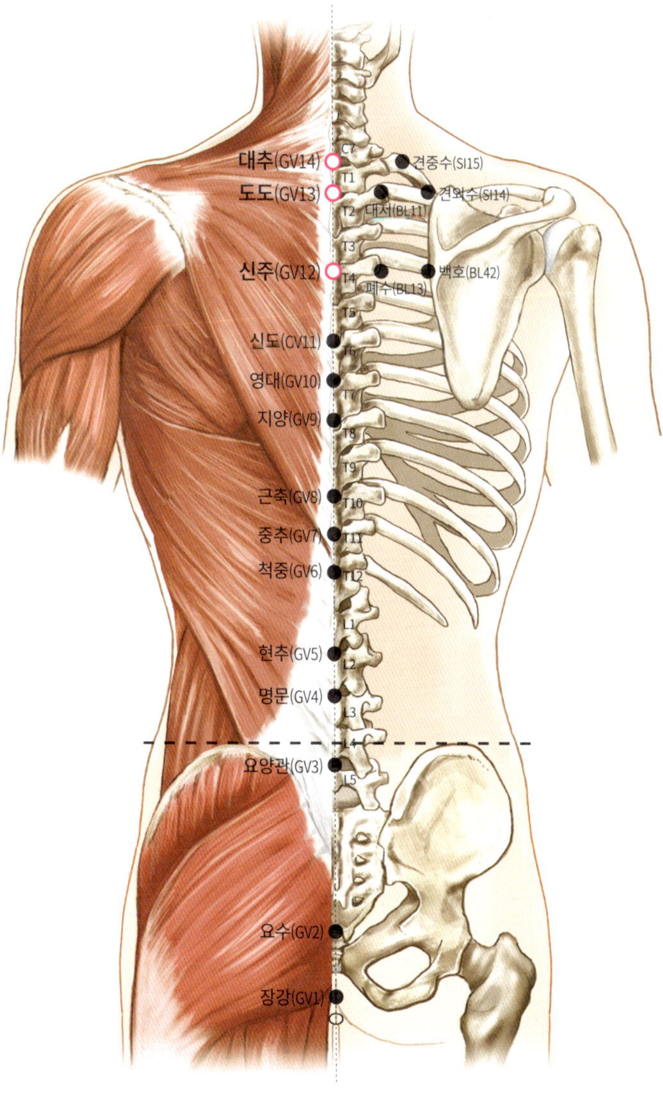
C7
대추(GV14)
견중수(SI15)
T1
도도(GV13)
견외수(SI14)
T2
대저(BL11)
T3
신주(GV12)
백호(BL42)
T4
폐수(BL13)
T5
신도(GV11)
T6
영대(GV10)
T7
지양(GV9)
T8
T9
근축(GV8)
T10
중추(GV7)
T11
척중(GV6)
T12
L1
현추(GV5)
L2
명문(GV4)
L3
L4
요양관(GV3)
L5
요수(GV2)
장강(GV1)

GV15 瘂門(아문, Amun)

부위 뒤쪽목 부위, 뒤정중선(posterior median line), 둘째 목뼈 가시돌기(spinous process of the 2nd cervical vertebra) 위쪽 오목한 곳

취혈 풍부(風府, GV16)를 먼저 취혈하고, 풍부(風府, GV16) 아래쪽 0.5촌에서 취혈, 천주(天柱, BL10)와 같은 높이에 위치

침법 직자: 0.3~0.5촌, 사자: 0.5~1촌(심자 시 연수손상 주의)

☑ 口部와 耳垂의 水平位를 기준으로 刺入 → 입과 귓불의 수평방향을 기준으로 자입

특성 독맥·양유맥의 교회혈(交會穴), 회양구침혈(回陽九鍼穴)

GV16 風府(풍부, Pungbu)

부위 뒤쪽목 부위, 바깥뒤통수뼈융기(external occipital protuberance)에서 수직으로 아래쪽, 양쪽 등세모근(trapezius) 사이의 오목한 곳

취혈 앉은 상태에서 머리를 약간 뒤로 젖히고, 등세모근의 힘을 뺀 자세에서, 뒤머리카락 경계선(posterior hairline)의 중점에서 뒤통수뼈를 향해 손가락을 움직여 오목한 곳에서 취혈

침법 직자: 0.3~0.5촌, 사자: 0.5~0.8촌(심자 시 연수 손상에 주의)

특성 족태양방광경·독맥·양유맥의 교회혈(交會穴), 십삼귀혈(十三鬼穴) 중 귀침

GV17 腦戶(뇌호, Noeho)

부위 머리, 뒤정중선 위, 바깥뒤통수뼈융기 위쪽 오목한 곳

취혈 옥침(玉枕, BL9), 뇌공(腦空, GB19)과 같은 높이에 위치

침법 직자: 0.2~0.3촌, 사자: 0.5~0.8촌, 투자: 옥침(玉枕, BL9) 방향으로

☑ 금침·금구(「침구대성」)로 제시되기도 함. 시술시 신중히 할 것을 강조

특성 족태양방광경·독맥의 교회혈(交會穴)

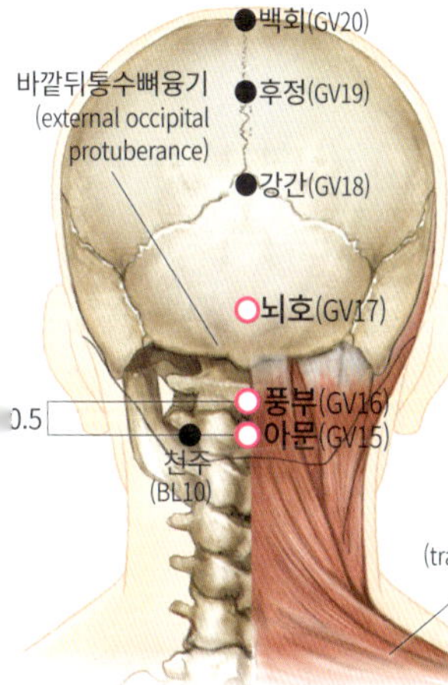
백회(GV20)
바깥뒤통수뼈융기
(external occipital protuberance)
후정(GV19)
강간(GV18)
뇌호(GV17)
0.5
풍부(GV16)
아문(GV15)
천주
(BL10)

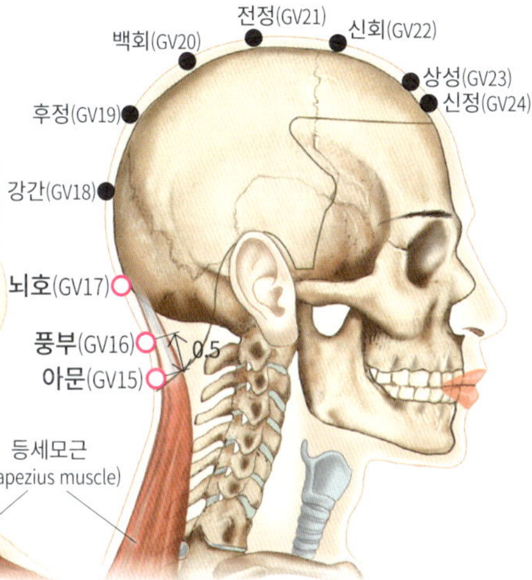
전정(GV21)
백회(GV20)
신회(GV22)
상성(GV23)
신정(GV24)
후정(GV19)
강간(GV18)
뇌호(GV17)
풍부(GV16)
0.5
아문(GV15)
등세모근
(trapezius muscle)

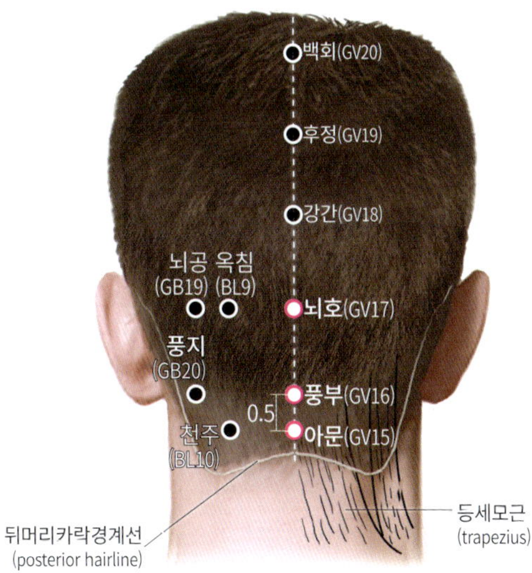
백회(GV20)
후정(GV19)
강간(GV18)
뇌공 옥침
(GB19) (BL9)
뇌호(GV17)
풍지
(GB20)
풍부(GV16)
0.5
천주
(BL10)
아문(GV15)
뒤머리카락경계선
(posterior hairline)
등세모근
(trapezius)

GV18 強間(강간, Ganggan)

부위 머리, 뒤정중선(posterior median line) 위, 뒤 머리카락 경계선(posterior hairline)에서 위쪽으로 4촌

취혈 뇌호(腦戶, GV17)에서 위쪽으로 1.5촌 지점에 위치

침법 직자: 0.2~0.3촌, 사자: 0.5~1촌[낙각(絡却, BL8)으로 투자]

GV19 後頂(후정, Hujeong)

부위 머리, 뒤정중선 위, 뒤 머리카락 경계선에서 위쪽으로 5.5촌

침법 직자: 0.2~0.3촌, 사자: 0.5~0.8촌
침첨을 연피하여 투자 (=피부를 따라 투자)

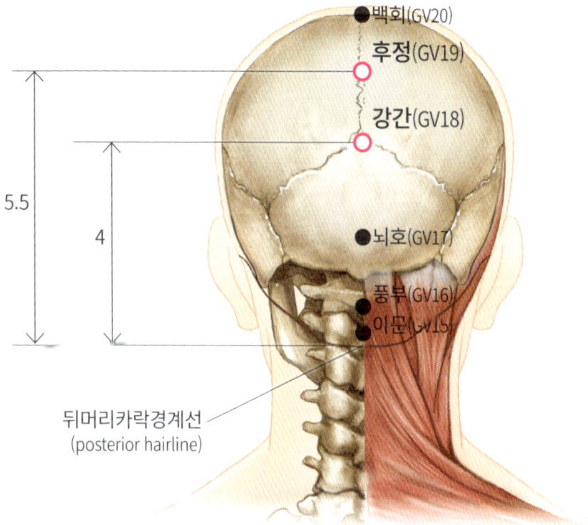
백회(GV20)
후정(GV19)
강간(GV18)
5.5
4
뇌호(GV17)
풍부(GV16)
아문(GV15)
뒤머리카락경계선
(posterior hairline)

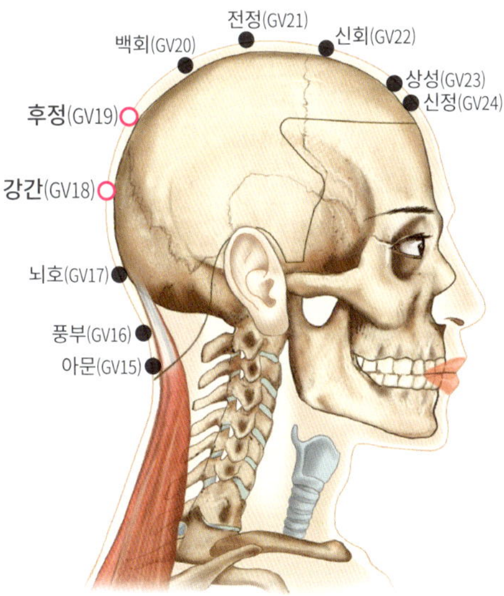
전정(GV21)
백회(GV20)
신회(GV22)
상성(GV23)
신정(GV24)
후정(GV19)
강간(GV18)
뇌호(GV17)
풍부(GV16)
아문(GV15)

GV20 百會(백회, Baekhoe)

부위 머리, 앞정중선(anterior median line) 위, 앞 머리카락 경계선(anterior hairline)에서 위쪽으로 5촌

취혈 ① 앞 머리카락 경계선에서 뒤 머리카락 경계선(posterior hairline)까지 연결하는 선의 중점에서 앞쪽으로 1촌 지점의 오목한 곳에서 취혈
② 귀를 접었을 때, 양쪽 귓바퀴 꼭대기(auricular apex)를 연결하는 선의 중점에서 취혈

침법 직자: 0.2~0.3촌, 횡자: 0.5~1.5촌 (전후 혹은 좌우로 피하를 따라 자입)

특성 수삼양경·족삼양경·족궐음간경·독맥의 교회혈(交會穴), 삼재혈(三才穴; 천재), 중풍칠처혈(中風七處穴)

GV21 前頂(전정, Jeonjeong)

부위 머리, 앞정중선 위, 앞 머리카락 경계선에서 위쪽으로 3.5촌

취혈 백회(百會, GV20)와 신회(顖會, GV22)를 연결하는 선의 중점에 위치

침법 직자: 0.2~0.3촌, 사자: 0.5~0.8촌
투자: 승광(承光, BL6)이나 목창(目窗, GB16) 방향으로

GV22 顖會(신회, Sinhoe)

부위 머리, 앞정중선 위, 앞 머리카락 경계선에서 위쪽으로 2촌

침법 직자: 0.2~0.3촌, 사자: 0.5~0.8촌 (피하를 따라 자입)
☑ 신문(顖門)이 닫히지 않은 소아의 경우 금침

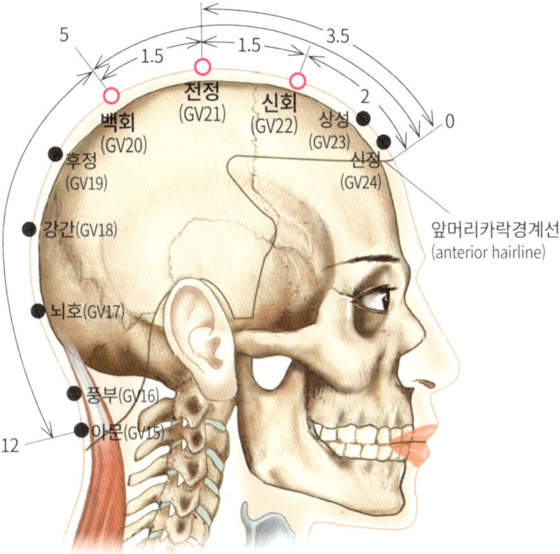
5
1.5
1.5
3.5
2
0
12
백회
(GV20)
전정
(GV21)
신회
(GV22)
상성
(GV23)
신정
(GV24)
후정
(GV19)
강간(GV18)
뇌호(GV17)
풍부(GV16)
아문(GV15)
앞머리카락경계선
(anterior hairline)

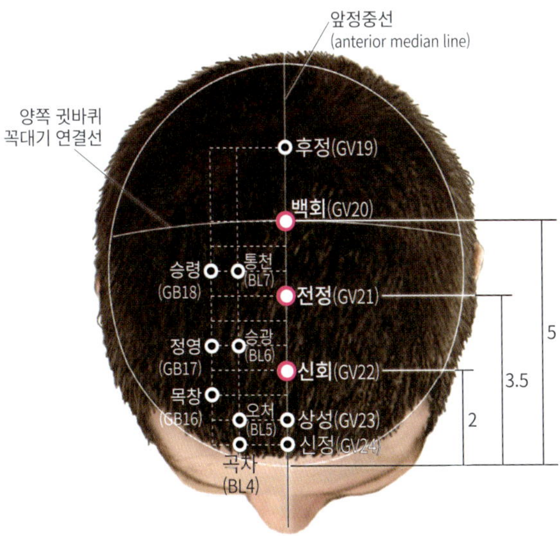
앞정중선
(anterior median line)
양쪽 귓바퀴
꼭대기 연결선
후정(GV19)
백회(GV20)
승령
(GB18)
통천
(BL7)
전정(GV21)
정영
(GB17)
승광
(BL6)
신회(GV22)
목창
(GB16)
오처
(BL5)
상성(GV23)
신정(GV24)
곡차
(BL4)
5
3.5
2

GV23 上星(상성, Sangseong)

부위 머리, 앞정중선(anterior median line) 위, 앞 머리카락 경계선(anterior hairline)에서 위쪽으로 1촌

침법 직자: 0.2~0.3촌, 사자: 0.5~0.8촌, 삼릉침으로 점자출혈

특성 십삼귀혈(十三鬼穴; 귀당)

GV24 神庭(신정, Sinjeong)

부위 머리, 앞정중선 위, 앞 머리카락 경계선에서 위쪽으로 0.5촌

취혈 앞 머리카락 경계선이 뚜렷하지 않을 때에는 양쪽 눈썹 안쪽끝(medial ends of the eyebrows) 사이의 중점에서 위쪽으로 3.5촌이 되는 지점에서 취혈

침법 직자: 0.2~0.3촌, 사자: 0.5~0.8촌

특성 독맥·족태양방광경·족양명위경과의 교회혈(交會穴)

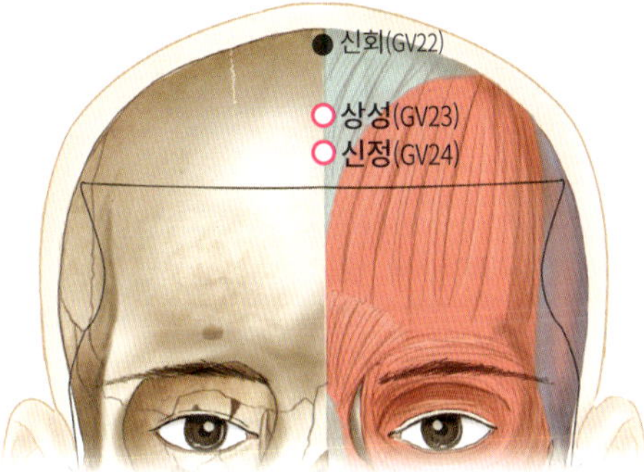
신회(GV22)
상성(GV23)
신정(GV24)

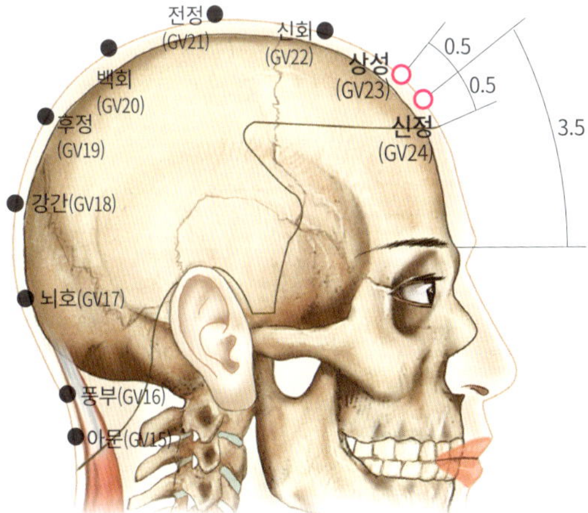
전정(GV21)
신회(GV22)
상성(GV23)
신정(GV24)
백회(GV20)
후정(GV19)
강간(GV18)
뇌호(GV17)
풍부(GV16)
아문(GV15)
0.5
0.5
3.5

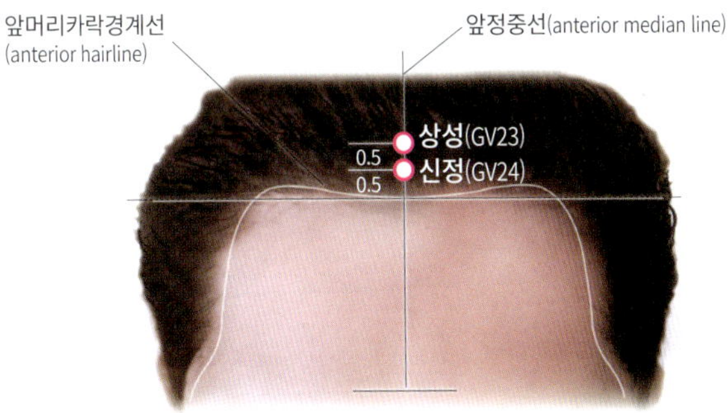
앞머리카락경계선
(anterior hairline)
앞정중선(anterior median line)
상성(GV23)
신정(GV24)
0.5
0.5

GV25 素髎(소료, Soryo)

부위 얼굴, 코끝

침법 직자: 0.1~0.2촌, 사자: 0.2~0.3촌, 삼릉침으로 점자출혈
(코끝에서 비스듬하게 윗방향으로 자침)

GV26 水溝(수구, Sugu)

부위 얼굴, 인중 정중선(philtrum midline)의 중점
☑ 수구(水溝, GV26)의 부위가 인중 정중선에서 위쪽으로부터 1/3과 아래쪽으로부터 2/3가 되는 지점이라는 의견도 있음

침법 직자: 0.2~0.3촌, 사자: 0.3~0.5촌(약간 위를 향하여)

특성 수양명대장경·족양명위경·독맥의 교회혈, 십삼귀혈(十三鬼穴)

GV27 兌端(태단, Taedan)

부위 얼굴, 윗입술결절(tubercle of the upper lip)의 중점

취혈 인중 아랫부분과 붉은 입술이 이루는 경계선의 중점에서 취혈

침법 직자: 0.1~0.3촌, 사자: 0.2~0.3촌

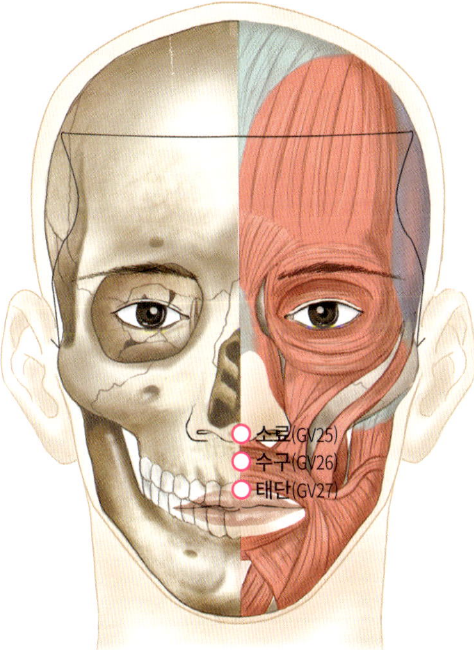
소료(GV25)
수구(GV26)
태단(GV27)

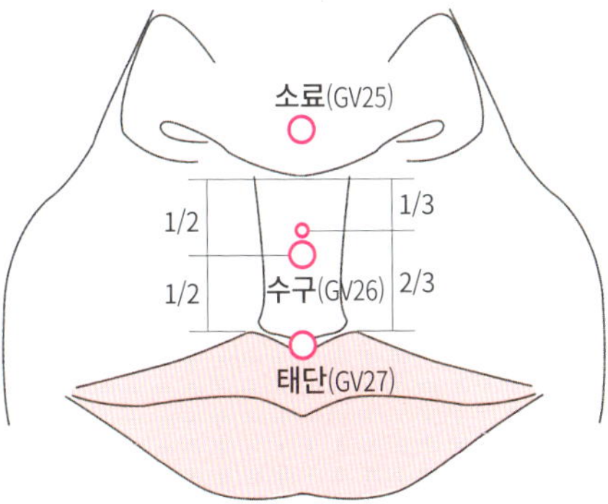
소료(GV25)
1/2
1/3
1/2
수구(GV26)
2/3
태단(GV27)

GV28 齦交(은교, Eungyo)

부위 얼굴, 윗입술주름띠(frenulum of the upper lip)와 윗잇몸(upper gum)이 만나는 지점

취혈 앉은 자세에서 머리를 젖히고 윗입술을 들어올려, 윗입술주름띠와 위잇몸이 만나는 지점에서 취혈

침법 직자: 0.1~0.2촌, 사자: 0.1~0.3촌, 삼릉침으로 점자출혈

특성 종지혈(終止穴), 임맥·독맥·족양명위경과의 교회혈(交會穴)

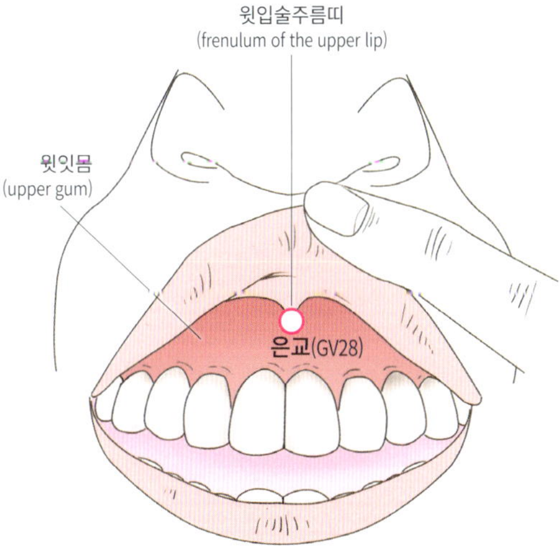
윗입술주름띠
(frenulum of the upper lip)
윗잇몸
(upper gum)
은교(GV28)

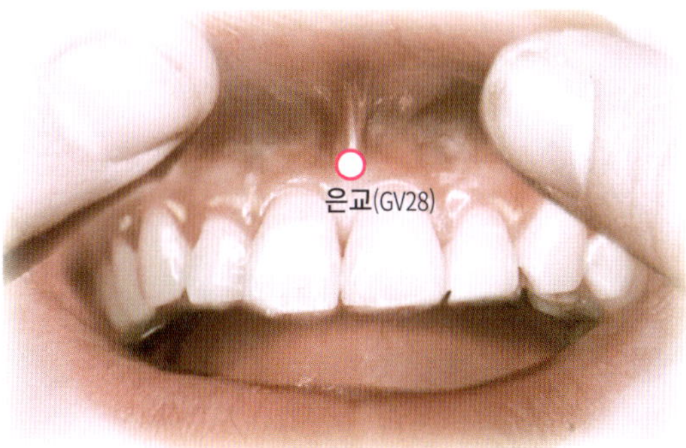
은교(GV28)

임맥(任脈)

The Conception Vessel(CV) Meridian

회음	會陰	Hoeeum	CV1
곡골	曲骨	Gokgol	CV2
중극	中極	Junggeuk	CV3
관원	關元	Gwanwon	CV4
석문	石門	Seongmun	CV5
기해	氣海	Gihae	CV6
음교	陰交	Eumgyo	CV7
신궐	神闕	Singwol	CV8
수분	水分	Subun	CV9
하완	下脘	Hawan	CV10
건리	建里	Geolli	CV11
중완	中脘	Jungwan	CV12
상완	上脘	Sangwan	CV13
거궐	巨闕	Geogwol	CV14
구미	鳩尾	Gumi	CV15
중정	中庭	Jungjeong	CV16
단중	膻中	Danjung	CV17
옥당	玉堂	Okdang	CV18
자궁	紫宮	Jagung	CV19
화개	華蓋	Hwagae	CV20
선기	璇璣	Seon-gi	CV21
천돌	天突	Cheondol	CV22
염천	廉泉	Yeomcheon	CV23
승장	承漿	Seungjang	CV24

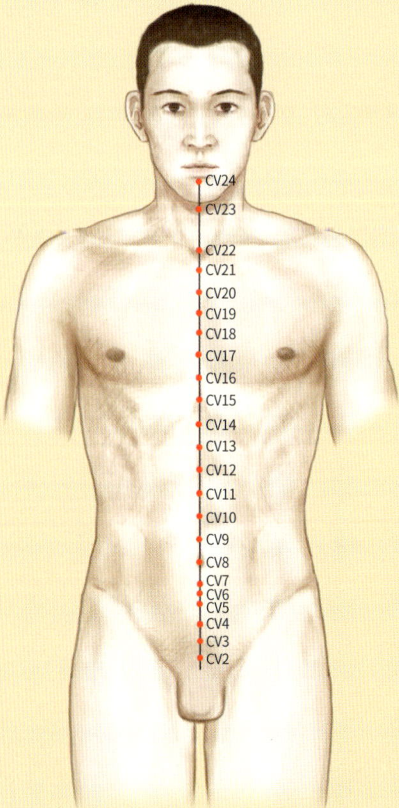

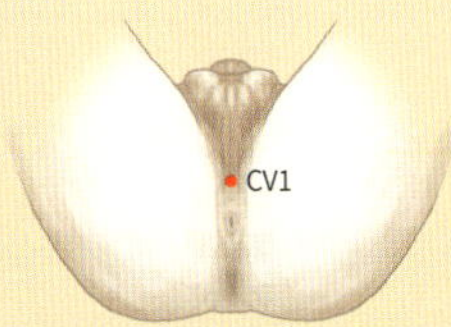

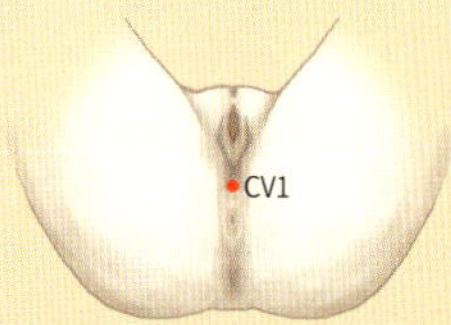

CV1 會陰(회음, Hoeeum)

부위 회음부위(perineal region), 남성은 항문(anus)과 음낭 뒤모서리(posterior border of the scrotum)를 연결하는 선의 중점, 여성은 항문과 뒤대음순연결(posterior commissure of labium major)을 연결하는 선의 중점

취혈 옆으로 눕거나, 무릎을 굽혀서 가슴에 댄 자세에서, 항문과 생식기 사이의 중점에서 취혈

침법 직자: 0.3~1촌

특성 임맥·독맥·충맥의 교회혈(交會穴), 십삼귀혈(귀장)

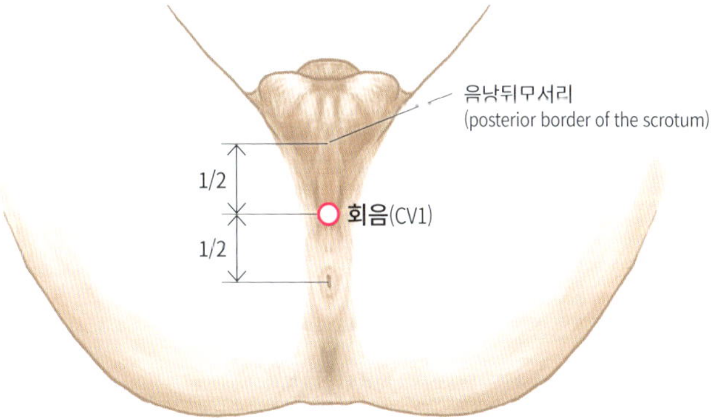
음낭뒤무서리
(posterior border of the scrotum)
1/2
회음(CV1)
1/2

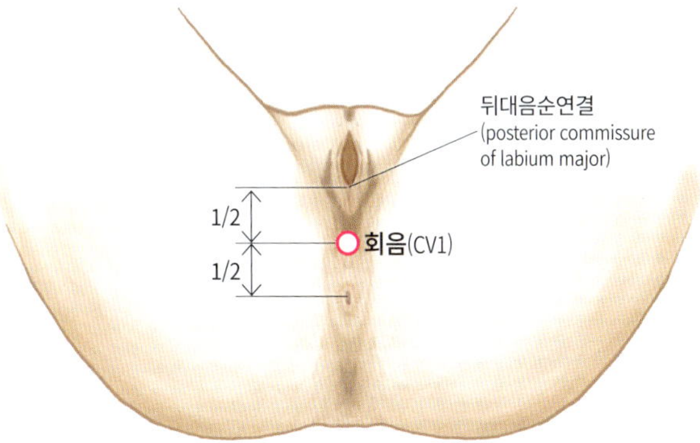
뒤대음순연결
(posterior commissure
of labium major)
1/2
회음(CV1)
1/2

CV2 曲骨(곡골, Gokgol)

부위 아랫배, 앞정중선(anterior median line)위, 두덩결합(pubic symphysis) 위모서리

취혈 횡골(橫骨, KI11), 기충(氣衝, ST30)과 같은 높이에 위치

침법 직자: 0.5~1촌(1.5~2촌)

특성 임맥·족궐음간경의 교회혈(交會穴)

CV3 中極(중극, Junggeuk)

부위 아랫배, 앞정중선 위, 배꼽 중심에서 아래쪽으로 4촌

취혈 대혁(大赫, KI12), 귀래(歸來, ST29)와 같은 높이에 위치

침법 직자: 0.5~1촌, 사자: 0.8~1촌
☑ 자침 전 배뇨하도록 지시

특성 방광(膀胱)의 복모혈(腹募穴), 족삼음경·임맥의 교회혈(交會穴)

CV4 關元(관원, Gwanwon)

부위 아랫배, 앞정중선 위, 배꼽 중심에서 아래쪽으로 3촌

취혈 기혈(氣穴, KI13), 수도(水道, ST28)와 같은 높이에 위치

침법 직자: 0.5~1촌, 사자: 0.8~1.2촌.

특성 소장(小腸)의 복모혈(腹募穴), 족삼음경·임맥의 교회혈(交會穴)

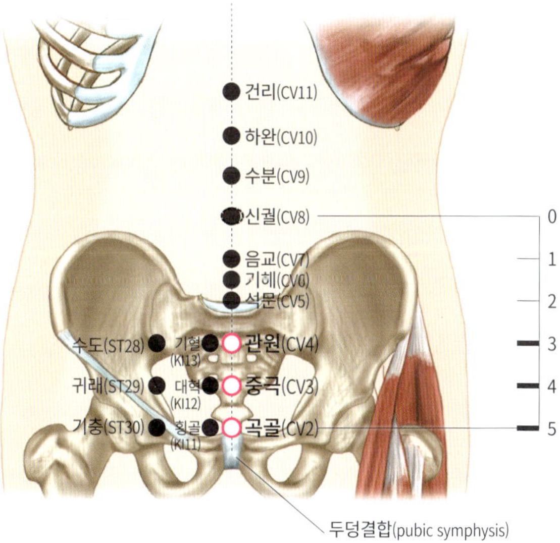

건리(CV11)
하완(CV10)
수분(CV9)
신궐(CV8)
음교(CV7)
기해(CV6)
석문(CV5)
수도(ST28)
기혈 (KI13)
관원(CV4)
귀래(ST29)
대혁 (KI12)
중극(CV3)
기충(ST30)
횡골 (KI11)
곡골(CV2)
0
1
2
3
4
5
두덩결합(pubic symphysis)

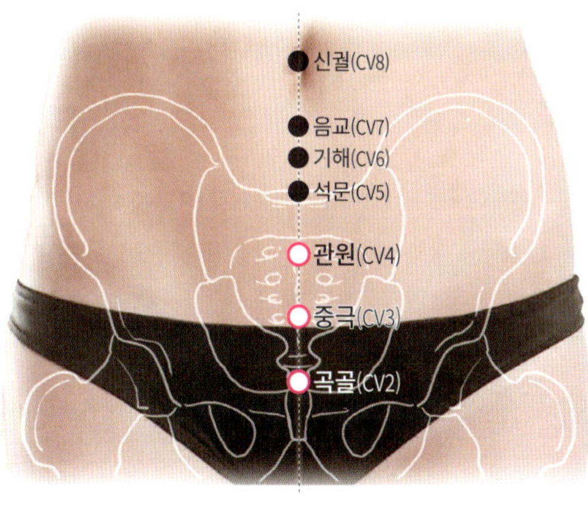

신궐(CV8)
음교(CV7)
기해(CV6)
석문(CV5)
관원(CV4)
중극(CV3)
곡골(CV2)

CV5 石門(석문, Seongmun)

부위 아랫배, 앞정중선(anterior median line) 위, 배꼽 중심에서 아래쪽으로 2촌

취혈 사만(四滿, KI14), 대거(大巨, ST27)와 같은 높이에 위치

침법 직자: 0.5~1촌, 사자: 0.8~1.2촌

특성 삼초(三焦)의 복모혈(腹募穴)

CV6 氣海(기해, Gihae)

부위 아랫배, 앞정중선 위, 배꼽 중심에서 아래쪽으로 1.5촌

침법 직자: 0.5~1촌, 사자: 0.8~1.2촌

CV7 陰交(음교, Eumgyo)

부위 아랫배, 앞정중선 위, 배꼽 중심에서 아래쪽으로 1촌

취혈 중주(中注, KI15), 외릉(外陵, ST26)과 같은 높이에 위치

침법 직자 0.5~1촌, 사자: 0.8~1.2촌

특성 임맥·충맥·족소음신경의 교회혈(交會穴)

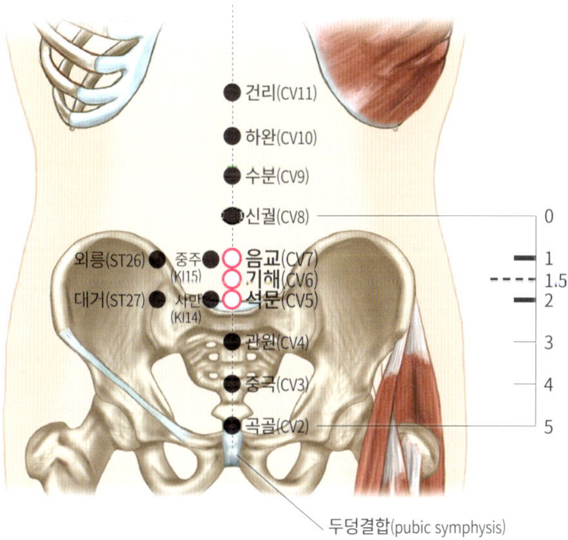
건리(CV11)
하완(CV10)
수분(CV9)
신궐(CV8)
외릉(ST26)
중주
(KI15)
음교(CV7)
기해(CV6)
대거(ST27)
사만
(KI14)
석문(CV5)
관원(CV4)
중극(CV3)
곡골(CV2)
0
1
1.5
2
3
4
5
두덩결합(pubic symphysis)

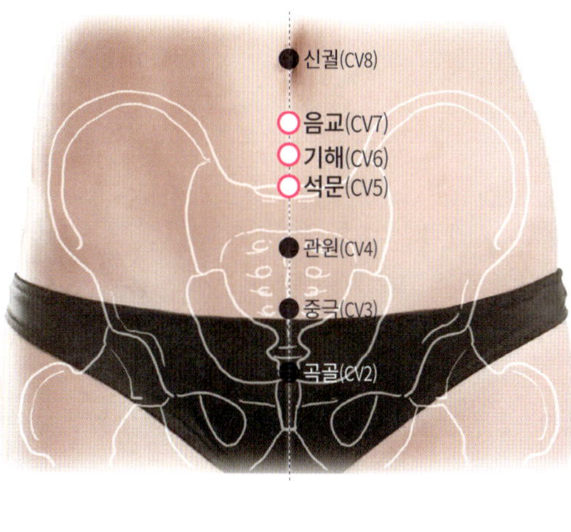
신궐(CV8)
음교(CV7)
기해(CV6)
석문(CV5)
관원(CV4)
중극(CV3)
곡골(CV2)

CV8 神闕(신궐, Singwol)

부위 윗배, 배꼽(umbilicus)의 중심

취혈 황수(肓兪, KI16), 천추(天樞, ST25)와 같은 높이에 위치

침법 금침혈

CV9 水分(수분, Subun)

부위 윗배, 앞정중선 위, 배꼽 중심에서 위쪽으로 1촌

취혈 활육문(滑肉門, ST24)과 같은 높이에 위치

침법 직자: 0.5~1촌, 사자: 0.8~1.2촌

CV10 下脘(하완, Hawan)

부위 윗배, 앞정중선(anterior median line) 위, 배꼽 중심에서 위쪽으로 2촌

취혈 상곡(商曲, KI17), 태을(太乙, ST23)과 같은 높이에 위치

침법 직자: 0.5~1촌, 사자: 0.8~1.2촌

특성 임맥, 족태음비경의 교회혈(交會穴)

CV11 建里(건리, Geolli)

부위 윗배, 앞정중선 위, 배꼽 중심에서 위쪽으로 3寸

취혈 석관(石關, KI18), 관문(關門, ST22), 복애(腹哀, SP16)와 같은 높이에 위치

침법 직자: 0.5~1촌, 사자: 0.8~1.2촌

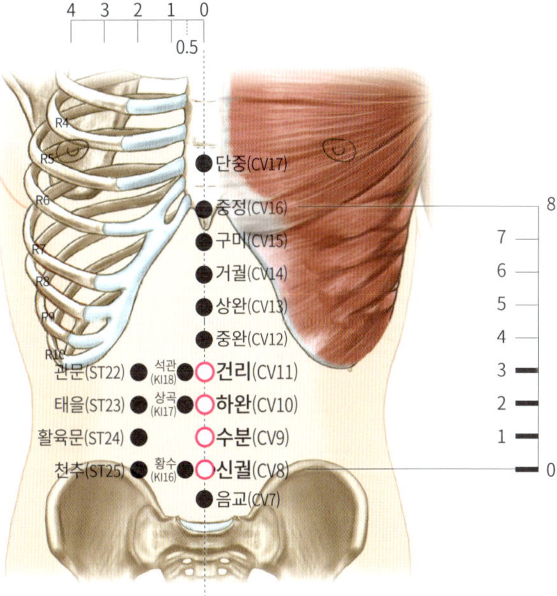
4 3 2 1 0
0.5
R4
R5
R6
R7
R8
R9
R10
단중(CV17)
중정(CV16)
구미(CV15)
거궐(CV14)
상완(CV13)
중완(CV12)
관문(ST22)
석관(KI18)
건리(CV11)
태을(ST23)
상곡(KI17)
하완(CV10)
활육문(ST24)
수분(CV9)
천추(ST25)
황수(KI16)
신궐(CV8)
음교(CV7)
8
7
6
5
4
3
2
1
0

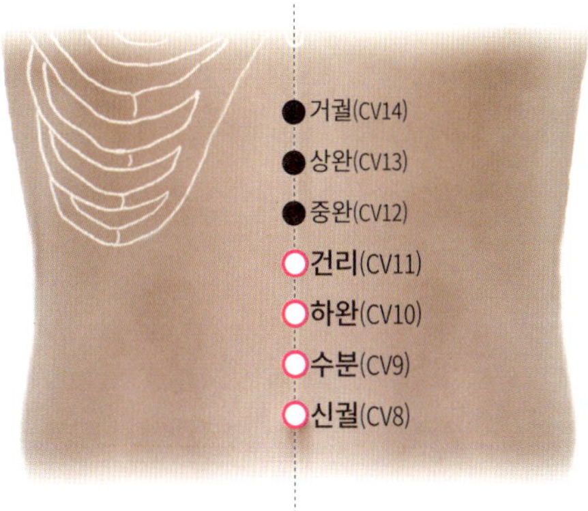
거궐(CV14)
상완(CV13)
중완(CV12)
건리(CV11)
하완(CV10)
수분(CV9)
신궐(CV8)

CV12 中脘(중완, Jungwan)

부위 윗배, 앞정중선 위, 배꼽 중심에서 위쪽으로 4촌

취혈 음도(陰都, KI19), 양문(梁門, ST21)과 같은 높이에 위치

침법 직자: 0.5~1촌, 사자: 1~1.5촌

특성 위(胃)의 복모혈(腹募穴), 팔회혈(八會穴; 부회), 족양명위경·수태양소장경·수소양삼초경·임맥의 교회혈(交會穴), 회양구침혈(回陽九針穴)

CV13 上脘(상완, Sangwan)

부위 윗배, 앞정중선 위, 배꼽 중심에서 위쪽으로 5촌

취혈 복통곡(腹通谷, KI20), 승만(承滿, ST20)과 같은 높이에 위치

침법 직자: 0.5~1촌, 사자: 0.8~1.2촌

특성 족양명위경·수태양소장경·임맥의 교회혈(交會穴)

CV14 巨闕(거궐, Geogwol)

부위 윗배, 앞정중선 위, 배꼽 중심에서 위쪽으로 6寸

취혈 유문(幽門, KI21), 불용(不容, ST19)과 같은 높이에 위치

침법 직자: 4분~8분, 사자: 0.5~1촌.
☑ 깊이 직자하거나 위를 향하지 않음. 오른쪽 간, 왼쪽 심장을 주의

특성 심(心)의 복모혈(腹募穴)

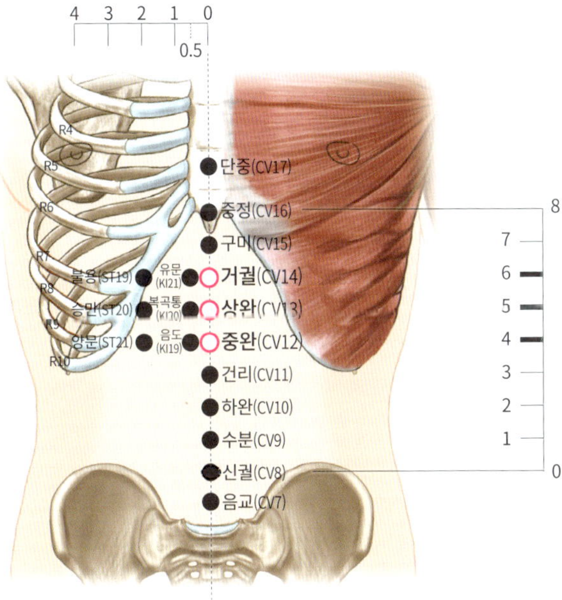
4 3 2 1 0
0.5
단중(CV17)
중정(CV16)
구미(CV15)
불용(ST19)
유문(KI21)
거궐(CV14)
승만(ST20)
복곡통(KI20)
상완(CV13)
양문(ST21)
음도(KI19)
중완(CV12)
건리(CV11)
하완(CV10)
수분(CV9)
신궐(CV8)
음교(CV7)
8
7
6
5
4
3
2
1
0

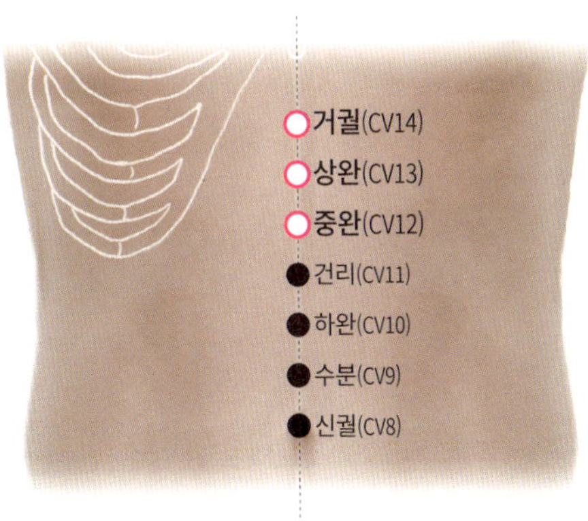
거궐(CV14)
상완(CV13)
중완(CV12)
건리(CV11)
하완(CV10)
수분(CV9)
신궐(CV8)

CV15 鳩尾(구미, Gumi)

부위 윗배, 앞정중선 위, 칼몸통결합(xiphisternal junction)에서 아래쪽으로 1촌.

취혈 유문(幽門, KI21), 불용(不容, ST19)과 같은 높이에서 취혈

침법 직자: 3~5분, 사자: 0.5~1촌(약간 아래로 향해)

☑ 오른쪽 간, 왼쪽 심장 주의

특성 임맥의 락혈(絡穴)

CV16 中庭(중정, Jungjeong)

부위 앞가슴 부위, 앞정중선 위. 다섯째 갈비사이공간(intercostal space)과 같은 높이

취혈 보랑(步廊, KI22), 유근(乳根, ST18)과 같은 높이에 위치

침법 횡자: 침을 눕혀서 피부와 뼈 사이로 자침

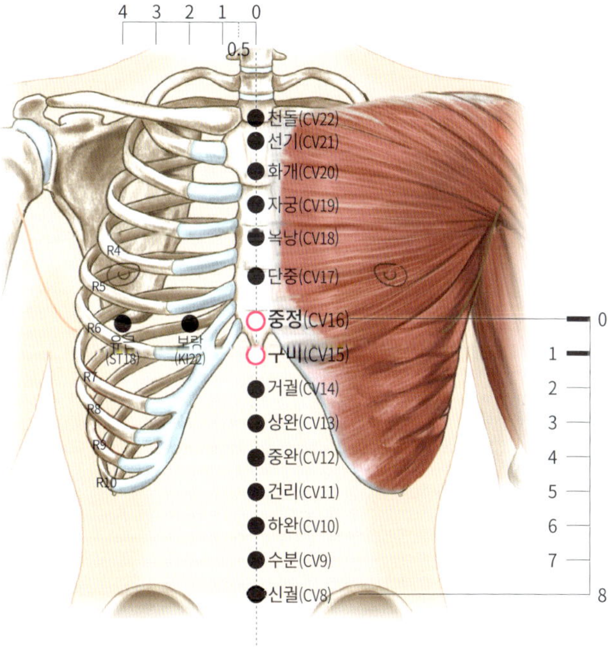
4 3 2 1 0
0.5
천돌(CV22)
선기(CV21)
화개(CV20)
자궁(CV19)
옥당(CV18)
단중(CV17)
중정(CV16)
구미(CV15)
거궐(CV14)
상완(CV13)
중완(CV12)
건리(CV11)
하완(CV10)
수분(CV9)
신궐(CV8)
R4
R5
R6
R7
R8
R9
R10
유근 (ST18)
보랑 (KI22)
0
1
2
3
4
5
6
7
8

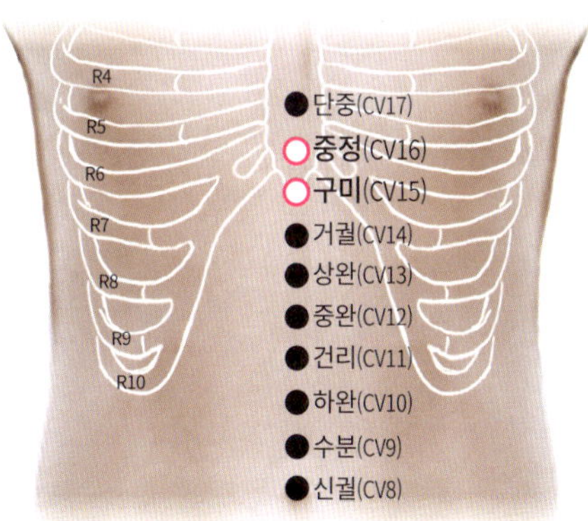
R4
R5
R6
R7
R8
R9
R10
단중(CV17)
중정(CV16)
구미(CV15)
거궐(CV14)
상완(CV13)
중완(CV12)
건리(CV11)
하완(CV10)
수분(CV9)
신궐(CV8)

CV17 膻中(단중, Danjung)

부위 앞가슴부위, 앞정중선 위, 넷째 갈비사이공간(intercostal space)과 같은 높이

취혈 신봉(神封, KI23), 유중(乳中, ST17), 천지(天池, PC1), 천계(天谿, SP18)와 같은 높이에 위치

침법 횡자: 침을 눕혀서 피부와 뼈 사이로 자침

특성 심포(心包)의 복모혈(腹募穴), 족태음비경·족소음신경·수태양소장경·수소양삼초경·임맥의 교회혈(交會穴)

CV18 玉堂(옥당, Okdang)

부위 앞가슴부위, 앞정중선 위, 셋째 갈비사이공간과 같은 높이

취혈 영허(靈墟, KI24), 응창(膺窓, ST16), 흉향(胸鄕, SP19)과 같은 높이에 위치

침법 횡자: 침을 눕혀서 피부와 뼈 사이로 자침

CV19 紫宮(자궁, Jagung)

부위 앞가슴부위, 앞정중선 위, 둘째 갈비사이공간과 같은 높이

취혈 신장(神藏, KI25), 옥예(屋翳, ST15), 주영(周榮, SP20)과 같은 높이에 위치

침법 횡자: 침을 눕혀서 피부와 뼈 사이로 자침

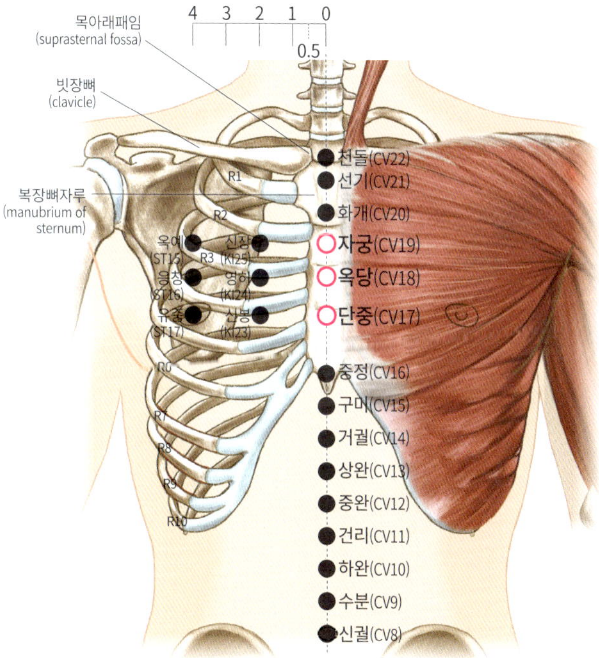
4 3 2 1 0
0.5
목아래패임
(suprasternal fossa)
빗장뼈
(clavicle)
복장뼈자루
(manubrium of sternum)
R1
R2
R3
옥예(ST15)
응창(ST16)
유중(ST17)
신장(KI25)
영허(KI24)
신봉(KI23)
R7
R8
R9
R10
천돌(CV22)
선기(CV21)
화개(CV20)
자궁(CV19)
옥당(CV18)
단중(CV17)
중정(CV16)
구미(CV15)
거궐(CV14)
상완(CV13)
중완(CV12)
건리(CV11)
하완(CV10)
수분(CV9)
신궐(CV8)

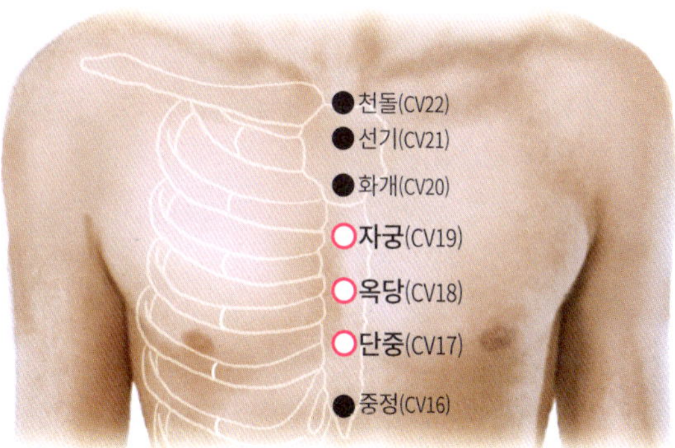
천돌(CV22)
선기(CV21)
화개(CV20)
자궁(CV19)
옥당(CV18)
단중(CV17)
중정(CV16)

CV20 華蓋(화개, Hwagae)

부위 앞가슴부위, 앞정중선 위, 첫째 갈비사이공간(the 1st intercostal space)과 같은 높이

취혈 욱중(彧中, KI26), 고방(庫房, ST14), 중부(中府, LU1)와 첫째 갈비사이공간을 따라 나란히 위치

침법 횡자: 침을 눕혀서 피부와 뼈 사이로 자침

CV21 璇璣(선기, Seon-gi)

부위 앞가슴부위, 앞정중선 위, 목아래패임(suprasternal notch)에서 아래쪽으로 1촌

취혈 수부(兪府, KI27), 기호(氣戶, ST13)과 같은 높이에서 취혈

침법 횡자: 침을 눕혀서 피부와 뼈 사이로 자침

특성 삼재혈(三才穴; 인재)

CV22 天突(천돌, Cheondol)

부위 앞쪽목 부위, 앞정중선 위, 목아래패임의 가운데

취혈 천돌(天突, CV22)은 양쪽 빗장뼈 안쪽끝 사이 중점의 오목한 곳에 위치

침법 직자: 0.3~0.5촌(기관(trachea) 다치지 않도록 주의) 또는 직자로 0.2~0.3촌 자입 후 다시 아래쪽으로 복장뼈자루 뒤 모서리와 기관의 앞쪽을 따라 0.7~1촌 횡자

특성 음유맥·임맥의 교회혈(交會穴)

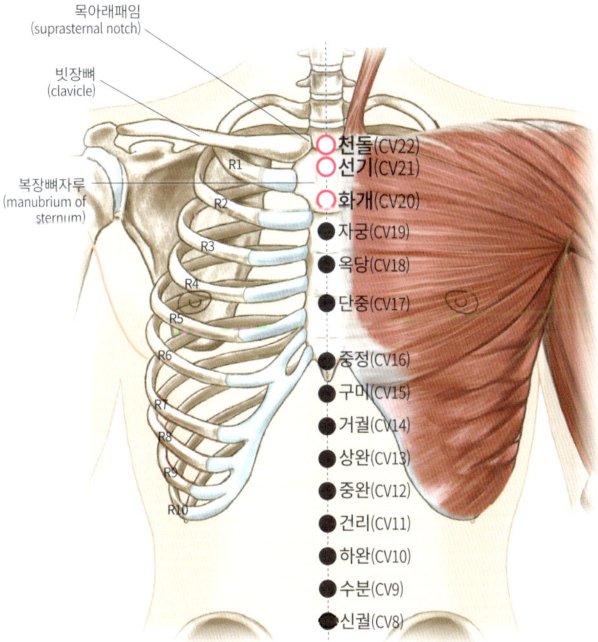
목아래패임
(suprasternal notch)
빗장뼈
(clavicle)
복장뼈자루
(manubrium of sternum)
R1
R2
R3
R4
R5
R6
R7
R8
R9
R10
천돌(CV22)
선기(CV21)
화개(CV20)
자궁(CV19)
옥당(CV18)
단중(CV17)
중정(CV16)
구미(CV15)
거궐(CV14)
상완(CV13)
중완(CV12)
건리(CV11)
하완(CV10)
수분(CV9)
신궐(CV8)

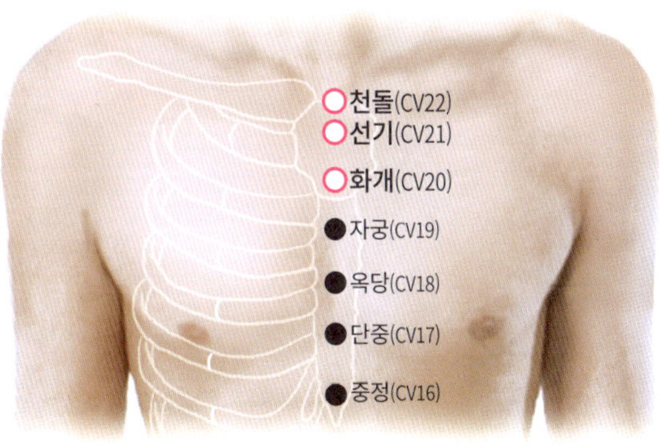
천돌(CV22)
선기(CV21)
화개(CV20)
자궁(CV19)
옥당(CV18)
단중(CV17)
중정(CV16)

CV23 廉泉(염천, Yeomcheon)

취혈 앞쪽 목부위, 앞정중선 위, 방패연골(thyroid cartilage) 위모서리 위쪽, 목뿔뼈(hyoid bone) 위쪽의 오목한 곳

취혈 머리를 뒤로 약간 젖히면, 아래턱뼈(mandible)와 방패연골 사이에서 목뿔뼈 거친면이 만져짐

침법 직자: 0.2~0.3촌, 사자: 0.5~1촌
침첨을 약간 위로 비스듬히 하여 혀뿌리쪽으로 자침

특성 음유맥·임맥의 교회혈(交會穴)

CV24 承漿(승장, Seungjang)

취혈 얼굴, 턱끝입술고랑(mentolabial sulcus) 가운데의 오목한 곳

침법 직자: 0.2~0.3촌, 사자: 0.3~0.5촌

특성 십삼귀혈(十三鬼穴; 귀시), 임맥의 종지혈(終止穴), 임맥·독맥·수양명대장경·족양명위경의 교회혈(交會穴)

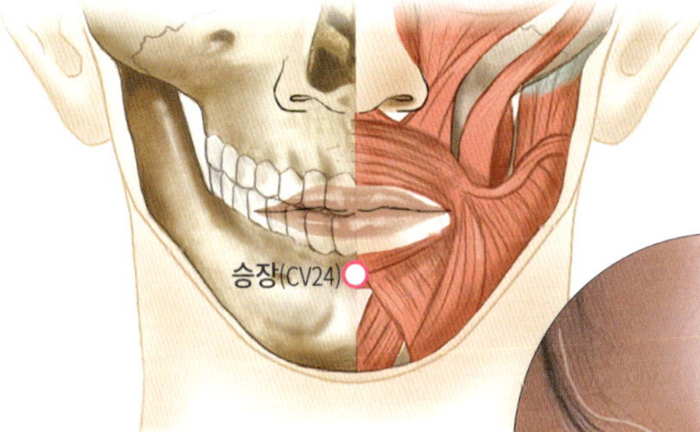
승장(CV24)

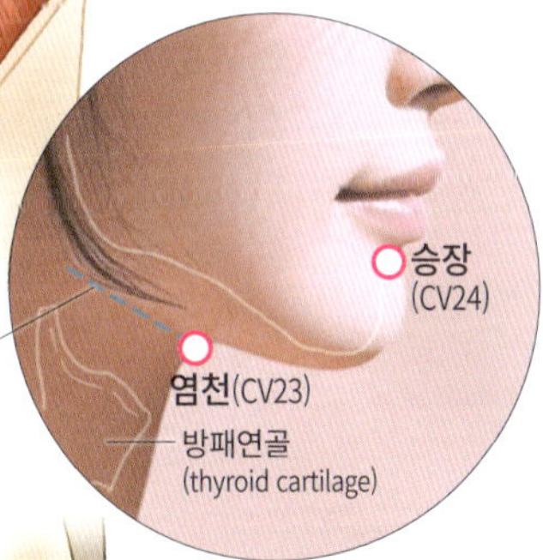
승장
(CV24)
목주름
염천(CV23)
방패연골
(thyroid cartilage)

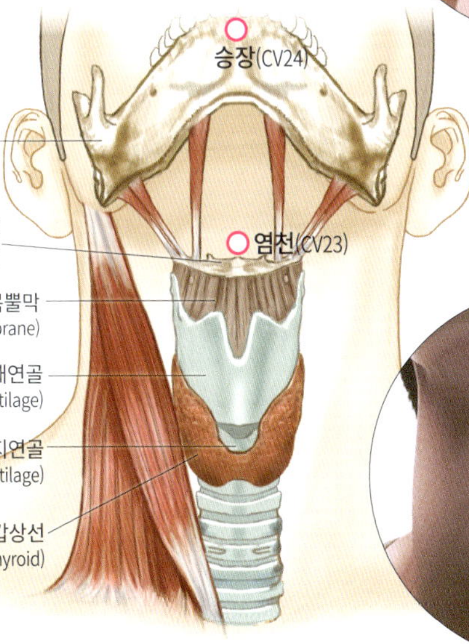
승장(CV24)
아래턱뼈
mandible)
목뿔뼈
hyoid bone)
염천(CV23)
방패목뿔막
yoid membrane)
방패연골
(thyroid cartilage)
반지연골
(cricoid cartilage)
갑상선
(thyroid)

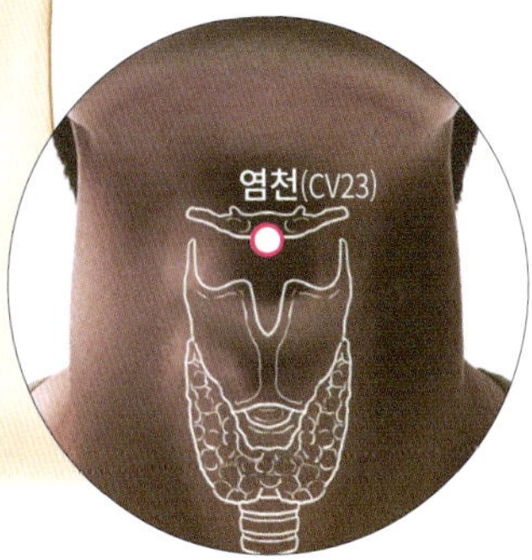
염천(CV23)

경외기혈(經外奇穴)

Extra Points

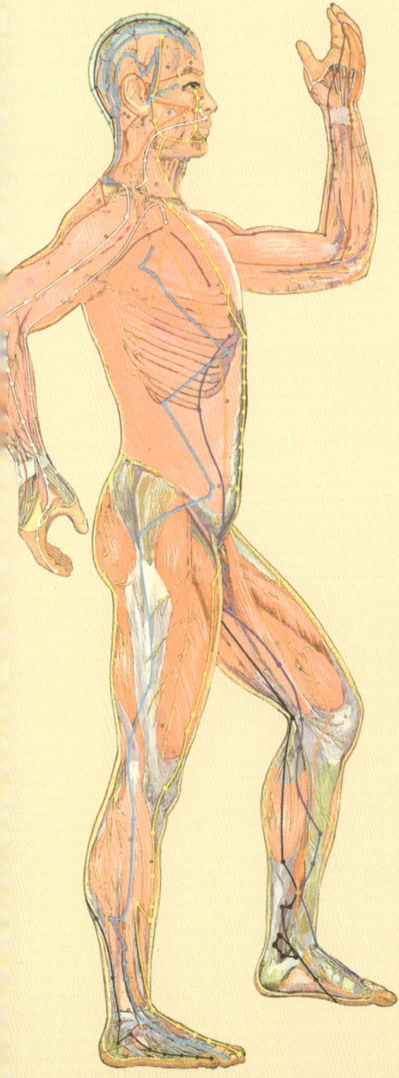

사신총	四神聰	Sasinchong	EX-HN1
당양	當陽	Dangyang	EX-HN2
인당	印堂	Indang	EX-HN3
어요	魚腰	Eoyo	EX-HN4
태양	太陽	Taeyang	EX-HN5
이첨	耳尖	Icheom	EX-HN6
구후	球後	Guhu	EX-HN7
상영향	上迎香	Sangyeonghyang	EX-HN8
내영향	內迎香	Naeyeonghyang	EX-HN9
취천	聚泉	Chwicheon	EX-HN10
해천	海泉	Haecheon	EX-HN11
금진	金津	Geumjin	EX-HN12
옥액	玉液	Okaek	EX-HN13
예명	翳明	Yemyeong	EX-HN14
백로	百勞	Baekro	EX-HN15
정천	定喘	Jeongcheon	EX-B1
협척	夾脊	Hyeopcheok	EX-B2
위완하수	胃脘下兪	Wiwanhasu	EX-B3
비근	痞根	Bigeun	EX-B4
하극수	下極兪	Hageuksu	EX-B5
요의	腰宜	Youi	EX-B6
요안	腰眼	Yoan	EX-B7
십칠추	十七椎	Sipchilchu	EX-B8
요기	腰奇	Yogi	EX-B9
자궁	子宮	Jagung	EX-CA1
주첨	肘尖	Jucheom	EX-UE1
이백	二白	Ibaek	EX-UE2
중천	中泉	Jungcheon	EX-UE3
중괴	中魁	Junggoe	EX-UE4
대골공	大骨空	Daegolgong	EX-UE5
소골공	小骨空	Sogolgong	EX-UE6
요통점	腰痛點	Yotongjeom	EX-UE7
외노궁	外勞宮	Oenogung	EX-UE8
팔사	八邪	Palsa	EX-UE9
사봉	四縫	Sabong	EX-UE10
십선	十宣	Sipseon	EX-UE11
관골	髖骨	Gwangol	EX-LE1
학정	鶴頂	Hakjeong	EX-LE2
백충와	百蟲窩	Baekchungwa	EX-LE3
내슬안	內膝眼	Naeseulan	EX-LE4
슬안	膝眼	Seulan	EX-LE5
담낭	膽囊	Damnang	EX-LE6
난미	闌尾	Nanmi	EX-LE7
내과첨	內踝尖	Naegwacheom	EX-LE8
외과첨	外踝尖	Oegwacheom	EX-LE9
팔풍	八風	Palpung	EX-LE10
독음	獨陰	Dokeum	EX-LE11
기단	氣端	Gidan	EX-LE12
이내정	裏內庭	Inaejeong	EX-LE

EX-HN1 四神聰(사신총, Sasinchong)

부위 머리, 백회(百會, GV20) 전후좌우 각 1촌

침법 횡자

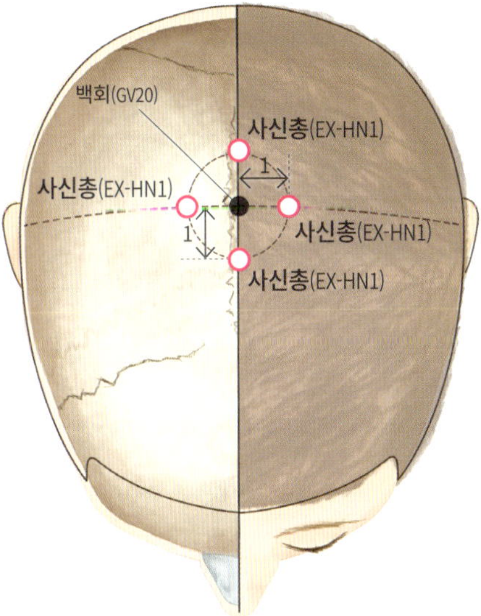
백회(GV20)
사신총(EX-HN1)
1
사신총(EX-HN1)
1
사신총(EX-HN1)
사신총(EX-HN1)

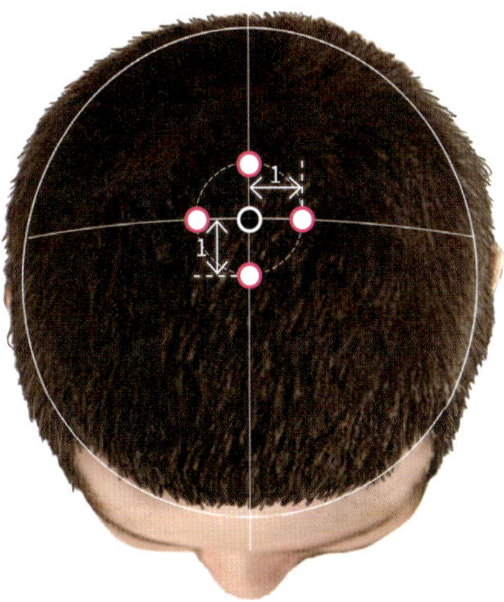
1
1

EX-HN2 當陽(당양, Dangyang)

부위 머리, 동공(pupil) 중심에서 수직으로 위쪽, 전발제(anterior hairline)에서 위쪽으로 1촌

침법 직자: 0.2~0.3촌

EX-HN3 印堂(인당, Indang)

부위 얼굴, 앞정중선(anterior median line) 위, 두 눈썹 사이

침법 횡자: 0.3~1촌, 점자출혈

EX-HN4 魚腰(어요, Eoyo)

부위 얼굴, 동공 중심에서 수직으로 위쪽, 눈썹 중앙

침법 직자: 0.5~1촌, 횡자: 0.5~0.8촌

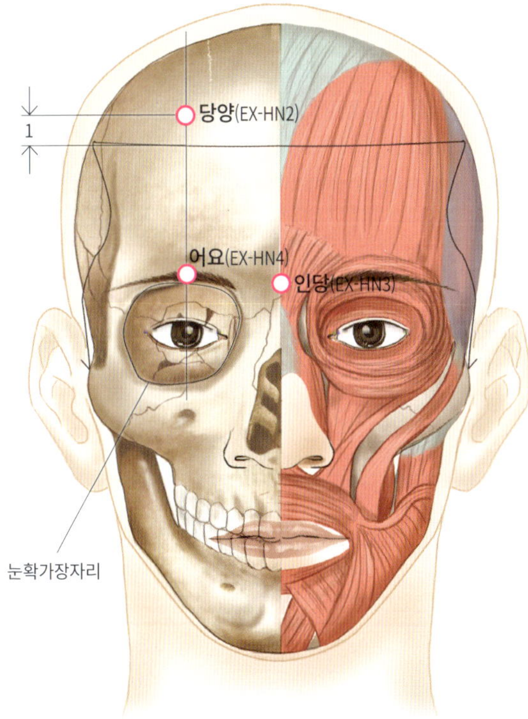

당양(EX-HN2)
1
어요(EX-HN4)
인당(EX-HN3)
눈확가장자리

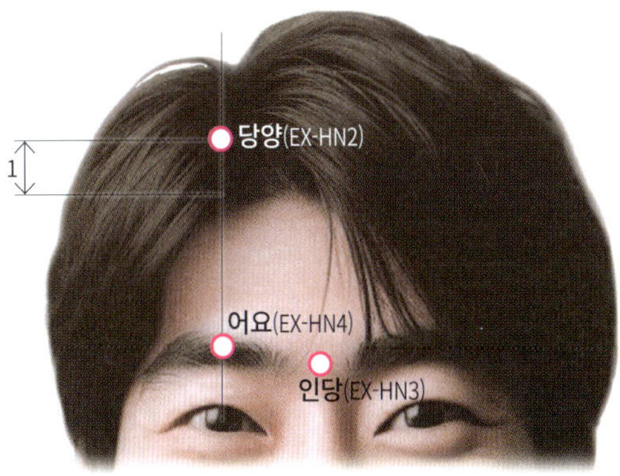

당양(EX-HN2)
1
어요(EX-HN4)
인당(EX-HN3)

EX-HN5 太陽(태양, Taeyang)

부위 머리, 관자놀이, 가쪽 눈구석(lateral canthus)과 눈썹 가쪽 끝(lateral end of the eyebrow)을 연결한 선의 중점에서 뒤로 1촌 오목한 곳

침법 직자: 0.3~0.5촌, 횡자: 1~2촌

EX-HN6 耳尖(이첨, Icheom)

부위 귀 꼭대기. 귀를 앞으로 접었을 때 그 꼭대기가 두피에 닿는 곳

침법 직자: 0.1~0.2촌, 점자출혈

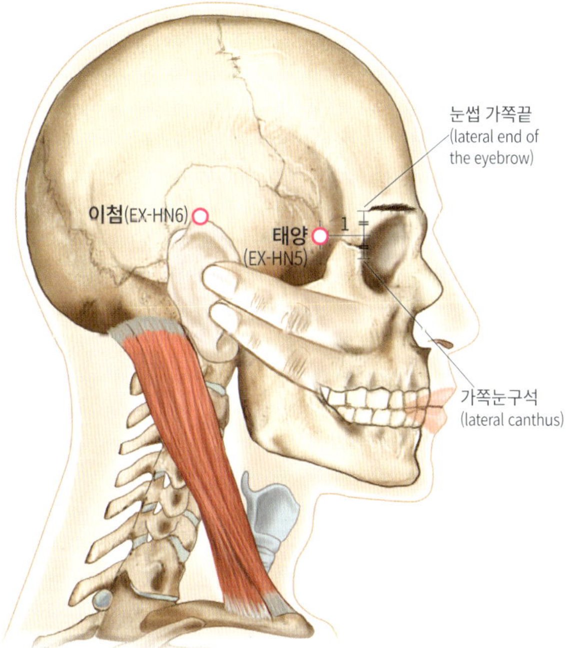
눈썹 가쪽끝
(lateral end of
the eyebrow)
이첨(EX-HN6)
1
태양
(EX-HN5)
가쪽눈구석
(lateral canthus)

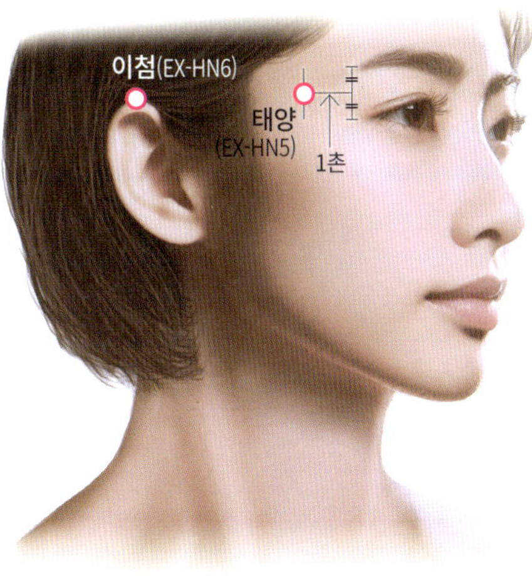
이첨(EX-HN6)
태양
(EX-HN5)
1촌

EX-HN7 球後(구후, Guhu)

부위 얼굴, 눈확아래모서리(infraorbital margin) 가쪽 끝에서 안쪽으로 4분의 1 지점

침법 직자 0.5~1촌(안구를 위로 부드럽게 밀어 올리면서 눈확아래모서리를 따라 천천히 자입)

EX-HN8 上迎香(상영향, Sangyeonghyang)

부위 얼굴, 콧방울고랑(alar groove of external nose) 위쪽 끝으로 코끝연골(alar cartilage of the nose)과 코선반(nasal concha)이 만나는 곳

침법 직자: 0.3~0.5촌

EX-HN9 內迎香(내영향, Naeyeonghyang)

부위 얼굴, 콧구멍 안쪽에서 코끝연골(alar cartilage of the nose)의 점막과 코선반(nasal concha)이 만나는 곳

침법 점자출혈

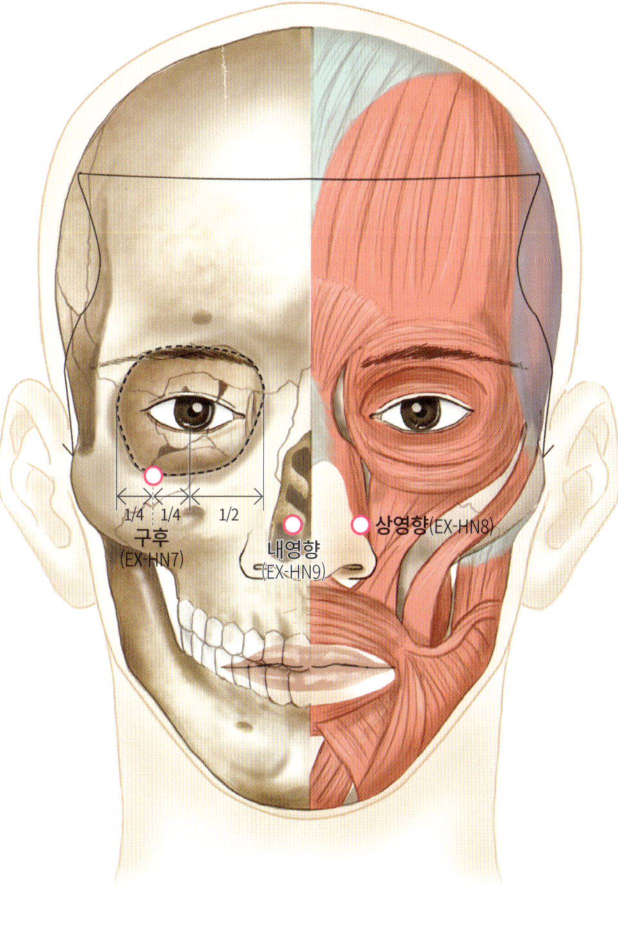
1/4
1/4
1/2
구후
(EX-HN7)
내영향
(EX-HN9)
상영향(EX-HN8)

EX-HN10 聚泉(취천, Chwicheon)

부위 혀의 윗면, 혀정중고랑(median groove of tongue)의 가운데 점

침법 직자 0.1~0.2촌

EX-HN11 海泉(해천, Haecheon)

부위 혓바닥 밑, 혀주름띠(fenulum of the tongue)의 가운데 점

침법 직자 0.1~0.2촌

EX-HN12 金津(금진, Geumjin)

부위 혓바닥 밑, 혀주름띠(frenulum of tongue) 왼쪽에 있는 정맥 위

침법 점자출혈

EX-HN13 玉液(옥액, Okaek)

부위 혓바닥 밑, 혀주름띠 오른쪽에 있는 정맥 위

침법 점자출혈

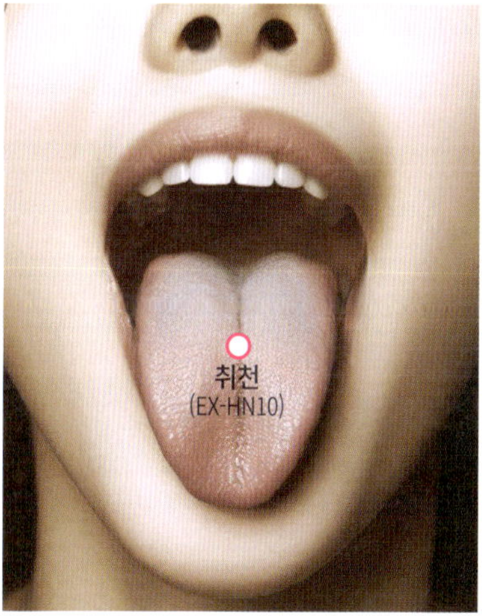
취천
(EX-HN10)

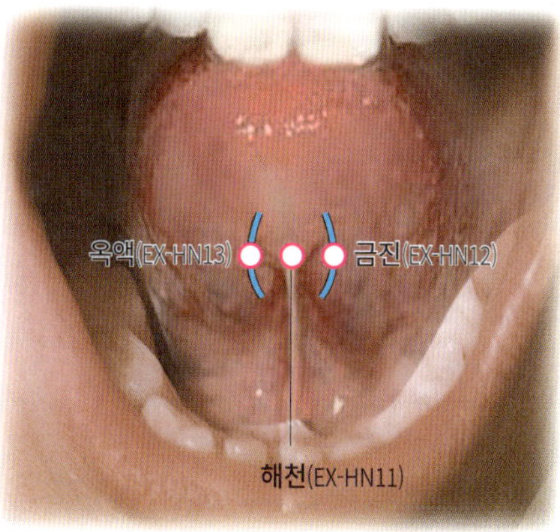
옥액(EX-HN13)
금진(EX-HN12)
해천(EX-HN11)

EX-HN14 翳明(예명, Yemyeong)

부위 목 앞부위, 귀불(ear lobe)의 뒤쪽, 꼭지돌기(mastoid process) 아래끝의 앞쪽 오목한 곳(예풍(翳風, TE17))에서 뒤쪽 1촌

침법 직자: 0.5~0.8촌

EX-HN15 百勞(백로, Baekro)

부위 목 뒤부위, 일곱째목뼈가시돌기(spinous process of the 7th cervical vertebra) 아래모서리에서 위로 2촌, 가쪽으로 1촌

침법 직자: 0.5~0.8촌

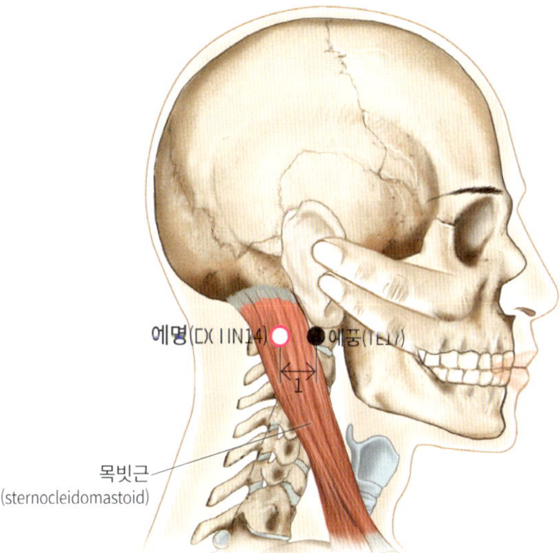
예명(EX-HN14)
예풍(TE17)
1
목빗근
(sternocleidomastoid)

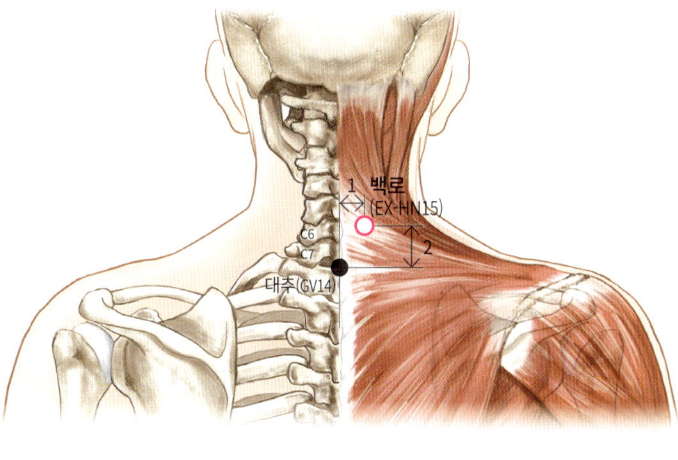
1
백로
(EX-HN15)
2
C6
C7
대추(GV14)

EX-B1 定喘(정천, Jeongcheon)

부위 위쪽 등부위, 일곱째 목뼈가시돌기(spinous process of the 7th cervical vertebra) 아래모서리에서 가쪽으로 0.5촌

침법 직자: 0.5~0.8촌

EX-B2 夾脊(협척, Hyeopcheok)

부위 위쪽 등부위와 허리부위, 첫째 등뼈(1st thoracic vertebra)부터 다섯째 허리뼈(5th lumbar vertebra)까지의 가시돌기(spinous process) 아래모서리에서 가쪽으로 0.5촌. 합 34혈

침법 직자: 0.5~1촌

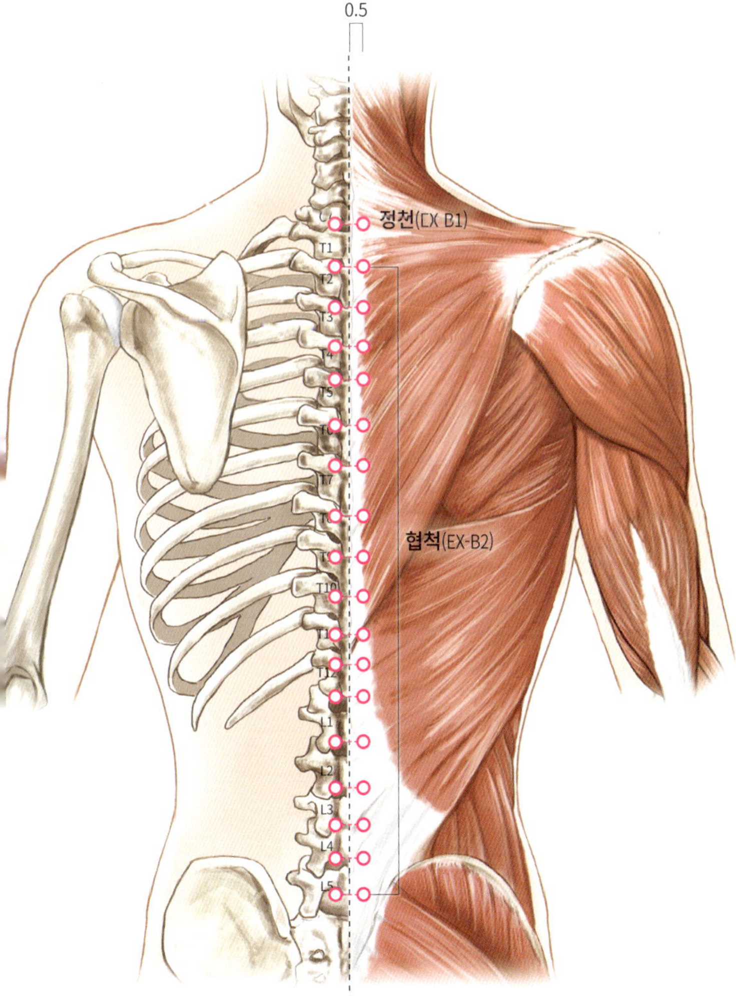
0.5
정천(EX-B1)
협척(EX-B2)
T1
T2
T3
T4
T5
T7
T10
T12
L1
L2
L3
L4
L5

EX-B3 胃脘下兪(위완하수, Wiwanhasu)

부위 위쪽 등부위, 여덟째 등뼈가시돌기(spinous process of the 8th thoracic vertebra) 아래모서리에서 가쪽으로 1.5촌

침법 사자: 0.5~0.8촌

EX-B4 痞根(비근, Bigeun)

부위 허리부위, 첫째 허리뼈가시돌기(spinous process of the 1st lumbar vertebra) 아래모서리에서 가쪽으로 3.5촌

침법 직자: 0.5~1촌

EX-B5 下極兪(하극수, Hageuksu)

부위 허리부위, 셋째 허리뼈가시돌기(spinous process of the 3rd lumbar vertebra) 아래쪽 오목한 곳

침법 직자: 0.5~1촌

EX-B6 腰宜(요의, Youi)

부위 허리부위, 넷째 허리뼈가시돌기(spinous process of the 4th lumbar vertebra) 아래모서리에서 가쪽으로 3촌

침법 직자: 0.5~1촌

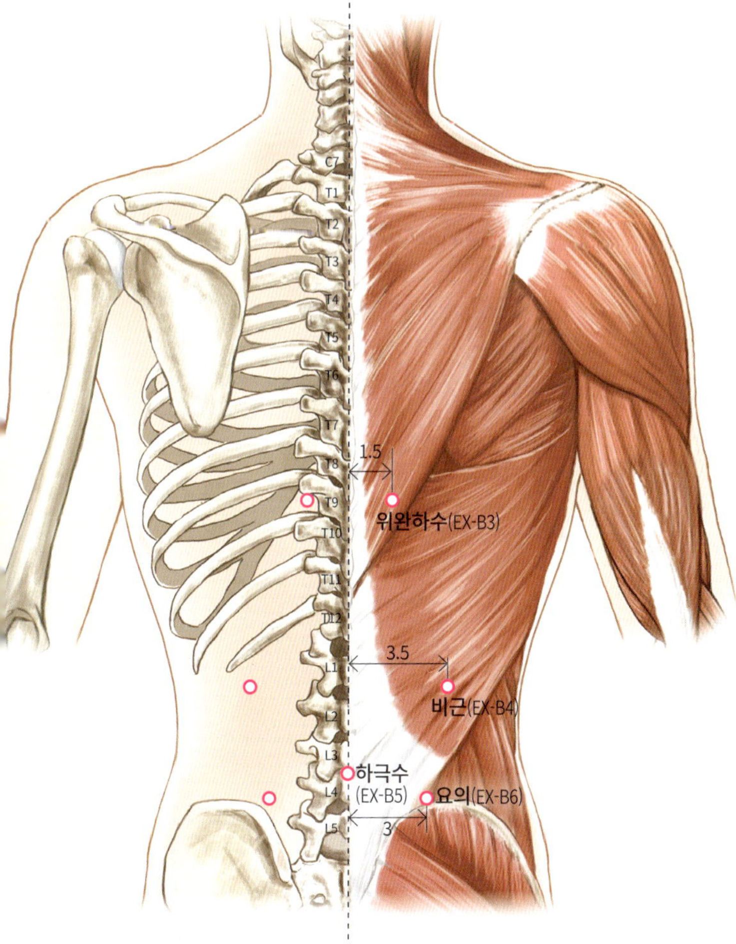
C7
T1
T2
T3
T4
T5
T6
T7
T8
T9
T10
T11
T12
L1
L2
L3
L4
L5
1.5
위완하수(EX-B3)
3.5
비근(EX-B4)
하극수
(EX-B5)
요의(EX-B6)
3

EX-B7 腰眼(요안, Yoan)

부위 허리부위, 넷째 허리뼈가시돌기(spinous process of the 4th lumbar vertebra) 아래모서리에서 가쪽으로 3.5~3.8촌, 오목하게 들어간 곳

침법 직자: 0.5~1촌

EX-B8 十七椎(십칠추, Sipchilchu)

부위 허리부위, 다섯째 허리뼈가시돌기(spinous process of the 5th lumbar vertebra) 아래쪽 오목한 곳

침법 직자: 1~1.5촌

EX-B9 腰奇(요기, Yogi)

부위 엉치부위, 뒤정중선 위, 꼬리뼈(coccyx)의 끝에서 위쪽으로 2촌, 엉치뼈뿔(sacral horns) 사이의 오목한 곳

침법 직자: 1~1.5촌

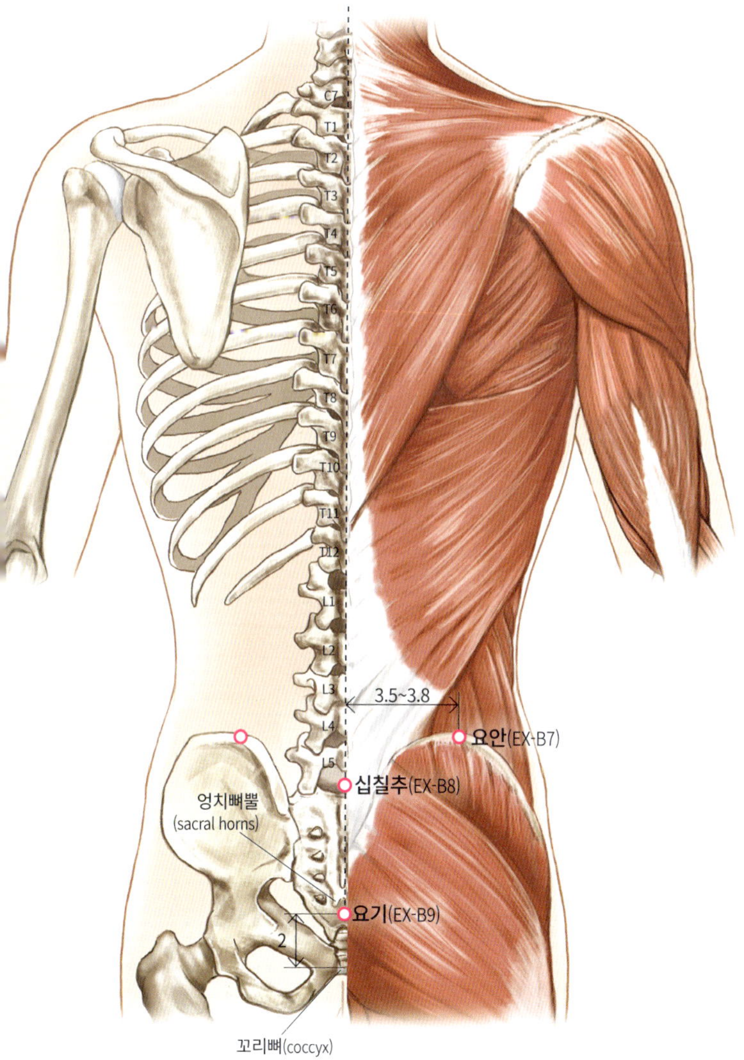
C7
T1
T2
T3
T4
T5
T6
T7
T8
T9
T10
T11
T12
L1
L2
L3
L4
L5
3.5~3.8
요안(EX-B7)
십칠추(EX-B8)
엉치뼈뿔
(sacral horns)
요기(EX-B9)
2
꼬리뼈(coccyx)

EX-CA1 子宮(자궁, Jagung)

부위 아랫배, 배꼽 중심에서 아래쪽으로 4촌, 앞정중선(anterior median line)에서 가쪽으로 3촌

침법 직자: 0.8~1.2촌

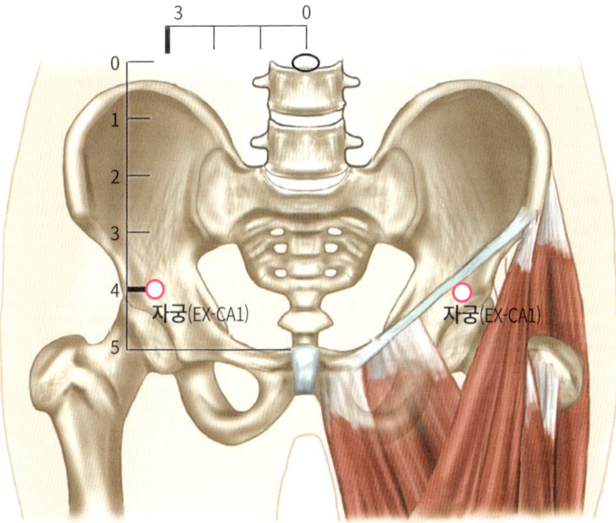
3
0
0
1
2
3
4
5
자궁(EX-CA1)
자궁(EX-CA1)

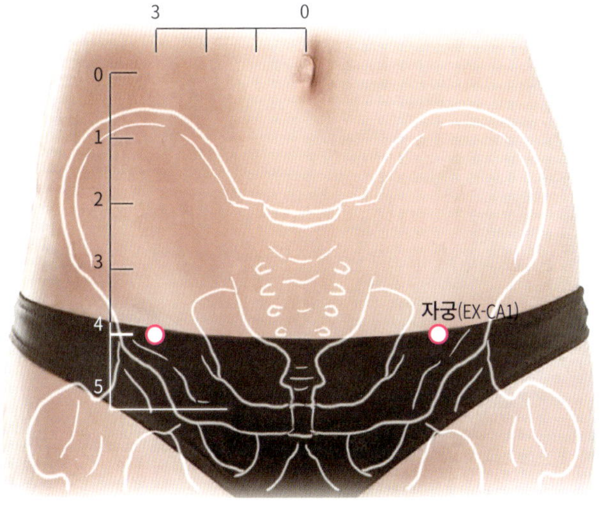
3
0
0
1
2
3
4
5
자궁(EX-CA1)

EX-UE1 肘尖(주첨, Jucheom)

부위 팔꿈치 뒤쪽, 팔꿈치머리 융기 중앙(prominence of the olecranon)

침법 뜸: 7~15장

EX-UE2 二白(이백, Ibaek)

부위 아래팔 앞쪽면, 손바닥쪽손목주름(crease of the wrist)에서 몸쪽으로 4촌, 노쪽손목굽힘근힘줄(flexor carpi radialis t.) 좌우의 2혈

침법 직자: 0.5~0.8촌

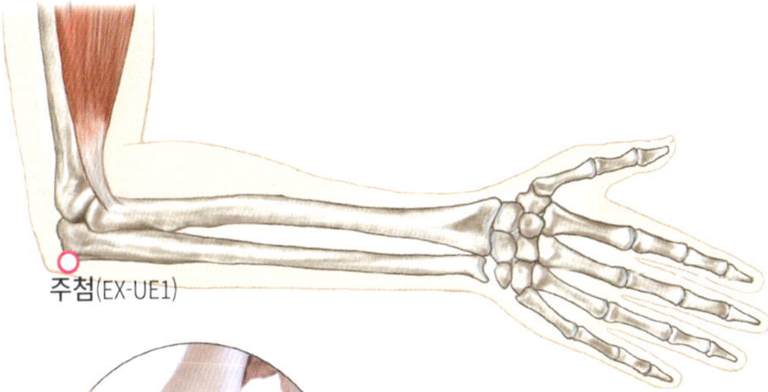
주첨(EX-UE1)

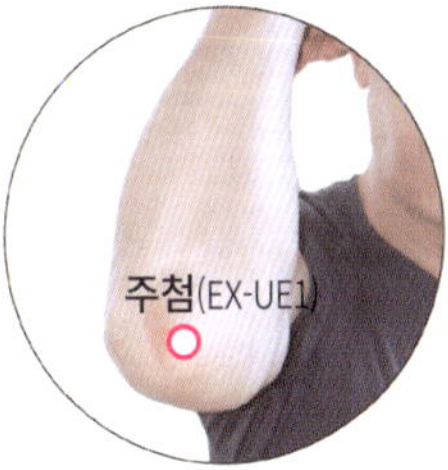
주첨(EX-UE1)

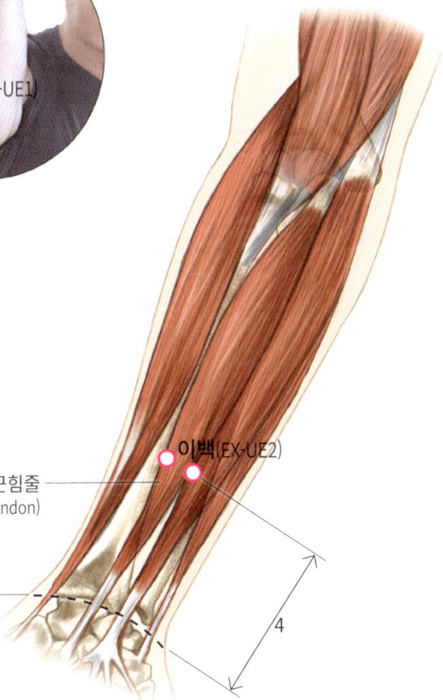
이백(EX-UE2)
노쪽손목굽힘근힘줄
(flexor carpi radialis tendon)
손바닥쪽손목주름
(palmar wrist crease)
4

EX-UE3 中泉(중천, Jungcheon)

부위 손등, 손목주름 위, 양지(陽池, TE4)와 양계(陽谿, LI5)의 중간으로 손가락폄근(extensor digitorum m.)의 노쪽 오목한 곳

침법 직자: 0.2~0.5촌

EX-UE4 中魁(중괴, Junggoe)

부위 손등, 가운데손가락 몸쪽손가락뼈사이관절(proximal interphalangeal joint) 중앙

침법 뜸: 3~5장

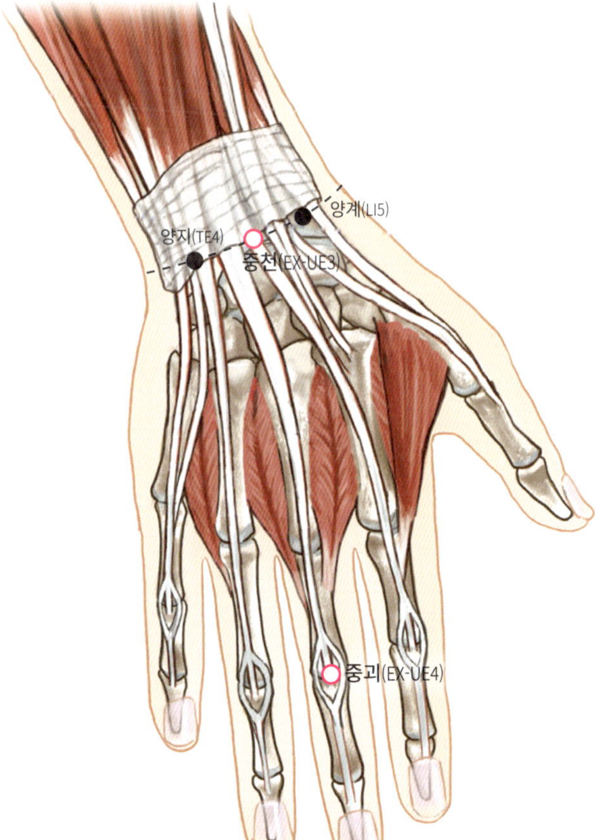

양계(LI5)
양지(TE4)
중천(EX-UE3)
중괴(EX-UE4)

EX-UE5 大骨空(대골공, Daegolgong)

부위 손등, 엄지손가락 손가락뼈사이관절(interphalangeal joint) 중앙

침법 뜸: 3~5장

EX-UE6 小骨空(소골공, Sogolgong)

부위 손등, 새끼손가락 몸쪽손가락뼈사이관절(proximal interphalangeal joint) 중앙

침법 뜸: 3~5장

EX-UE7 腰痛點(요통점, Yotongjeom)

부위 손등, 둘째와 셋째 손허리뼈바닥(base of metacarpal)의 연접부에서 먼쪽 오목한 곳과 넷째와 다섯째 손허리뼈바닥의 연접부에서 먼쪽 오목한 곳. 좌우 합 4혈

침법 직자: 0.3~0.5촌

EX-UE8 外勞宮(외노궁, Oenogung)

부위 손등, 둘째와 셋째(또는 셋째와 넷째) 손허리뼈 사이, 손허리손가락관절(metacarpophalangeal joint)의 몸쪽 오목한 곳

침법 직자: 0.5~1촌

EX-UE9 八邪(팔사, Palsa)

부위 손등, 다섯 손가락 사이 손샅 가장자리(web margin) 몸쪽 오목한 곳, 적백육제. 좌우 합 8혈

침법 사자: 0.5~0.8촌(손허리뼈 사이를 향해), 점자출혈

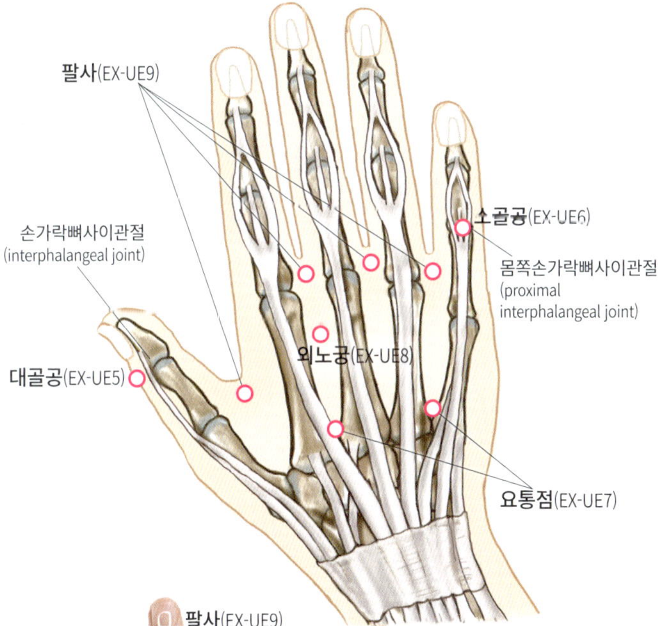
팔사(EX-UE9)
손가락뼈사이관절
(interphalangeal joint)
소골공(EX-UE6)
몸쪽손가락뼈사이관절
(proximal
interphalangeal joint)
외노궁(EX-UE8)
대골공(EX-UE5)
요통점(EX-UE7)

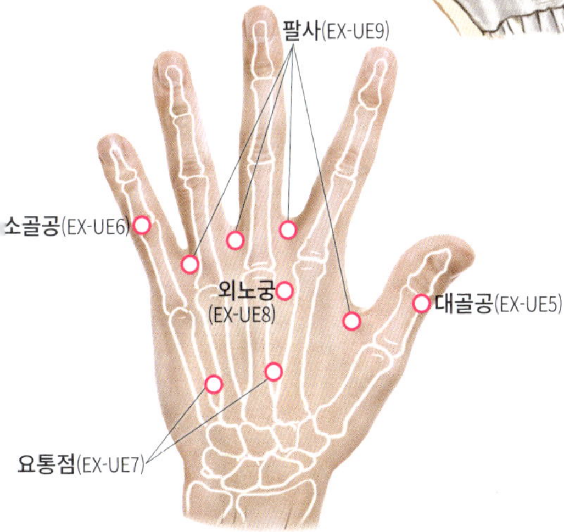
팔사(EX-UE9)
소골공(EX-UE6)
외노궁
(EX-UE8)
대골공(EX-UE5)
요통점(EX-UE7)

EX-UE10 四縫(사봉, Sabong)

부위 ① 손바닥쪽 둘째, 셋째, 넷째, 다섯째 손가락 먼쪽손가락뼈사이관절(distal interphalangeal joint)의 바닥쪽 중앙(먼쪽손가락뼈사이관절 기준)
② 손바닥쪽 둘째, 셋째, 냇째, 다섯째 손가락 몸쪽손가락뼈사이관절(distal interphalangeal joint)의 바닥쪽 중앙(몸쪽손가락뼈사이관절 기준)

침법 점자출혈

EX-UE11 十宣(십선, Sipseon)

부위 열 손가락 끝, 손톱에서 0.1촌

침법 직자: 0.1~0.2촌, 점자출혈

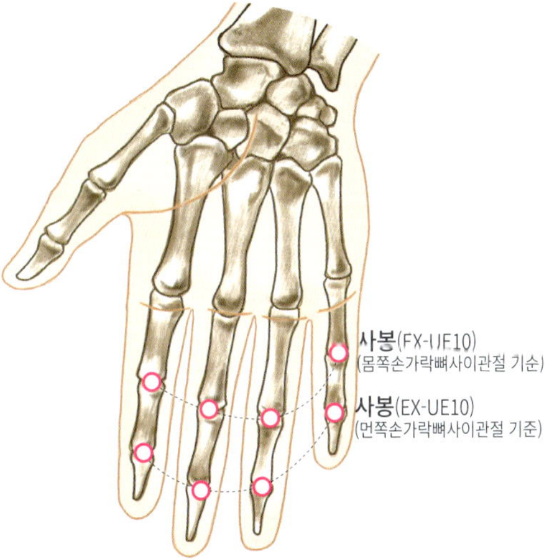
사봉(EX-UE10)
(몸쪽손가락뼈사이관절 기순)
사봉(EX-UE10)
(먼쪽손가락뼈사이관절 기준)

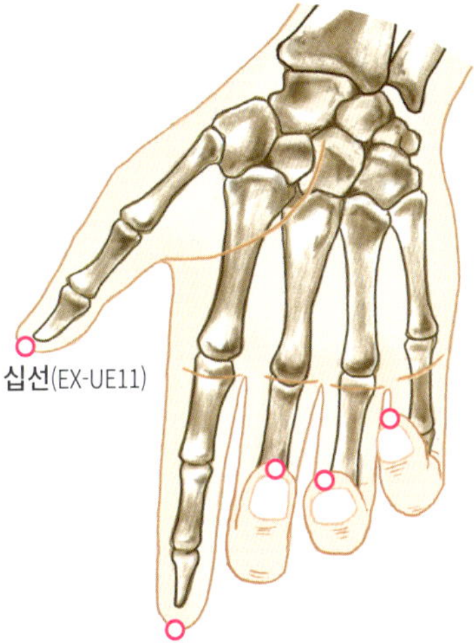
십선(EX-UE11)

EX-LE1 髖骨(관골, Gwangol)

부위 넓적다리 앞가쪽면, 가쪽넓은근(vastus lateralis m.)과 넙다리곧은근힘줄(rectus femoris m.) 가쪽모서리 사이, 무릎뼈바닥에서 위쪽으로 2촌(양구(梁丘, ST34))에서 양쪽으로 1.5촌

침법 직자: 0.5~0.8촌

EX-LE2 鶴頂(학정, Hakjeong)

부위 무릎 위, 무릎뼈바닥(base of the patella) 중간 지점 위 오목한 곳

침법 직자: 0.5~0.8촌

EX-LE3 百蟲窩(백충와, Baekchungwa)

부위 넙다리 앞안쪽면, 무릎뼈바닥(base of the patella) 안쪽끝에서 위로 3촌

침법 직자: 0.5~1촌

EX-LE4 內膝眼(내슬안, Naeseulan)

부위 무릎 앞쪽면, 무릎인대 (patella ligament)의 안쪽 오목한 곳

침법 사자: 0.5~1촌(무릎중앙을 향해)

EX-LE5 膝眼(슬안, Seulan)

부위 무릎 앞쪽면, 무릎인대 (patella ligament)의 양쪽 오목한 곳

침법 사자: 0.5~1촌(무릎중앙을 향해)

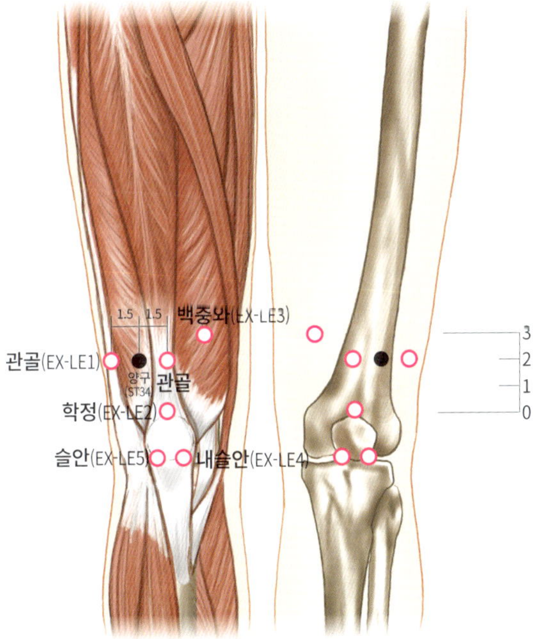
1.5
1.5
백중와(EX-LE3)
관골(EX-LE1)
양구
(ST34)
관골
학정(EX-LE2)
슬안(EX-LE5)
내슬안(EX-LE4)
3
2
1
0

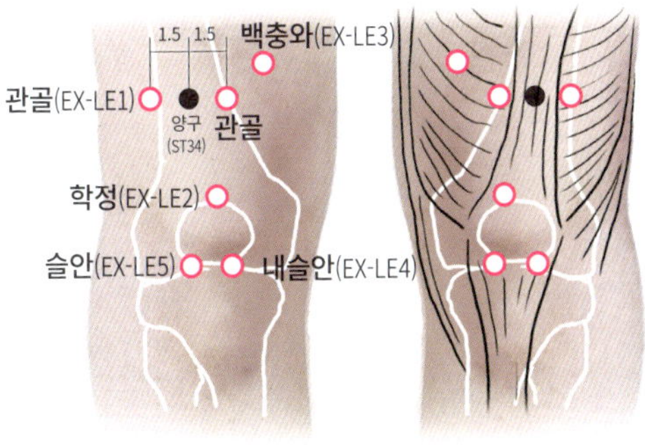
1.5
1.5
백충와(EX-LE3)
관골(EX-LE1)
양구
(ST34)
관골
학정(EX-LE2)
슬안(EX-LE5)
내슬안(EX-LE4)

EX-LE6 膽囊(담낭, Damnang)

부위 종아리 종아리뼈쪽면, 종아리뼈머리(head of the fibula) 앞먼쪽 오목한 곳(양릉천(陽陵泉, GB34))에서 아래로 1.5촌

침법 직자: 1~1.5촌

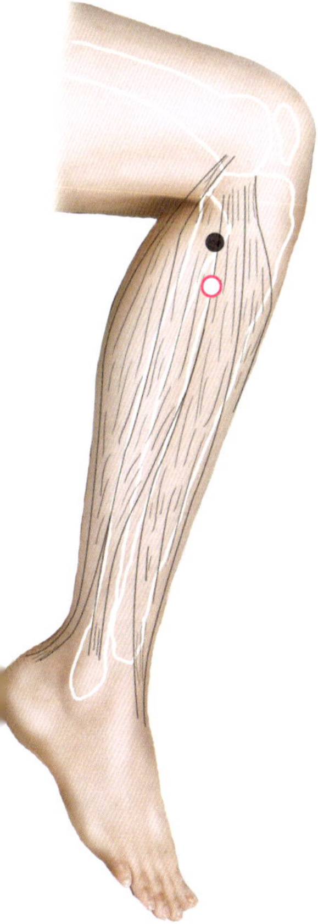

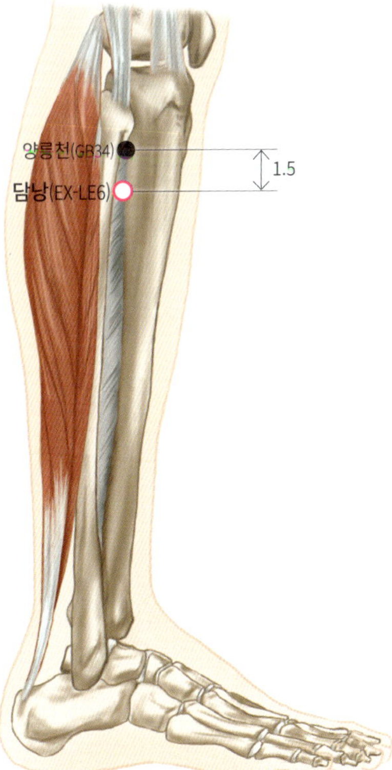
양릉천(GB34)
담낭(EX-LE6)
1.5

EX-LE7 闌尾(난미, Nanmi)

부위 종아리 앞쪽면, 족삼리(足三里, ST36)와 상거허(上巨虛, ST37) 사이의 압통점

침법 직자:1~1.5촌

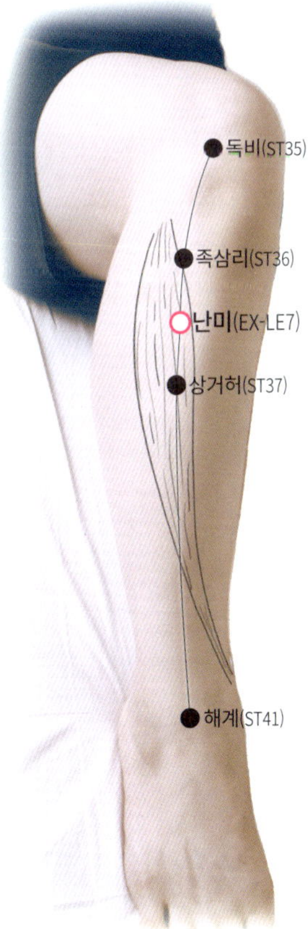
독비(ST35)
족삼리(ST36)
난미(EX-LE7)
상거허(ST37)
해계(ST41)

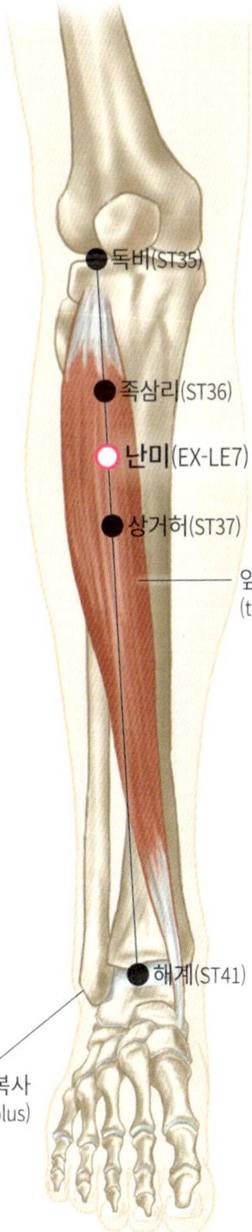
독비(ST35)
족삼리(ST36)
난미(EX-LE7)
상거허(ST37)
앞정강근
(tibialis anterior)
해계(ST41)
가쪽복사
(lateral malleolus)

EX-LE8 內踝尖(내과첨, Naegwacheom)

부위 발목 안쪽면, 안쪽복사 융기(prominence of the medial malleolus) 지점

침법 직자: 0.1~0.2촌, 점자출혈

EX-LE9 外踝尖(외과첨, Oegwacheom)

부위 발목 가쪽면, 가쪽복사 융기(prominence of the lateral malleolus) 지점

침법 직자: 0.1~0.2촌, 점자출혈

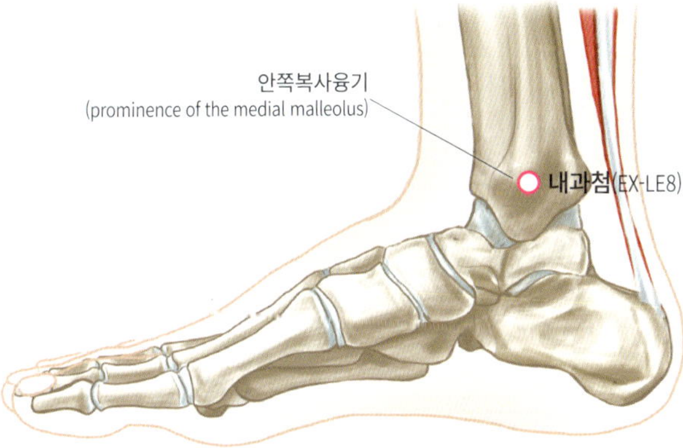
안쪽복사융기
(prominence of the medial malleolus)
내과첨(EX-LE8)

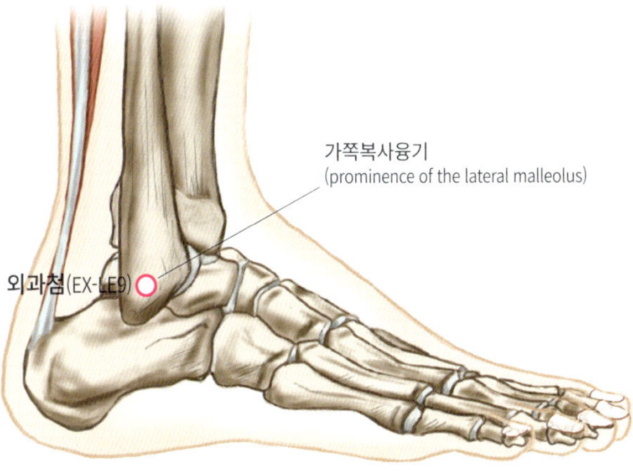
가쪽복사융기
(prominence of the lateral malleolus)
외과첨(EX-LE9)

EX-LE10 八風(팔풍, Palpung)

부위 발등, 다섯 발가락 사이, 발샅 가장자리(web margin) 몸쪽 오목한 곳, 적백육제. 좌우 총 8혈

침법 사자: 0.5~0.8촌(발바닥을 향해), 점자출혈

EX-LE11 獨陰(독음, Dokeum)

부위 둘째 발가락 바닥쪽, 먼쪽발가락뼈사이관절(distal interphalangeal joint) 중앙

침법 직자: 0.1~0.2촌

EX-LE12 氣端(기단, Gidan)

부위 열 발가락 끝의 중심

침법 직자: 0.1~0.2촌 혹은 점자출혈

EX-LE 裏內庭(이내정, Inaejeong)

부위 족저의 제 2·3지 사이로 내정(內庭, ST44)의 반대쪽에서 취함.

침법 직자: 0.3~0.5촌

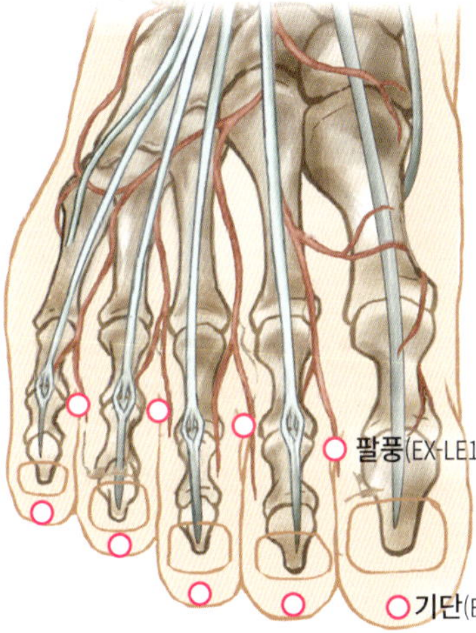
팔풍(EX-LE10)
기단(EX-LE12)

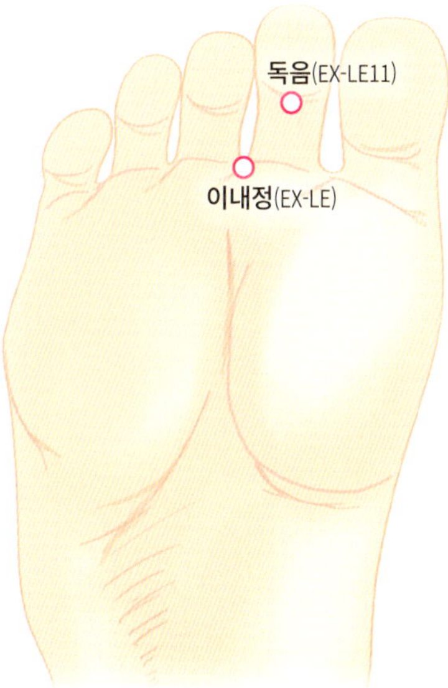
독음(EX-LE11)
이내정(EX-LE)

기타 침요법 혈위

- 耳鍼穴의 위치
- 焦氏 頭鍼 위치 기준 및 정위
- 표준 頭鍼 위치 기준 및 정위

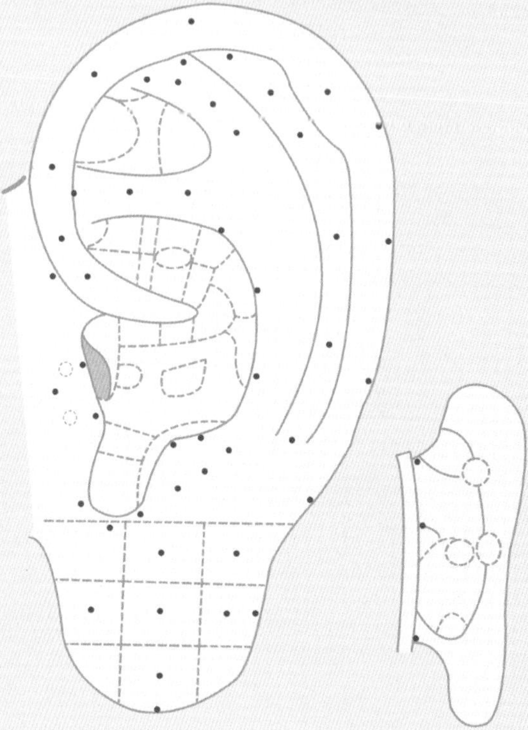

耳鍼穴의 위치

(상세 내용은 경혈학 하권 이침편 참조)

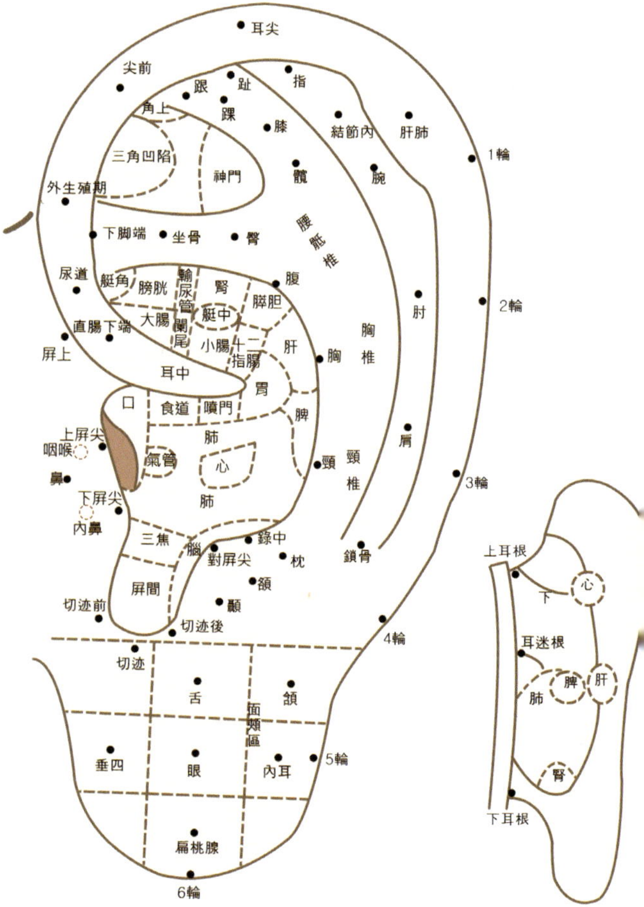

▶ 耳鍼 穴位의 分布

※ ◌(점선으로 된 원) : 혈위가 안쪽에 위치하고 있다는 의미

※ 면적으로 표시된 곳 : 침병으로 눌러봐서 압통이 제일 센 곳에 취하라는 의미

※ 태중의 태아가 거꾸로 있는 형상

焦氏 頭鍼 위치 기준 및 정위

(상세 내용은 경혈학 하권 두침편 참조)

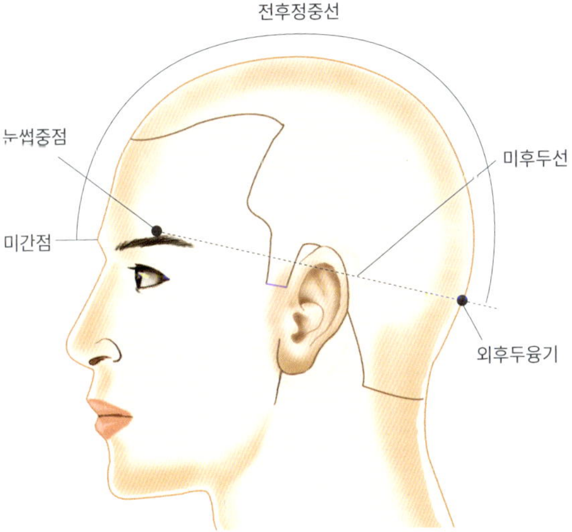

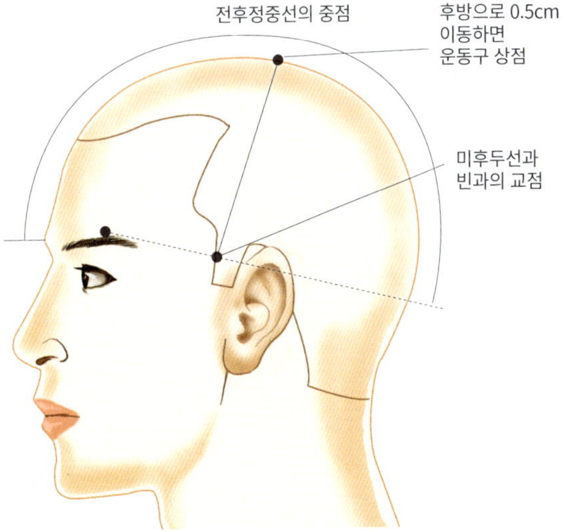

焦氏 頭鍼 위치 기준 및 정위

(상세 내용은 경혈학 하권 두침편 참조)

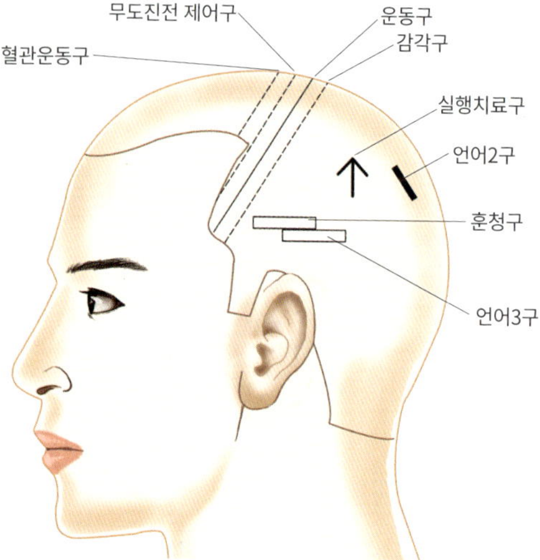

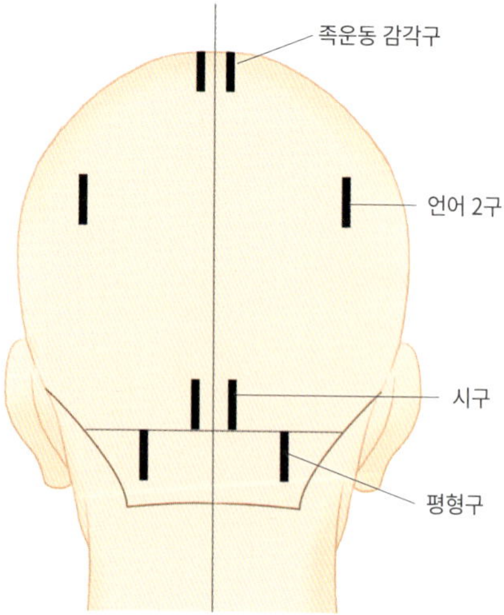

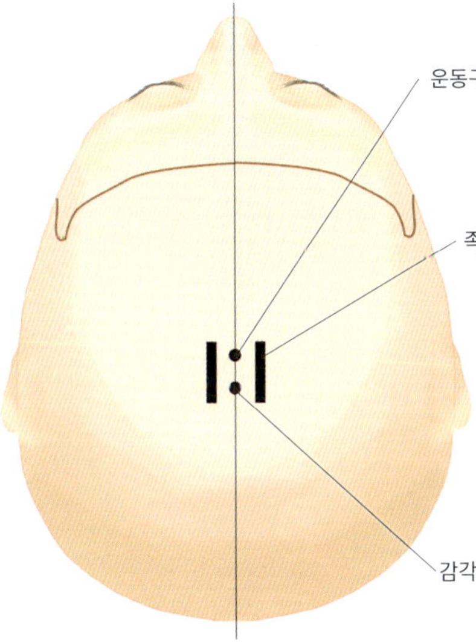
운동구 상점
족운동 감각구
감각구 상점

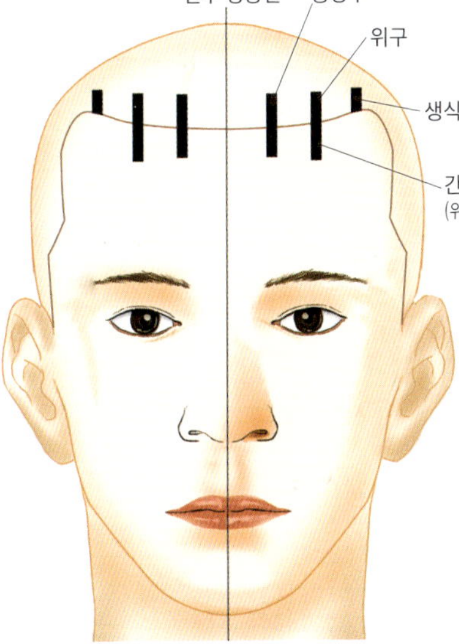
전후 정중선
흉강구
위구
생식구
간담구
(위구전방 2cm)

표준 頭鍼 위치 기준 및 정위

(상세 내용은 경혈학 하권 두침편 참조)

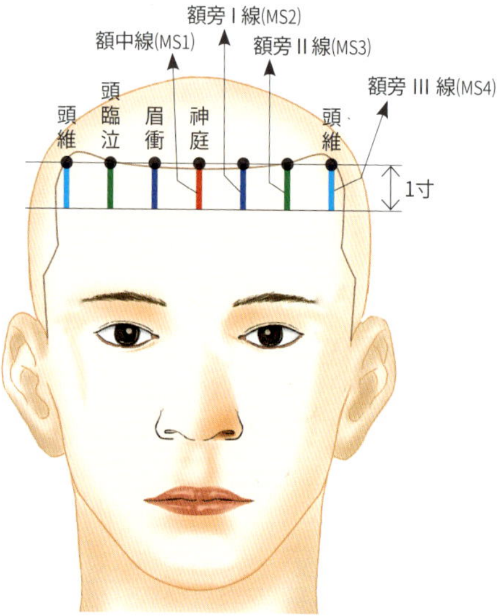

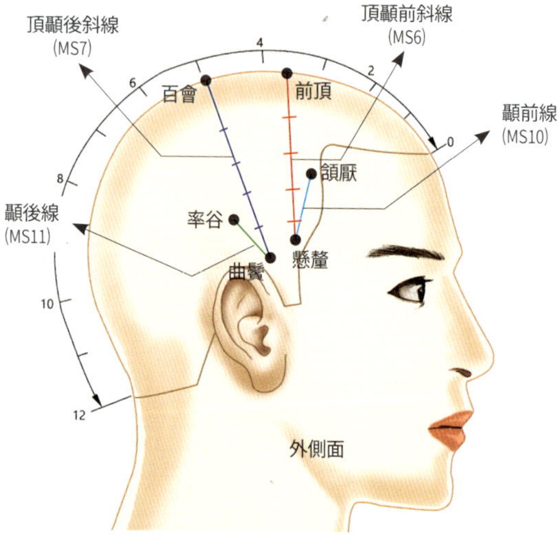

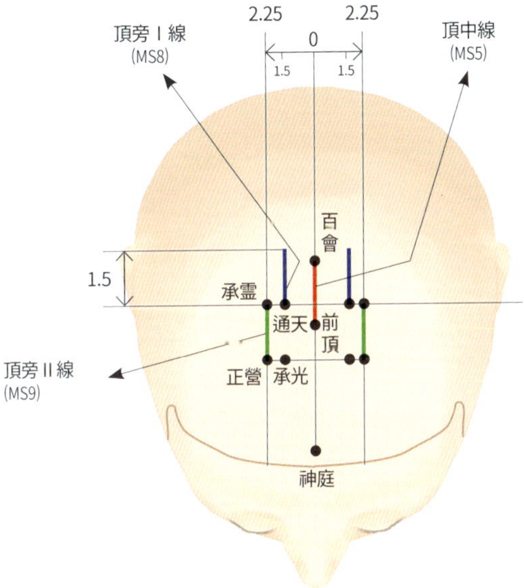
2.25
2.25
0
1.5
1.5
頂旁 I 線
(MS8)
頂中線
(MS5)
百會
1.5
承靈
通天
前頂
正營
承光
頂旁 II 線
(MS9)
神庭

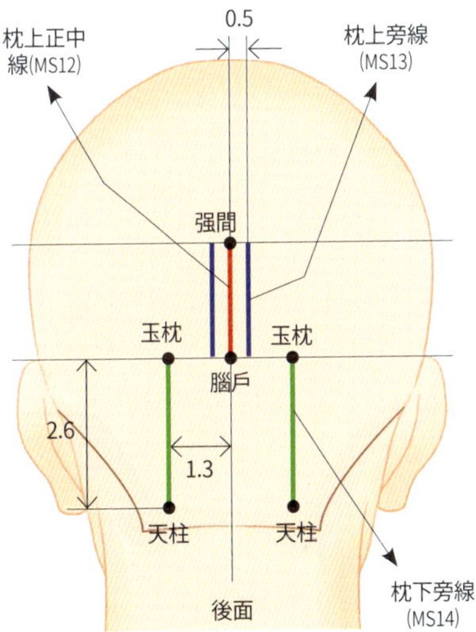
0.5
枕上正中線(MS12)
枕上旁線
(MS13)
强間
玉枕
玉枕
腦戶
2.6
1.3
天柱
天柱
後面
枕下旁線
(MS14)

색인

ㄱ

각손(角孫, TE20) 212
간사(間使, PC5) 194
간수(肝兪, BL18) 138
강간(强間, GV18) 278
거골(巨骨, LI16) 44
거궐(巨闕, CV14) 298
거료(居髎, GB29) 240
거료(巨髎, ST3) 52
건리(建里, CV11) 296
격관(膈關, BL46) 156
격수(膈兪, BL17) 136
견료(肩髎, TE14) 206
견외수(肩外兪, SI14) 118
견우(肩髃, LI15) 44
견정(肩井, GB21) 232
견정(肩貞, SI9) 116
견중수(肩中兪, SI15) 118
결분(缺盆, ST12) 60
경거(經渠, LU8) 28
경골(京骨, BL64) 166
경문(京門, GB25) 236
계맥(瘈脈, TE18) 210
고방(庫房, ST14) 60
고황(膏肓, BL43) 154
곡골(曲骨, CV2) 292
곡빈(曲鬢, GB7) 220
곡원(曲垣, SI13) 118
곡지(曲池, LI11) 40
곡차(曲差, BL4) 128
곡천(曲泉, LR8) 258
곡택(曲澤, PC3) 192
곤륜(崑崙, BL60) 164
공손(公孫, SP4) 84
공최(孔最, LU6) 26
관골(髖骨, EX-LE1) 338
관료(顴髎, SI18) 122
관문(關門, ST22) 64
관원(關元, CV4) 292
관원수(關元兪, BL26) 142
관충(關衝, TE1) 200
광명(光明, GB37) 246
교신(交信, KI8) 178
구미(鳩尾, CV15) 300
구허(丘墟, GB40) 248

구후(球後, EX-HN7) 316
궐음수(厥陰兪, BL14) 134
귀래(歸來, ST29) 68
극문(郄門, PC4) 194
극천(極泉, HT1) 102
근축(筋縮, GV8) 270
금문(金門, BL63) 166
금진(金津, EX-HN12) 318
급맥(急脈, LR12) 260
기단(氣端, EX-LE12) 346
기문(期門, LR14) 262
기문(箕門, SP11) 90
기사(氣舍, ST11) 58
기충(氣衝, ST30) 68
기해(氣海, CV6) 294
기해수(氣海兪, BL24) 142
기혈(氣穴, KI13) 180
기호(氣戶, ST13) 60

ㄴ

낙각(絡却, BL8) 130
난미(闌尾, EX-LE7) 342
내과첨(內踝尖, EX-LE8) 344
내관(內關, PC6) 194
내슬안(內膝眼, EX-LE4) 338
내영향(內迎香, EX-HN9) 316
내정(內庭, ST44) 78
노궁(勞宮, PC8) 196
노수(臑兪, SI10) 116
노식(顱息, TE19) 212
노회(臑會, TE13) 206
뇌공(腦空, GB19) 230
뇌호(腦戶, GV17) 276
누곡(漏谷, SP7) 86

ㄷ

단중(膻中, CV17) 302
담낭(膽囊, EX-LE6) 340
담수(膽兪, BL19) 138
당양(當陽, EX-HN2) 312
대거(大巨, ST27) 68
대골공(大骨空, EX-UE5) 334
대도(大都, SP2) 84
대돈(大敦, LR1) 254
대릉(大陵, PC7) 196
대맥(帶脈, GB26) 236
대영(大迎, ST5) 54
대장수(大腸兪, BL25) 142

대저(大杼, BL11) 134
대종(大鍾, KI4) 176
대추(大椎, GV14) 274
대포(大包, SP21) 98
대혁(大赫, KI12) 180
대횡(大橫, SP15) 94
도도(陶道, GV13) 274
독비(犢鼻, ST35)
독수(督兪, BL16) 136
독음(獨陰, EX-LE11) 346
동자료(瞳子髎, GB1) 218
두규음(頭竅陰, GB11) 224
두유(頭維, ST8) 56
두임읍(頭臨泣, GB15) 226

ㅁ

명문(命門, GV4) 268
목창(目窓, GB16) 228
미충(眉衝, BL3) 128

ㅂ

방광수(膀胱兪, BL28) 144
백로(百勞, EX-HN15) 320
백충와(百蟲窩, EX-LE3) 338
백호(魄戶, BL42) 154
백환수(白環兪, BL30) 146
백회(百會, GV20) 280
병풍(秉風, SI12) 118
보랑(步廊, KI22) 186
복결(腹結, SP14) 94
복삼(僕參, BL61) 164
복애(腹哀, SP16) 94
복토(伏兎, ST32) 70
복통곡(腹通谷, KI20) 184
본신(本神, GB13) 226
부극(浮郄, BL38) 152
부돌(扶突, LI18) 46
부류(復溜, KI7) 178
부백(浮白, GB10) 224
부분(附分, BL41) 154
부사(府舍, SP13) 92
부양(跗陽, BL59) 164
불용(不容, ST19) 64
비관(髀關, ST31) 70
비근(痞根, EX-B4) 324
비노(臂臑, LI14) 42
비수(脾兪, BL20) 138
비양(飛揚, BL58) 162

ㅅ

사독(四瀆, TE9) 204
사만(四滿, KI14) 182
사백(四白, ST2) 52
사봉(四縫, EX-UE10) 336
사신총(四神聰, EX-HN1) 310
사죽공(絲竹空, TE23) 214
삼간(三間, LI3) 34
삼양락(三陽絡, TE8) 202
삼음교(三陰交, SP6) 86
삼초수(三焦兪, BL22) 140
상거허(上巨虛, ST37) 72
상곡(商曲, KI17) 184
상관(上關, GB3) 218
상구(商丘, SP5) 86
상렴(上廉, LI9) 40
상료(上髎, BL31) 146
상성(上星, GV23) 282
상양(商陽, LI1) 34
상영향(上迎香, EX-HN8) 316
상완(上脘, CV13) 298
석관(石關, KI18) 184
석문(石門, CV5) 294
선기(璇璣, CV21) 304
소골공(小骨空, EX-UE6) 334
소락(消濼, TE12) 206
소료(素髎, GV25) 284
소부(少府, HT8) 106
소상(少商, LU11) 30
소장수(小腸兪, BL27) 144
소충(少衝, HT9) 106
소택(少澤, SI1) 110
소해(少海, HT3) 102
소해(小海, SI8) 114
속골(束骨, BL65) 168
솔곡(率谷, GB8) 222
수구(水溝, GV26) 284
수도(水道, ST28) 68
수돌(水突, ST10) 58
수부(兪府, KI27) 188
수분(水分, CV9) 296
수삼리(手三里, LI10) 40
수오리(手五里, LI13) 42
수천(水泉, KI5) 176
슬관(膝關, LR7) 256
슬안(膝眼, EX-LE5) 338
슬양관(膝陽關, GB33) 242
승광(承光, BL6) 130
승근(承筋, BL56) 162

승령(承靈, GB18) 228
승만(承滿, ST20) 64
승부(承扶, BL36) 150
승산(承山, BL57) 162
승읍(承泣, ST1) 52
승장(承漿, CV24) 306
식두(食竇, SP17) 96
신궐(神闕, CV8) 296
신당(神堂, BL44) 154
신도(神道, GV11) 272
신맥(申脈, BL62) 166
신문(神門, HT7) 106
신봉(神封, KI23) 186
신수(腎兪, BL23) 140
신장(神藏, KI25) 188
신정(神庭, GV24) 282
신주(身柱, GV12) 274
신회(顖會, GV22) 280
심수(心兪, BL15) 136
십선(十宣, EX-UE11) 336
십칠추(十七椎, EX-B8) 326

ㅇ

아문(瘂門, GV15) 276
액문(液門, TE2) 200
양강(陽綱, BL48) 156
양계(陽谿, LI5) 36
양곡(陽谷, SI5) 112
양교(陽交, GB35) 244
양구(梁丘, ST34) 70
양로(養老, SI6) 114
양릉천(陽陵泉, GB34) 244
양문(梁門, ST21) 64
양백(陽白, GB14) 226
양보(陽輔, GB38) 246
양지(陽池, TE4) 200
어요(魚腰, EX-HN4) 312
어제(魚際, LU10) 30
여구(蠡溝, LR5) 256
여태(厲兌, ST45) 78
연곡(然谷, KI2) 174
연액(淵腋, GB22) 234
열결(列缺, LU7) 26
염천(廉泉, CV23) 306
영대(靈臺, GV10) 272
영도(靈道, HT4) 104
영향(迎香, LI20) 48
영허(靈墟, KI24) 186
예명(翳明, EX-HN14) 320

예풍(翳風, TE17) 210
오처(五處, BL5) 128
오추(五樞, GB27) 238
옥당(玉堂, CV18) 302
옥액(玉液, EX-HN13) 318
옥예(屋翳, ST15) 60
옥침(玉枕, BL9) 132
온류(溫溜, LI7) 38
완골(完骨, GB12) 224
완골(腕骨, SI4) 112
외과첨(外踝尖, EX-LE9) 344
외관(外關, TE5) 202
외구(外丘, GB36) 244
외노궁(外勞宮, EX-UE8) 334
외릉(外陵, ST26) 66
요기(腰奇, EX-B9) 326
요수(腰兪, GV2) 266
요안(腰眼, EX-B7) 326
요양관(腰陽關, GV3) 268
요의(腰宜, EX-B6) 324
요통점(腰痛點, EX-UE7) 334
용천(湧泉, KI1) 172
욱중(彧中, KI26) 188
운문(雲門, LU2) 22
위수(胃兪, BL21) 140
위양(委陽, BL39) 152
위완하수(胃脘下兪, EX-B3) 324
위중(委中, BL40) 152
위창(胃倉, BL50) 158
유근(乳根, ST18) 62
유도(維道, GB28) 238
유문(幽門, KI21) 184
유중(乳中, ST17) 62
은교(齦交, GV28) 286
은문(殷門, BL37) 150
은백(隱白, SP1) 82
음곡(陰谷, KI10) 178
음교(陰交, CV7) 294
음극(陰郄, HT6) 104
음도(陰都, KI19) 184
음렴(陰廉, LR11) 260
음릉천(陰陵泉, SP9) 88
음시(陰市, ST33) 70
음포(陰包, LR9) 258
응창(膺窓, ST16) 62
의사(意舍, BL49) 158
의희(譩譆, BL45) 156
이간(二間, LI2) 34
이내정(裏內庭, EX-LE) 346
이문(耳門, TE21) 214

이백(二白, EX-UE2) 330
이첨(耳尖, EX-HN6) 314
인당(印堂, EX-HN3) 312
인영(人迎, ST9) 58
일월(日月, GB24) 234

ㅈ

자궁(紫宮, CV19) 302
자궁(子宮, EX-CA1) 328
장강(長强, GV1) 266
장문(章門, LR13) 262
전곡(前谷, SI2) 110
전정(前頂, GV21) 280
정명(睛明, BL1) 126
정영(正營, GB17) 228
정천(定喘, EX-B1) 322
조구(條口, ST38) 74
조해(照海, KI6) 176
족규음(足竅陰, GB44) 250
족삼리(足三里, ST36) 72
족오리(足五里, LR10) 260
족임읍(足臨泣, GB41) 248
족통곡(足通谷, BL66) 168
주료(肘髎, LI12) 42
주영(周榮, SP20) 98
주첨(肘尖, EX-UE1) 330
중괴(中魁, EX-UE4) 332
중극(中極, CV3) 292
중도(中都, LR6) 256
중독(中瀆, GB32) 242
중려수(中膂兪, BL29) 144
중료(中髎, BL33) 148
중봉(中封, LR4) 254
중부(中府, LU1) 22
중완(中脘, CV12) 298
중저(中渚, TE3) 200
중정(中庭, CV16) 300
중주(中注, KI15) 182
중천(中泉, EX-UE3) 332
중추(中樞, GV7) 270
중충(中衝, PC9) 196
지구(支溝, TE6) 202
지기(地機, SP8) 88
지실(志室, BL52) 158
지양(至陽, GV9) 272
지오회(地五會, GB42) 248
지음(至陰, BL67) 168
지정(支正, SI7) 114
지창(地倉, ST4) 52

질변(秩邊, BL54) 160

ㅊ

차료(次髎, BL32) 146
찬죽(攢竹, BL2) 126
척중(脊中, GV6) 270
척택(尺澤, LU5) 24
천계(天谿, SP18) 96
천돌(天突, CV22) 304
천료(天髎, TE15) 208
천부(天府, LU3) 24
천용(天容, SI17) 120
천유(天牖, TE16) 210
천정(天鼎, LI17) 46
천정(天井, TE10) 204
천종(天宗, SI11) 116
천주(天柱, BL10) 132
천지(天池, PC1) 192
천창(天窓, SI16) 120
천천(天泉, PC2) 192
천추(天樞, ST25) 66
천충(天衝, GB9) 222
첩근(輒筋, GB23) 234
청궁(聽宮, SI19) 122
청냉연(淸冷淵, TE11) 204
청령(靑靈, HT2) 102
청회(聽會, GB2) 218
축빈(築賓, KI9) 178
충문(衝門, SP12) 92
충양(衝陽, ST42) 76
취천(聚泉, EX-HN10) 318

ㅌ

태계(太谿, KI3) 174
태단(兌端, GV27) 284
태백(太白, SP3) 84
태양(太陽, EX-HN5) 314
태연(太淵, LU9) 28
태을(太乙, ST23) 66
태충(太衝, LR3) 254
통리(通里, HT5) 104
통천(通天, BL7) 130

ㅍ

팔사(八邪, EX-UE9) 334
팔풍(八風, EX-LE10) 346
편력(偏歷, LI6) 38

폐수(肺兪, BL13) 134
포황(胞肓, BL53) 160
풍륭(豊隆, ST40) 74
풍문(風門, BL12) 134
풍부(風府, GV16) 276
풍시(風市, GB31) 242
풍지(風池, GB20) 230

ㅎ

하거허(下巨虛, ST39) 74
하관(下關, ST7) 56
하극수(下極兪, EX-B5) 324
하렴(下廉, LI8) 40
하료(下髎, BL34) 148
하완(下脘, CV10) 296
학정(鶴頂, EX-LE2) 338
함곡(陷谷, ST43) 78
함염(頷厭, GB4) 220
합곡(合谷, LI4) 36
합양(合陽, BL55) 162
해계(解谿, ST41) 76
해천(海泉, EX-HN11) 318
행간(行間, LR2) 254
현로(懸顱, GB5) 220
현리(懸釐, GB6) 220
현종(懸鍾, GB39) 246
현추(懸樞, GV5) 268
혈해(血海, SP10) 90
협거(頰車, ST6) 54
협계(俠谿, GB43) 250
협백(俠白, LU4) 24
협척(夾脊, EX-B2) 322
혼문(魂門, BL47) 156
화개(華蓋, CV20) 304
화료(禾髎, LI19) 48
화료(和髎, TE22) 214
환도(環跳, GB30) 240
활육문(滑肉門, ST24) 66
황문(肓門, BL51) 158
황수(肓兪, KI16) 182
회양(會陽, BL35) 148
회음(會陰, CV1) 290
회종(會宗, TE7) 202
횡골(橫骨, KI11) 180
후계(後谿, SI3) 110
후정(後頂, GV19) 278
흉향(胸鄉, SP19) 96